Peter Bergen, Jörg Vasentin-Lewedei

Hygiene in Pflegeeinrichtungen

2. Auflage

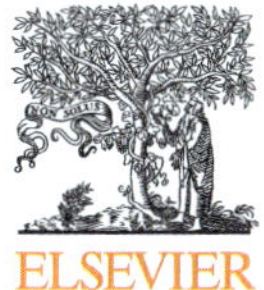

ELSEVIER

Elsevier GmbH, Bernhard-Wicki-Str. 5, 80636 München, Deutschland
Wir freuen uns über Ihr Feedback und Ihre Anregungen an kundendienst@elsevier.com

ISBN 978-3-437-27141-0
eISBN 978-3-437-05958-2

2. Auflage 2022

Wichtiger Hinweis für den Benutzer
Die medizinischen Wissenschaften unterliegen einem sehr schnellen Wissenszuwachs. Der stetige Wandel von Methoden, Wirkstoffen und Erkenntnissen ist allen an diesem Werk Beteiligten bewusst. Sowohl der Verlag als auch die Autorinnen und Autoren und alle, die an der Entstehung dieses Werkes beteiligt waren, haben große Sorgfalt darauf verwandt, dass die Angaben zu Methoden, Anweisungen, Produkten, Anwendungen oder Konzepten dem aktuellen Wissensstand zum Zeitpunkt der Fertigstellung des Werkes entsprechen.
Der Verlag kann jedoch keine Gewähr für Angaben zu Dosierung und Applikationsformen übernehmen. Es sollte stets eine unabhängige und sorgfältige Überprüfung von Diagnosen und Arzneimitteldosierungen sowie möglicher Kontraindikationen erfolgen. Jede Dosierung oder Applikation liegt in der Verantwortung der Anwenderin oder des Anwenders. Die Elsevier GmbH, die Autorinnen und Autoren und alle, die an der Entstehung des Werkes mitgewirkt haben, können keinerlei Haftung in Bezug auf jegliche Verletzung und/oder Schäden an Personen oder Eigentum, im Rahmen von Produkthaftung, Fahrlässigkeit oder anderweitig übernehmen.

Bibliografische Information der Deutschen Nationalbibliothek
Die Deutsche Nationalbibliothek verzeichnet diese Publikation in der Deutschen Nationalbibliografie; detaillierte bibliografische Daten sind im Internet über https://www.dnb.de abrufbar.

22 23 24 25 26 5 4 3 2 1

In ihren Veröffentlichungen verfolgt die Elsevier GmbH das Ziel, genderneutrale Formulierungen für Personengruppen zu verwenden. Um jedoch den Textfluss nicht zu stören sowie die gestalterische Freiheit nicht einzuschränken, wurden bisweilen Kompromisse eingegangen. Selbstverständlich sind **immer alle Geschlechter** gemeint.

Planung: Regina Papadopoulos, München
Projektmanagement: Cornelia von Saint Paul, München
Redaktion und Herstellung: Hildegard Graf, Germering
Rechteklärung: Saskia Wichert, München
Satz: Thomson Digital, Noida/Indien
Druck und Bindung: Drukarnia Dimograf Sp. z o. o., Bielsko-Biała/Polen
Umschlaggestaltung: SpieszDesign, Neu-Ulm
Titelfotografie: © Werner Krüper, Steinhagen

Aktuelle Informationen finden Sie im Internet unter **www.elsevier.de**

Vorwort

Als im Jahr 2004 die erste Auflage dieses Buches erschien (damals unter dem Titel „Hygiene in Altenpflegeeinrichtungen“) geschah dies in einer Zeit, in der sich das Altenheim von einer Stätte des Wohnens und von sozialer Betreuung zunehmend zur Pflegeeinrichtung, also zum „Alten- und Pflegeheim“ wandelte. Mit dem hohen Aufkommen medizinisch-pflegerischer Maßnahmen wurden die dort Pflegenden mit dem Problem der nosokomialen Infektionen und dem Thema „multiresistente Erreger“ konfrontiert. Es lag also nahe, die Regeln und Maßnahmen der Krankenhaushygiene für Alten- und Pflegeheime so zu modifizieren, dass es „passt“.

Inzwischen haben sich zahlreiche Veränderungen und Entwicklungen ergeben:

- Im Jahr 2005 erschien die KRINKO-Empfehlung „Infektionsprävention in Heimen“, die die thematische Eigenständigkeit der Altenheimhygiene in Abgrenzung zur Krankenhaushygiene berücksichtigte.
- Der Länder-Arbeitskreis zur Erstellung von Hygieneplänen nach § 36 IfSG, das Niedersächsische Landesgesundheitsamt (NLGA) und weitere Institutionen erarbeiteten Rahmenhygienepläne für nichtmedizinische Gesundheitseinrichtungen.
- Studien wie die HALT-Studien 1 bis 3 ließen erkennen, dass in Alten- und Pflegeheimen andere Infektionsformen und -gefährdungen zu verzeichnen sind als in medizinischen Einrichtungen.
- Zahlreiche MRE-Netzwerke, wie z. B. die MRE-Netzwerke Niedersachsen, erarbeiteten passgenaue Empfehlungen für die verschiedenen Gesundheitseinrichtungen.
- Im Vergleich zu den 2000er-Jahren gibt es heute weit mehr und sehr unterschiedliche außerklinische Gesundheitseinrichtungen.
- Es zeigte sich, dass Gesundheitseinrichtungen anfällig für Infektionsausbrüche sind. Nur stehen hier nicht Krankenhauskeime, sondern virale Erreger von Gastroenteritiden, COVID-19 und Skabies im Vordergrund.

Als Autoren möchten wir dem bei dieser Neuauflage Rechnung tragen. Nach wie vor wenden wir uns an Hygienebeauftragte, Entscheidungsträger, Hygieneinteressierte und Auszubildende von Alten- und Pflegeheimen, aber auch von weiteren nichtmedizinischen Gesundheitseinrichtungen. Wir haben daher den Buchtitel in „Hygiene in Pflegeeinrichtungen“ geändert; auch der Begriff „Bewohner“ erschien uns angesichts der Vielfalt der Einrichtungen nicht mehr zeitgemäß; wir sprechen daher von „Klienten“. Eine gravierende Änderung betrifft das Layout: Es ist nun zweispaltig und innerhalb der einzelnen Kapitel befinden sich zahlreiche Kästen mit Hinweisen, Tipps und nützlichen Internetadressen, die eine Vertiefung der einzelnen Themen ermöglichen und den Zugang für nützliche Hilfen aufzeigen.

Die bewährte Gliederung der Erstauflage wurde dagegen beibehalten und wie schon in der ersten Auflage ist auch die „Hygiene in Pflegeeinrichtungen“ so aufgebaut, dass Vorkenntnisse nicht vorausgesetzt werden. Nach einem ausführlichen Grundlagenteil erwartet Sie eine breit gefächerte Palette unterschiedlicher Hygieneaspekte in Verbindung mit praxisnahen Organisationsvorschlägen und Interventionen. Und wie zuvor erlaubt die Konzeption dieses Werkes die Nutzung als Lehrbuch, als Nachschlagewerk und als Grundlage für die Erstellung eines hauseigenen Hygieneplanes.

Herzlich bedanken wir uns bei allen, die zur Revision dieses Buches beigetragen haben. Hervorheben möchten wir die wertvolle Hilfe von Frau von Saint-Paul und Frau Papadopoulos vom Elsevier-Verlag und von der Redakteurin Frau Graf.

Hildesheim und Hannover im Frühjahr 2022
Peter Bergen, Jörg Vasentin-Lewedei

Abkürzungen

°C	Grad Celsius
°dH	Grad deutscher Härte
AbfBeauftrV	Abfallbeauftragtenverordnung
AIDS	Acquired immune deficiency syndrome, Erworbenes Immunschwächesyndrom
ApBetrO	Apothekenbetriebsordnung
ApoG	Apothekengesetz
ArbSchG	Arbeitsschutzgesetz
ArbStättV	Arbeitsstättenverordnung
AS	Abfallschlüssel
ASA	Arbeitsschutzausschuss
ASH	Aktion Saubere Hände
ASR	Technische Regeln für Arbeitsstätten
ASiG	Arbeitssicherheitsgesetz
AVV	Abfallverzeichnis-Verordnung
BfArM	Bundesinstitut für Arzneimittel und Medizinprodukte
BfR	Bundesinstitut für Risikobewertung
BG ETEM	Berufsgenossenschaft für Energie Textil Elektro Medienerzeugnisse
BGA	Bundesgesundheitsamt
BGN	Berufsgenossenschaft Nahrungsmittel und Gastgewerbe
BGW	Berufsgenossenschaft für Gesundheitsdienst und Wohlfahrtspflege
BioStoffV	Biostoffverordnung
BIVA	Bundesinteressenvertretung für alte und pflegebetroffene Menschen e.V.
BMEL	Bundesministerium für Ernährung und Landwirtschaft
BMG	Bundesministerium für Gesundheit
bzw.	beziehungsweise
CA	community acquired, in der Gemeinschaft erworben
CAPD	Kontinuierliche ambulante Peritonealdialyse
CCP	Critical Control Points
CDC	Centers for Disease Control and Prevention
CDI	Clostridioides-difficile-Infektion
cm	Zentimeter
CMV	Zytomegalie-Virus
COVID	Corona Virus Disease 2019
D-Arzt	Durchgangsarzt
d.h.	das heißt
DGH	Deutsche Gesellschaft für Hauswirtschaft e. V.
DGKH	Deutsche Gesellschaft für Krankenhaushygiene
DGUV	Deutsche gesetzliche Unfallversicherung
DIN	Deutsches Institut für Normung
DIN EN	Europäische Norm des DIN
DNS	Desoxyribonukleinsäure
DVG	Deutsche veterinärmedizinische Gesellschaft
DVGW	Deutscher Verein des Gas- und Wasserfaches
EBV	Epstein-Barr-Virus
EHEC	Escherischia-coli-Stamm
Engl.	Englisch
ESBL	Extended Spectrum Betalaktamasen
ETEC	Escherischia-coli-Stamm
etc.	et cetera = und so weiter
EU	Europäische Union
EWZ	Einwirkzeit
FAO	Ernährungs- und Landwirtschaftsorganisation der Vereinten Nationen
FFP	Filtering Face Piece
FNKJ	Feinnadelkatheter-Jejunostomie
FSME	Frühsommer-Meningoenzephalitis
GewAbfV	Gewerbeabfallverordnung
GESTIS	Gefahrstoffinformationssystem der Deutschen Gesetzlichen Unfallversicherung
ggf.	gegebenenfalls
HA	Hämogglutinin
HA	hospital acquired, healtcare associated, im Krankenhaus erworgen
H2O2	Wasser
HACCP	Hazard Analysis Critical Control Points
HALT	Healthcare-associated infections and antimicrobial use in long term care facilities
HAV	Hepatitis-A-Viren
HBV	Hepatitis-B-Viren
HD	Hämodialyse
HDV	Hepatitis-D-Viren
HEPA-Filter	High Efficiency Particulate Air Filter
HEV	Hepatitis-E-Viren
HIV	Human immundeficieny virus
HSV	Herpes-Simplex-Virus
HTLV	Human T-cell leukemia virus
HUS	Hämolytisch-urämisches Syndrom
i.d.R.	in der Regel
IE	Insulineinheiten
i.m.	Intramuskulär
IPD	Intermittierende Peritonealdialyse

i.v.	intravenös
IfSG	Infektionsschutzgesetz
IHO	Industrieverband Hygiene und Oberflächenschutz
inkl.	inklusive, einschließlich
KRINKO	Kommission für Krankenhaushygiene und Infektionsprävention am Rober-Koch-Institut
KRWG	Kreislaufwirtschaftsgesetz
LA	livestock associated, mit Nutztieren im Zusammenhang stehend
LAGUS	Landesamtes für Gesundheit und Soziales Meckienburg-Vorpommern
lat.	Lateinisch
LaVes	Niedersächsische Landesamt für Verbraucherschutz und Lebensmittelsicherheit
LFGB	Lebensmittel-, Bedarfsgegenstände- und Futtermittelgesetzbuch
LGL	Bayrisches Landesamt für Gesundheit und Lebensmittelsicherheit
LMHDVO	Verordnung zur Durchführung von Vorschriften des gemeinschaftlichen Lebensmittelhygienerechts
LMHV	Lebensmittelhygieneverordnung
MDK	Medizinischer Dienst der Krankenkassen
MDR	Medical Device Regulation
MERS	Middle-East Respiratory Syndrome
MHD	Mindesthaltbarkeitsdatum
ml	Milliliter
mm	Millimeter
mmol	Millimol
MNS	Mund-Nase-Schutz
MP	Medizinprodukte
MPAMIV	Medizinprodukte-Anwendermelde- und Informationsverordnung
MPBetreibV	Medizinproduktebetreiberverordnung
MPDG	Medizinprodukterecht-Durchführungsgesetz
MRE	Multiresistente Erreger
MRGN	Multiresistente gramnegative Bakterien
MRSA	Methicillin-resistenter Staphylococcus aureus
NA	Neuraminidase
NLGA	Niedersächsisches Landesgesundheitsamt
O2	Sauerstoff
ORSA	Oxacillin-resistenter Staphylococcus aureus
PCR	Polymerase Chain Reaction, Polymerase Kettenreaktion
PD	Peritonealdialyse
PEG	Perkutane endoskopisch kontrollierte Gastrostomie
PEJ	Perkutane endoskopische Jejunostomie
PQsG	Pflegequalitätssicherungsgesetz
ProdHaftG	Produkthaftungsgesetz
PSA	Persönliche Schutzausrüstung
QAV	Quartäre Ammoniumverbindungen
RAL	Deutsches Institut für Gütesicherung und Kennzeichnung e.V.
RDG	Reinigungs- und Desinfektionsgeräte
RKI	Robert-Koch-Institut
RNA, RNS	Ribonukleinsäure
s.c.	subkutan
SARS	Severe acute respiratory syndrome coronavirus type 2, Schweres akutes Atemwegssyndrom
Sek.	Sekunde(n)
SGB	Sozialgesetzbuch
Sifa	Fachkraft für Arbeitssicherheit
Sog.	sogenannte
STIKO	Ständige Impfkommission am Robert-Koch-Institut
STIKO-Vet	Ständige Impfkommission am Friedrich-Loeffler-Institut
TRBA	Technische Regeln für Biologische Arbeitsstoffe
TrinkwV	Trinkwasserverordnung
u.a.	unter anderem
u.U.	unter Umständen
USA	United States of America, Vereinigte Staaten von Amerika
VAH	Verbund für angewandte Hygiene
VDI	Verein Deutscher Ingenieure
VRE	Vancomycin-resistente Enterokokken
VZV	Varizellen-Zoster-Virus
WC	Toilette
WHO	World Health Organization, Weltgesundheitsorganisation
z.B.	zum Beispiel
z.T.	zum Teil

Abbildungsnachweis

Der Verweis auf die jeweilige Abbildungsquelle befindet sich bei allen Abbildungen im Werk am Ende des Legendentextes in eckigen Klammern.

E536 Colledge N R, Walker B R, Ralston S H: Davidson's Principles and Practice of Medicine. Elsevier/Churchill Livingstone, 21. Aufl. 2010

H228-002 Die Kategorien in der Richtlinie für Krankenhaushygiene und Infektionsprävention – Aktualisierung der Definitionen. In: Bundesgesundheitsblatt - Gesundheitsforschung - Gesundheitsschutz. Volume 53, Issue 7, Pages 754-756. Springer-Verlag, Juni 2010.

H228-003 Händehygiene in Einrichtungen des Gesundheitswesens. In: Bundesgesundheitsblatt - Gesundheitsforschung - Gesundheitsschutz. Volume 59, Issue 9, Pages 1189-1220. Springer-Verlag, August 2016.

J787-127 colourbox.com / Graham Oliver

J787-128 Colourbox.com/ Microvectors

J812-015 Adobe Stock / tunedin

J812-042 Adobe Stock / panyawat

J812-043 Adobe Stock / vchalup

J812-051 Adobe Stock / toeytoey

K115 Andreas Walle, Hamburg

K157 Werner Krüper, Steinhagen

K313 S. Vavra, München

K333 Helmut Tusch, Innsbruck

L138 Martha Kosthorst, Borken

L157 Susanne Adler, Lübeck

M119 Peter Bergen, Hildesheim

M119 / L157 Peter Bergen, Hildesheim / Susanne Adler, Lübeck

M119 / M1099 Peter Bergen, Hildesheim / Jörg Vasentin-Lewedei, Coppenbrügge

M119 / T1211 Peter Bergen, Hildesheim / Niedersächsisches Landesgesundheitsamt (NLGA), Hannover

M123 Prof. Dr. med. Thomas Dirschka, Wuppertal

M270 Walter Schädle, Babenhausen

R240 Rassner G: Dermatologie, 9. Aufl. Elsevier GmbH, Urban & Fischer Verlag 2009

U107 Novo Nordisk Pharma GmbH, Mainz

U120 Bode Chemie GmbH, Hamburg

U223 B. Braun SE, Melsungen

U398 Heller Medizintechnik GmbH & Co. KG, Braunfels

V156 Servona GmbH, Troisdorf

V220-001 Lippert H, Piatek S, Kasnistik: "Calcinmalginate zur Behandlung diabetischer Ulzerationen"; HARTMANN Wundforum 2/1995; S. 19-20.

V484 Dr. Schumacher GmbH, Malsfeld

V965 Miele & Cie. KG, Gütersloh

V966 Franz Mensch GmbH, Werner-von-Siemens-Str. 2, 86807 Buchloe, www.franz-mensch.de"

V967 ABEBA Spezialschuh-Ausstatter GmbH, St. Ingbert

V968 Vermop Salmon GmbH, Gilching

W953 Aktion Saubere Hände, Charité Universitätsmedizin Berlin, Institut für Hygiene und Umweltmedizin, Hindenburgdamm 27, 12203 Berlin"

W1175 Ausschuss für Biologische Arbeitsstoffe (ABAS), Bundesanstalt für Arbeitsschutz und Arbeitsmedizin, Berlin

W1176 Gütegemeinschaft Sachgemäße Wäschepflege e. V., Bönnigheim

X221-033 Kommission für Krankenhaushygiene und Infektionsprävention (KRINKO): Kommentar zur Empfehlung „Anforderungen an die Hygiene bei Punktionen und Injektionen". In: Epidemiologisches Bulletin. 26:113-15. Robert Koch Institut, Juli 2021.

Inhaltsverzeichnis

Fehler gefunden?

An unsere Inhalte haben wir sehr hohe Ansprüche. Trotz aller Sorgfalt kann es jedoch passieren, dass sich ein Fehler einschleicht oder fachlich-inhaltliche Aktualisierungen notwendig geworden sind. Sobald ein relevanter Fehler entdeckt wird, stellen wir eine Korrektur zur Verfügung. Mit diesem QR-Code gelingt der schnelle Zugriff.

https://else4.de/978-3-437-27141-0

Wir sind dankbar für jeden Hinweis, der uns hilft, dieses Werk zu verbessern. Bitte richten Sie Ihre Anregungen, Lob und Kritik an folgende E-Mail-Adresse: kundendienst@elsevier.com

KAPITEL

1 Definitionen und Erläuterungen von Grundbegriffen

Jede Auseinandersetzung mit einem Fachgebiet verlangt eine genaue Kenntnis über die Bedeutung von Fachbegriffen. Da die Hygiene vor allem der Vermeidung von Gesundheitsstörungen dient und sich in diesem Zusammenhang mit der Erlangung und Sicherung von Qualität befasst, widmet sich dieses erste Kapitel erst einmal der präzisen Deutung der grundlegenden Begriffe Gesundheit und Krankheit (➤ Kap. 1.1), Hygiene (➤ Kap. 1.2) sowie Qualität (➤ Kap. 1.3).

1.1 Gesundheit und Krankheit

Die Begriffe „Gesundheit und „Krankheit" sind nicht eindeutig definierbar.

Die allgemein gebräuchliche anspruchsorientierte Definition der WHO setzt Gesundheit mit Wohlbefinden gleich, während eine in der Hygiene populäre Definition einen eher biologisch orientierten Ansatz verfolgt.

DEFINITION

Gesundheit *„Gesundheit ist ein Zustand des vollständigen körperlichen, geistigen und sozialen Wohlergehens und nicht nur das Fehlen von Krankheit oder Gebrechen."* (WHO)

„Gesundheit ist die Fähigkeit, sich an eine gegebene belebte, unbelebte und soziale Umwelt sowohl in seelischer, wie auch in körperlicher Hinsicht ständig neu und jeweils optimal anzupassen." (Zimmermann, 1970)

1.1.1 Gesundheit durch Anpassung

Nach letzterer Definition wird Krankheit also durch variable Umgebungsfaktoren verursacht, an die wir uns nicht (oder nicht mehr) anpassen (adaptieren) können. Wir sind ständig externen Einflüssen wie Lärm, Strahlung, Temperatur, Nahrung, Mikroorganismen oder sozialen Anforderungen ausgesetzt, die auf uns einwirken (**Exposition**). Dabei hängt es von unserer jeweiligen Empfänglichkeit gegenüber Schädigungsfaktoren, also unserer **Disposition**, ab, inwiefern wir diese Einwirkungen mithilfe unseres Nerven-, Hormon- und Immunsystems, unserer weiteren physischen Fähigkeiten, unserer Sinne und unserer intellektuellen Fähigkeiten „verarbeiten" können.

Was nicht verarbeitet werden kann, ist mit einer Überforderung gleichzusetzen und erzeugt einen Zustand, der als **Stress** bezeichnet wird. Umgebungsfaktoren, die Stress erzeugen, werden **Stressoren** genannt.

Die Fähigkeit des gesunden Körpers, trotz äußerer Veränderungen das Gleichgewicht seiner Funktionen aufrecht zu erhalten, wird als **Homöostase** bezeichnet. Durch die Regelmechanismen der Homöostase sind wir stets „relativ gesund" oder „relativ krank".

Die Situation von Klienten und Klientinnen

Die Ausgangssituation der Klienten von Pflegeeinrichtungen wird durch Dispositionen wie Alter, bislang durchgemachte Erkrankungen, erlittene Traumata, Ernährungszustand usw. bestimmt.

Ein Pflegeheim als Stätte von Pflege, Versorgung und Unterkunft stellt für den Klienten eine Umgebung dar, die zwar als Wohnung gedacht ist, aber für ihn mit zahlreichen Stressoren in Form von Biorhythmusverschiebungen, Ernährungsumstellung, wechselnden Bezugspersonen, Immobilität, Pflegeabhängigkeit und Bewusstseinszuständen verbunden sein kann. Zu berücksichtigen ist auch der Verlust des eigenen Zuhauses und damit das Aufgeben von persönlicher Selbstständigkeit. Unabhängig davon kommen mögliche Konfrontationen mit Allergenen und Krankheitserregern hinzu.

All das erfordert von den Klienten Anpassungsleistungen, die sie vielfach nicht (mehr) erbringen können. Ein Überschreiten der persönlichen Belastungsfähigkeit kann je nach Ursache als Verwirrtheit, Infektionserkrankung, Dekubitus usw. in Erscheinung treten.

Die Situation des Personals

Auch das Personal wird mit Stressoren wie Schichtdienst, Verantwortung, Rückenbelastung und Verletzung konfrontiert, was Folgen wie Berufsunfälle, Rückenschäden oder ein „Burn-out-Syndrom" nach sich ziehen kann. Hinzu kommen Infektionsgefahren durch den berufsbedingten Umgang mit potenziellen oder obligatorischen Infektionserregern.

1.1.2 Gesundheit und Hygiene

Demnach ist die Gesundheit von Klienten und Beschäftigten in einer Pflegeeinrichtung schon vom Ansatz her bedroht. Die Würdigung dieses Aspektes zwingt zu einem präventiv ausgerichteten Handeln, welches als **Hygiene** bezeichnet wird und in diesem Sinne allgemein auf die Vorbeugung von Gesundheitsbeeinträchtigungen, insbesondere von Infektionen abzielt.

In einem engeren Sinne kann Hygiene andererseits auf verschiedene Themenbereiche bezogen werden, die ebenfalls Aspekte der Gesunderhaltung bzw. Vorbeugung von Gesundheitsbeeinträchtigungen beinhalten und sich zum Teil überschneiden. Zu diesen Themenbereichen mit zugehörigen Hygieneaspekten gehören z. B. die Lebensmittelhygiene, Umwelthygiene, Arbeitsschutzhygiene, Bau- und Wohnhygiene, Sozial- und Psychohygiene, Sexualhygiene etc.

1.2 Hygiene

Das Wort „Hygiene" leitet sich ab von dem Begriff „Hygieia", dem Namen der griechischen Göttin der Gesundheit. Es lässt sich mit Begriffen wie „Gesunderhaltung" oder „Gesundheitsvorsorge" übersetzen.

Durch Maßnahmen der Hygiene soll also verhindert werden, dass Gesundheitsbeeinträchtigungen entstehen. Sie bedient sich Mitteln der Vorsorge und Fürsorge. Für die Vorsorge bzw. Vorbeugung gibt es gleich zwei Fachwörter, nämlich die **„Prävention"** und die **„Prophylaxe"**, die zum Teil synonym verwendet werden.

DEFINITION

Hygiene Alle Maßnahmen, die dazu geeignet sind, Gesundheitsbeeinträchtigungen zu verhindern.

Prävention Vorbeugende Maßnahmen (lat. *praevenire* = „vereiteln, verhindern, zuvorkommen"); wird eher allgemein, auch jenseits des medizinischen Umfelds verwendet.

Prophylaxe Maßnahmen zur Verhütung von Krankheiten und Komplikationen.

1.2.1 Expositions- und Dispositionsprophylaxe

Die Hygiene kennt zwei grundsätzliche Präventionsprinzipien:

- **Expositionsprophylaxe,** d. h. die unbelebte, belebte und soziale Umwelt von Menschen sollte so beeinflusst werden, dass aus ihr eine möglichst geringe Gefahr für den Menschen hervorgeht und er sich ihr anpassen kann.
  Beispiel: Um einer Ansteckung durch Atemtröpfchen vorzubeugen, ist es sinnvoll, einen Mund-Nasen-Schutz zu tragen oder erkrankte Personen von gesunden zu trennen.
- **Dispositionsprophylaxe**, d. h. Menschen sollten so gefördert und beeinflusst werden, dass sie sich den Anforderungen ihrer Umwelt anpassen können.
  Beispiel: Um einer Atemwegsinfektion durch Pneumokokken vorzubeugen, ist es sinnvoll, sich gegen die mutmaßlichen Infektionserreger impfen zu lassen.

MERKE

Hygienemaßnahmen sollen es ermöglichen, trotz vorhandener Schädigungsfaktoren gesund zu bleiben, indem die Schädigungsfaktoren und die Dispositionen beseitigt oder reduziert werden.

1.2.2 Krankenhaushygiene

Die in Einrichtungen des Gesundheitswesens praktizierte Hygiene wird als Krankenhaushygiene bezeichnet. Der nachfolgende Definitionsvorschlag des Robert Koch-Instituts (RKI) erläutert diesen Begriff:

DEFINITION

Krankenhaushygiene *„Unter Krankenhaushygiene soll die Wissenschaft und Lehre von der Verhütung, Erkennung und Kontrolle von Gesundheitsrisiken, insbesondere von Infektionen von Patienten und medizinischen Personal, im Krankenhaus und sonstigen medizinischen Einrichtungen verstanden werden, wobei systematische Risikoanalyse und Entwicklung von Präventions- und Kontrollstrategien wesentliche Arbeitsfelder sind.*
Die Krankenhaushygiene erarbeitet Kriterien, wie Krankenhäuser und andere Einrichtungen des Gesundheitswesens geplant, gebaut, mit den Mitarbeitern in effizienter Weise organisiert, betrieben und unterhalten werden können, um sicherzustellen, dass keine Gesundheitsschäden, insbesondere Infektionen, auftreten (Prävention), auftretende Gesundheitsschäden und Infektionen so zeitnah wie möglich erkannt werden und diese so rasch wie möglich unter Kontrolle gebracht werden, so dass ihre Weiterverbreitung verhindert wird." (Definitionsvorschlag des Robert Koch-Institutes 1999, https://edoc.rki.de/handle/176904/1701)

1.2.3 Hygiene in Pflegeeinrichtungen

Heutige Klienten von Pflegeeinrichtungen weisen in der Regel ein hohes Maß an Pflegebedürftigkeit auf und sind in vielfacher Hinsicht auf das Bemühen um Prävention angewiesen. Durch angewandte Fürsorge und Vorsorge soll z. B. ausgeschlossen werden, dass der Klient immobil wird, dass er stürzt oder sich infiziert. Pflegende achten durch Vorsorgemaßnahmen darauf, dass eine Dehydration oder Exsikkose eines Klienten verhindert wird und dass er keine Druckstellen entwickelt. Auch die Aufgabe, beim Klienten einen psychischen Hospitalismus zu vermeiden, erfordert fachgerechte, gegenlenkende Maßnahmen, **bevor** das Problem auftritt. All dies kann durchaus als Hygiene bezeichnet werden.

Im allgemeinen Sprachgebrauch hat sich jedoch etabliert, Begriffe wie „Hygiene" oder „Krankenhaushygiene" als Synonym für „Infektionsverhütung" zu verwenden. In den nachfolgenden Abhandlungen wird daher der Begriff **„Pflegehygiene"** im Sinne einer Infektionsprävention, -erkennung und -kontrolle innerhalb von (teil-)stationären Pflegeeinrichtungen oder vergleichbaren Einrichtungen Verwendung finden.

Bezüglich der Hygiene ist zu unterscheiden, ob es sich bei der Betreuung, Versorgung und Unterbringung von Klienten eher um eine Einrichtung im Sinne eines *Wohnheims* mit Bewohnern oder eher im Sinne eines *Pflegeheims* mit Patienten handelt. Im letzteren Fall werden die Anforderungen an die Krankenhaushygiene in einem größeren Umfang zur Geltung kommen als im ersteren.

Abgesehen von allgemeinen gesundheitsfördernden Maßnahmen gibt es für die Klienten wenige Möglichkeiten zur Dispositionsprophylaxe, sodass es sich bei der Hygiene zum Schutz der Klienten fast ausschließlich um **Expositionsprophylaxe** handelt:

- Hygienegerechte Gestaltung der baulichen Umgebung und der Einrichtung
- Hygienisch sichere Versorgung mit Lebensmitteln, Arzneimitteln, Wäsche usw.
- Vermeidung von Infektionsübertragungen bei der Entsorgung von Abfällen und Schmutzwäsche
- Hygienisch zuverlässige Aufbereitung von Medizinprodukten und Pflegeartikeln
- Präventionsorientierte Regelung von Betriebs- und Arbeitsabläufen
- Schutz vor infizierten Mitklienten und anderen Keimpotenzialen.

Für das Personal gibt es dagegen sehr wohl die Möglichkeit, die eigene Disposition günstig zu beeinflussen, beispielsweise durch Impfungen (z. B. gegen Hepatitis B), Aufklärung (z. B. vor Nadelstichverletzungen) oder Einübung gesundheitsfördernder Techniken (z. B. Rückenschule). Hinzu kommen wirkungsvolle Maßnahmen zum Schutz vor Expositionen (z. B. durch Schutzkleidung).

Stressoren, Dispositionen und Expositionen stellen Risikofaktoren dar, die die Wahrscheinlichkeit des Eintretens einer Gesundheitsbeeinträchtigung, z. B. einer Infektion, erhöhen können. Durch Hygienemaßnahmen sollen Risikofaktoren ausgeschaltet oder abgeschwächt werden.

1.2.4 Traditionelle und evidenzbasierte Krankenhaushygiene

Bis in die 1990er-Jahre hinein basierten die Vorgaben und Maßnahmen der Krankenhaushygiene meist auf **Empfehlungen von Arbeitskreisen oder Experten.** Abgeleitet wurden diese Empfehlungen oft von traditionellen Vorstellungen, logischen Rückschlüssen, mikrobiologischen Nachweisen oder Qualitätsansprüchen. Dabei wurden schwerpunktmäßig Themen wie bauliche Gestaltung bestimmter Krankenhausbereiche, Desinfektions- und Sterilisationsmaßnahmen und Betriebsorganisation behandelt. Über die Effizienz solcher Empfehlungen ließen sich allenfalls indirekte Aussagen treffen, z. B. anhand der Verringerung von Keimpotenzialen; inwiefern dies den Patienten oder den Klienten zugutekam, blieb dagegen weitgehend offen.

Schon in den 1980er-Jahren begann man jedoch in den USA auf Initiative der *Centers for Disease Control and Prevention* (CDC) gezielt, mithilfe von zum Teil groß angelegten, **kontrollierten Studien** zu erforschen, inwiefern Hygienemaßnahmen und Arbeitsabläufe dazu geeignet sind, Krankenhausinfektionen seltener zu machen. Als Ergebnis konnte man festlegen, welche Hygieneempfehlungen (Leitlinien) belegbar und beweisbar (evident) waren und auf welche das weniger oder gar nichtzutraf. Zur Kenntlichmachung des Evidenzgrades wurden Kategorien verwendet, die bis heute Gültigkeit haben.

In Deutschland wurden in Anlehnung an die vom CDC entwickelten Kriterien ebenfalls vier Kategorien entwickelt, die 1999 vom RKI in der „Richtlinie für Krankenhaushygiene und Infektionsprävention" veröffentlicht und 2010 noch einmal aktualisiert wurden (➤ Tab. 1.1).

Tab. 1.1 Kategorien aus der „Richtlinie für Krankenhaushygiene und Infektionsprävention" des RKI [H228-002]

Kategorie	Bedeutung
I A	Diese Empfehlung basiert auf gut konzipierten systematischen Reviews oder einzelnen hochwertigen randomisierten kontrollierten Studien.
I B	Diese Empfehlung basiert auf klinischen oder hochwertigen epidemiologischen Studien und strengen, plausiblen und nachvollziehbaren theoretischen Ableitungen.
II	Diese Empfehlung basiert auf hinweisenden Studien/Untersuchungen und strengen, plausiblen und nachvollziehbaren theoretischen Ableitungen.
III	Maßnahmen, über deren Wirksamkeit nur unzureichende oder widersprüchliche Hinweise vorliegen, deshalb ist eine Empfehlung nicht möglich.
IV	Anforderungen, Maßnahmen und Verfahrensweisen, die durch allgemein geltende Rechtsvorschriften zu beachten sind.

1.2.5 Basis- und Interventionshygiene

Die Begriffe „Basishygiene" und „Interventionshygiene" nehmen auf die Frage Bezug, ob Hygiene gezielt oder ungezielt betrieben wird.

- Der Infektionsschutz für Klienten und Beschäftigte verlangt, dass Pflegeeinrichtungen eine Reihe von Präventionsmaßnahmen umzusetzen haben, ohne dass hierfür eine konkrete Veranlassung besteht. Maßnahmen dieser Art werden als **Basis- oder Standardhygiene** bezeichnet. Sie zielen darauf ab, erfahrungsgemäß bestehende Übertragungswege zu unterbinden und dem Entstehen von Keimpotenzialen entgegenzuwirken. Zu den Maßnahmen der Basishygiene gehört z. B. die hygienische Händedesinfektion, die Sauberhaltung der Umgebung oder der hygienisch korrekte Umgang mit Lebensmitteln (➤ Kap. 7 bis ➤ Kap. 11).
- Das Vorliegen von konkreten Infektionsfällen oder gar Infektionsausbrüchen verlangt dagegen ein gezieltes Handeln, indem auf die jeweiligen Sachverhalte abgestimmte gegenlenkende Hygienemaßnahmen ergriffen werden. Dieses als **Interventionshygiene** bezeichnete Vorgehen erfolgt stets in Ergänzung zur Basishygiene. Hierbei kann es sich z. B. um den Gebrauch einer speziellen Persönlichen Schutzausrüstung, um die Verwendung von Desinfektionsmitteln mit einem hohen Wirkungsspektrum oder um Isolierungsmaßnahmen handeln (➤ Kap. 12).

1.3 Qualität

Zum Begriff Qualität gibt es verschiedene Definitionen. In Deutschland sind vor allem zwei Definitionen gebräuchlich:

DEFINITION

Qualität Qualität ist *„die Gesamtheit der Merkmale, die ein Produkt oder eine Dienstleistung zur Erfüllung vorgegebener Forderungen geeignet macht"*. (Deutsche Gesellschaft für Qualität)
Qualität ist der *„Grad, in dem ein Satz inhärenter Merkmale eines Objekts Anforderungen erfüllt"*. (DIN EN ISO 9000)

Diese Definitionen machen deutlich, dass mit der Verwendung des Begriffes „Qualität" ein Zusammenhang zwischen Erwartung und Realität hergestellt wird.

1.3.1 Rechtliche Grundlagen

Das **Sozialgesetzbuch (SGB) XI** befasst sich im 11. Kapitel innerhalb der Paragrafen 112–120 mit dem Thema Qualitätssicherung. In § 112 Abs. 2 „Qualitätsverantwortung" trifft es folgende Aussage:

„Die zugelassenen Pflegeeinrichtungen sind verpflichtet, Maßnahmen der Qualitätssicherung sowie ein Qualitätsmanagement nach Maßgabe der Vereinbarungen nach § 113 durchzuführen, Expertenstandards nach § 113a anzuwenden sowie bei Qualitätsprüfungen nach § 114 mitzuwirken. Bei stationärer Pflege erstreckt sich die Qualitätssicherung neben den allgemeinen Pflegeleistungen auch auf die medizinische Behandlungspflege, die Betreuung, die Leistungen bei Unterkunft und Verpflegung (§ 87) sowie auf die Zusatzleistungen (§ 88)."

Weitere Regelwerke machen indirekte Aussagen zu Qualitätsforderungen:

- So wird in § 36 Abs. 1 des **Infektionsschutzgesetzes** (IfSG) für voll- oder teilstationäre Einrichtungen zur Betreuung und Unterbringung älterer, behinderter oder pflegebedürftiger Menschen oder vergleichbare Einrichtungen die Existenz eines Hygieneplanes gefordert.
- Die **Verordnung (EG) 852/2004 über Lebensmittelhygiene** (EG-VO 852) fordert ein HACCP-Konzept (*hazard analysis and critical control points*), damit Lebensmittel nicht der Gefahr einer nachteiligen Beeinflussung im Sinne einer Beeinträchtigung der einwandfreien hygienischen Beschaffenheit ausgesetzt sind.
- Auch das **Medizinprodukterecht-Durchführungsgesetz** (MPDG) und die damit verbundene **Medizinprodukte-Betreiberverordnung** (MPBetreibV) sind darauf ausgerichtet, hinsichtlich der Betriebssicherheit und der Bedienung medizinisch-technischer Geräte und Medizinprodukte Qualität zu schaffen und zu sichern. In beiden Regelwerken wird wiederholt gefordert, Medizinprodukte *„nach allgemein anerkannten Regeln der Technik"* zu betreiben und anzuwenden, wodurch zum Ausdruck kommt, dass Qualität nicht als Konstante, sondern als ständig zu verbessernde Variable betrachtet wird.
- Nach den Regelungen durch die **Heimgesetze** der deutschen Bundesländer darf ein Heim u. a. nur betrieben werden, wenn
  - eine dem allgemein anerkannten Stand der fachlichen Erkenntnisse entsprechende Qualität des Wohnens sowie der Pflege und Betreuung vorliegt,
  - ein ausreichender Schutz der Klienten vor Infektionen sichergestellt ist,
  - ein Qualitätsmanagement betrieben wird.

1.3.2 Qualitätssicherung

Innerhalb der **Qualitätssicherung** werden Anforderungen an die Struktur, den Prozess und das Ergebnis einer bestimmten Leistung gestellt, die sich z. B. auf die Bereitstellung von Wohnraum oder die Anwendung pflegerischer Maßnahmen beziehen.

- Als **Strukturqualität** bezeichnet man Rahmenbedingungen einer Leistung, d. h. die räumlichen, materiellen, personellen Gegebenheiten. Innerhalb der Strukturqualität werden auch die Kompetenzen und Zuständigkeiten der an einer Leistung beteiligten Personen festgelegt.
- **Prozessqualität** bezieht sich auf den Ablauf einer Leistung, wobei gewährleistet werden soll, dass die jeweilige Leistung in einer reproduzierbaren Weise dem aktuellen Stand des Wissens entspricht und nachweislich in allen Qualitätsmerkmalen erbracht wurde. Grundlage der Prozessqualität sind in der Regel Pläne, Checklisten und Standards.
- Die **Ergebnisqualität** misst den Zustand nach Erbringung einer Leistung. Dadurch, dass Gesund-

heit eine nur schwer messbare Variable darstellt, gibt es bei der Festlegung klientenorientierter Qualitätskriterien immer noch erhebliche Schwierigkeiten.

1.3.3 Qualitätsprüfung

Durch die Qualitätsprüfung soll sichergestellt werden, dass die mit einer Qualitätssicherung verbundenen Anforderungen erfüllt werden. Im Rahmen der Hygiene erfolgen Qualitätsprüfungen in Form von

- **Begehungen** durch hausinterne (z. B. hygienebeauftragte Pflegende oder Heimleitung) und externe Institutionen (z. B. Heimaufsicht, Medizinischer Dienst),
- festgelegten **Messungen und Checklisten,** z. B. im Rahmen der Lebensmittelverarbeitung oder der Medizinprodukte-Aufbereitung,
- regelmäßigen mikrobiologischen **Untersuchungen** hygienerelevanter Anlagen oder Geräte, z. B. von Trinkwasserspendern, Spülmaschinen oder Desinfektionsmittelzumischgeräten.

1.3.4 Qualität im Sinne der Hygiene in Pflegeeinrichtungen

DEFINITION

Qualität im Sinne der Pflegehygiene liegt vor, wenn die am Klienten erbrachten Leistungen, bezogen auf Unterbringung, Versorgung und das Erbringen medizinischer, pflegerischer oder rehabilitativer Leistungen, nachweislich so durchgeführt werden, dass alle dem heutigen Wissensstand entsprechenden Maßnahmen und Vorkehrungen getroffen wurden, um vermeidbare Gesundheitsschädigungen belegbar und nachvollziehbar auszuschließen.

Dementsprechend schließt das Pflegequalitätssicherungsgesetz (PQsG) eine Verpflichtung zu einer qualitativ hochwertigen Hygiene ein, die dem wissenschaftlichen Kenntnisstand entspricht. Um dieser Verpflichtung nachzukommen, sind sowohl Fachkenntnisse als auch die individuelle Anpassung des hygienerelevanten Handelns an die speziellen Gegebenheiten der jeweiligen Einrichtung notwendig. So können die im Krankenhausbereich durchaus sinnvollen Hygienemaßnahmen nicht einfach unreflektiert auf Pflegeeinrichtungen übertragen werden.

MERKE

In Pflegeeinrichtungen ist die Ergebnisqualität nicht direkt an einer Reduzierung von Infektionsfällen erkennbar, sodass die „Hygienequalität" daran gemessen wird, inwiefern eine Erfüllung vorgegebener Präventionsmaßnahmen stattfindet.

KAPITEL

2 Infektiologische Grundkenntnisse

Das Verständnis von Hygieneprinzipien und -maßnahmen der Infektionshygiene setzt Grundkenntnisse über die Entstehung und Übertragung von Infektionen und über die Reaktionen des Körpers bei einer Infektion voraus.

In ➤ Kap. 2.1 werden wichtige infektiologische und epidemiologische Grundbegriffe erklärt. Auf die allgemeine Infektionsentstehung sowie auf die Ressourcen der körpereigenen Abwehr wird in ➤ Kap. 2.2 eingegangen. Es folgen Erläuterungen zur Entstehung und Übertragung von nosokomialen Infektionen (➤ Kap. 2.3) und detaillierte Ausführungen über die Ursachen spezifischer Infektionen in Pflegeeinrichtungen (➤ Kap. 2.4).

2.1 Grundbegriffe

2.1.1 Infektiologische Grundbegriffe

DEFINITION

Infektion Eindringen von pathogenen Mikroorganismen wie Bakterien oder Viren in einen Organismus mit anschließender Besiedelung, Vermehrung und evtl. Ausbildung von Infektionszeichen (Symptomen). Aus einer Infektion kann sich eine Infektionskrankheit entwickeln, abhängig von den Eigenschaften des verursachenden Erregers und der Abwehrlage des Wirts.

Kolonisation Trotz Eindringen und Vermehrung eines Mikroorganismus entwickelt sich innerhalb des Wirtsorganismus kein Krankheitsgeschehen, stattdessen liegt lediglich eine Besiedelung vor..

Kontamination Behaftung von Gegenständen (z. B. Flächen, Instrumente oder Abfälle), Materialien (z. B. Lebensmittel, Flüssigkeiten oder Arzneimittel) und sonstigen Oberflächen (z. B. Hände, Handschuhe, Haut, Wunde) mit Mikroorganismen.

2.1.2 Epidemiologische Grundbegriffe

Die Epidemiologie (Seuchenlehre) beschäftigt sich mit der Verteilung von Krankheiten und Gesundheitsstörungen in der Bevölkerung und mit den damit zusammenhängenden sozialen und volkswirtschaftlichen Folgen. Wie andere Wissensgebiete auch, gibt es innerhalb der Epidemiologie eine Reihe von Fachbegriffen, die z. B. in Fachartikeln oder behördlichen Ausführungen Verwendung finden.

Begriffe zur Bezeichnung eines Infektionsübertragungsweges:

- **Anthroponose** ist die Übertragung von Mensch zu Mensch, z. B. Lepra.
- **Zoonose** ist die Übertragung von Tier zu Mensch, z. B. Pest.

Begriffe, welche auf die Ausbreitung einer Infektionskrankheit innerhalb der Bevölkerung Bezug nehmen:

- **Epidemie** ist eine im zeitlichen und örtlichen Zusammenhang stehende Häufung einer bestimmten Infektionskrankheit.
  Beispiel: Das Auftreten von zehn Fällen Cholera infolge Wasserverunreinigung innerhalb eines Dorfes.
- **Pandemie** ist das Auftreten einer über Länder und Kontinente verbreiteten Infektionskrankheit.
  Beispiele: Tuberkulose, COVID-19
- **Endemie** bedeutet eine Dauerverseuchung, d. h. innerhalb eines bestimmten geografischen Gebietes ständig vorhandene Infektionskrankheit, bei meist gleichbleibenden Ansteckungsbedingungen
  Beispiele: Borreliose, Gelbfieber

Bezeichnungen, welche die Auswirkungen einer Infektionskrankheit innerhalb der Bevölkerung beschreiben:

- **Morbidität** (Krankheitshäufigkeit) bezeichnet die Häufigkeit einer Krankheit, bezogen auf die gesamte Bevölkerung. Sie wird meist in einem Verhältnis, z. B. auf 10.000 Einwohner, ausgedrückt.

Interferon oder Lysozym, die im Blut gelöst sind (humoral) sowie um spezielle Fresszellen (Granulozyten und Makrophagen), die auch ohne vorherige Erregerkonfrontation in der Lage sind, Eindringlinge, Fremdkörper und Zelltrümmer zu beseitigen.

- Das Wirkprinzip der spezifischen Abwehr besteht darin, Fremdkörper und Eindringlinge (Antigene) mit im Blut gelösten (humoralen) Antikörpern zu markieren, um sie anschließend durch T-Lymphozyten vernichten zu lassen. Die Aktivierung der T-Lymphozyten erfolgt durch die Verbindung des Antigens mit dem Antikörper (Antigen-Antikörper-Komplex). Das Zustandekommen dieser Verbindung wird als „Antigen-Antikörper-Reaktion" bezeichnet. Eine wirkungsvolle spezifische Abwehr bedingt also, dass zunächst eine Auseinandersetzung mit einem Infektionserreger stattfinden muss, d. h. eine Markierung mit Antikörpern, ehe die Vernichtung erfolgen kann.

Impfungen

Mängel der spezifischen Abwehr lassen sich durch aktive oder passive Impfungen beseitigen.

- Bei der aktiven Impfung werden Hüllen, Bestandteile oder apathogene bzw. abgeschwächte „Kollegen" von Infektionserregern in den Wirtsorganismus gebracht. Dieser bildet daraufhin Antikörper, was jedoch Wochen dauern kann. Bei einer aktiven Impfung wird i. d. R. so vorgegangen, dass zunächst eine „Grundimmunisierung" mit 2 oder 3 Impfungen in wöchentlichen oder monatlichen Abständen erfolgt und nachfolgend in mehrjährigen Abständen „Auffrischimpfungen", die den Impfschutz aufrechterhalten sollen.
- Bei einer passiven Impfung werden dagegen fertige Antikörper gegeben, die den Wirt sofort, aber nicht dauerhaft schützen.

2.2.4 Reaktionen des Körpers bei einer Infektion

Infektionsausbreitung

Für das Überleben eines in den Wirt eingedrungenen Erregers ist entscheidend, wie schnell er sich vermehren und über das Blut (hämatogen), über die Lymphbahnen (lymphogen), über das Nervengewebe (neurogen), innerhalb des Gewebes oder innerhalb von Körperflüssigkeiten ausbreiten kann.

Krankheitserzeugende Faktoren

Nachdem ein Infektionserreger in den Körper gelangen und sich dort ausbreiten konnte, können nachfolgend mehrere krankheitserzeugende Faktoren wirksam werden:

- Der Erreger löst Abwehrreaktionen aus (Fieber, Gefäßweitstellungen, Einkapselung), die sich schädigend auswirken (z. B. abwehrbedingte Gelenkschädigung bei Rheuma).
- Der Erreger schädigt oder zerstört im Zuge seiner Verbreitung Gewebe, Organe oder sogar Organsysteme, z. B. indem er Zellen zur eigenen Vermehrung missbraucht oder sie zur Nährstoffgewinnung nutzt.
- Der Erreger sondert Gifte (Toxine) ab, die als Enzyme wirken oder ihn vor Angriffen schützen können. Eine andere Möglichkeit besteht darin, dass sich Bestandteile eines Erregers (z. B. im Falle einer Keimabtötung) wie ein Gift auswirken können.

Infektionsverlauf

Bezüglich des Verlaufs einer Infektion (➤ Abb. 2.1) unterscheidet man zwischen lokal und systemisch.

- Wenn das Infektionsgeschehen auf einen Körperbezirk, z. B. auf einen Finger, beschränkt bleibt, spricht man von einer lokalen Infektion. *Beispiele:* Abszesse, Wundinfektionen oder Nagelwalleiterungen. Die Symptome einer lokalen Infektion sind Rötung, Überwärmung, Schwellung, Schmerz und eingeschränkte Funktion.
- Wenn sich der Infektionserreger dagegen z. B. hämatogen im ganzen Körper ausbreitet, ist dies eine allgemeine oder systemische Infektion, wobei zwei Verlaufsformen unterschieden werden:
  - Inapparent, ohne erkennbare Symptome, allenfalls labortechnisch nachweisbar.
  - Manifest, mit Symptomen wie Ausschlag oder Fieber.

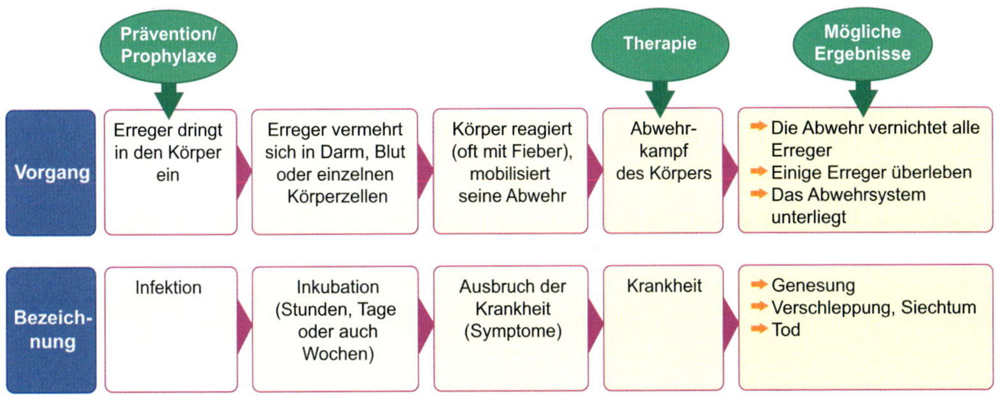

Abb. 2.1 Verlauf einer Infektion (vereinfachte Darstellung) [L157]

DEFINITION

Inkubationszeit Zeitraum von der Aufnahme eines Infektionserregers bis zur Auslösung von Reaktionen (Symptomen), je nach Erreger handelt es sich um eine unterschiedlich große Zeitspanne.

Prodromalstadium Dauer der Symptome am Beginn einer Erkrankung mit relativ uncharakteristischen Symptomen, z. B. Kopfschmerzen.

Ausscheidung von Krankheitserregern

Vor allem im Rahmen einer systemischen Infektion kommt es meist über Ausscheidungen, Körperflüssigkeiten, Atemluft oder Wundsekreten zur Freisetzung von Krankheitserregern, sodass der Erkrankte zur Erregerquelle wird und zur Übertragung einer Infektionserkrankung auf andere Personen beiträgt. Je nach Art der Erkrankung, können die Erreger während der Inkubationszeit, während der Erkrankungszeit oder nach der Erkrankung ausgeschieden werden.

Um die Gefahr einzudämmen, dass auf diesem oder anderen Wegen aus einer vereinzelten Infektion ein epidemisches Geschehen wird, gibt es gesetzliche Regelungen, die im Infektionsschutzgesetz (IfSG) und in weiteren Verordnungen und Gesetzen hinterlegt sind. Über die im Infektionsschutzgesetz geregelte Meldepflicht müssen bestimmte Infektionserkrankungen ärztlicherseits, aber auch seitens der nachweiserbringenden Labore dem Gesundheitsamt gemeldet werden.

MERKE

Die Entstehung einer Infektion ist ein sehr häufiges Geschehen. Bei einem funktionierenden körpereigenen Immunsystem resultiert daraus aber nur selten eine Infektionserkrankung.

2.3 Entstehung und Übertragung von nosokomialen Infektionen

2.3.1 Definition und Auslegung des Begriffes

DEFINITION

Nosokomiale Infektion *„… eine Infektion mit lokalen oder systemischen Infektionszeichen als Reaktion auf das Vorhandensein von Erregern oder ihrer Toxine, die im zeitlichen Zusammenhang mit einer stationären oder einer ambulanten medizinischen Maßnahme steht, soweit die Infektion nicht bereits vorher bestand".* (§ 2 Nr. 8 IfSG)

Nosokomiale Infektionen werden auch als Krankenhausinfektionen bezeichnet. Das griechische Wort „*Nosokomeion*" bedeutete im alten Griechenland „Heilstätte". Gemäß der obigen Definition ist der Begriff aber nur bedingt an einen Klinikaufenthalt gebunden. Wenn eine in Tageskliniken, Rehabilitationseinrichtungen, Arztpraxen, in der ambulanten Pflege oder in Pflegeheimen durchgeführte medizinische

Maßnahme, z. B. die transurethrale Katheterisierung, eine Infektion nach sich zieht, wird auch dies als nosokomiale Infektion bezeichnet. Nosokomiale Infektionen sind also stets als Folge einer medizinischen Maßnahme zu sehen.

2.3.2 Verteilung und Ursachen

Typische nosokomiale Infektionen kommen meist dadurch zustande, dass im Zuge von Diagnostik- und Therapiemaßnahmen Mikroorganismen verschleppt, übertragen oder begünstigt werden und damit die Immunkompetenz der Patienten überfordert wird.

Die häufigsten nosokomialen Infektionen sind:

- Harnwegsinfektionen als Folge von Harndrainagen
- Infektionen der unteren Atemwege als Folge künstlicher Beatmungen
- Postoperative Wundinfektionen als Folge operativer Eingriffe (➤ Abb. 2.2)
- Primäre Sepsiserkrankungen als Folge von Infusionstherapien.

Neben den aus medizinischen Maßnahmen resultierenden Infektionsrisiken kommt hinzu, dass etliche Patienten schon vor dem Klinikaufenthalt gravierend vorgeschwächt sind. Sie sind durch Dispositionen (Empfänglichkeit, Vorschwächung, Krankheitsbegünstigungen), z. B. Alter, Exsikkose, Abwehrschwäche oder Vorerkrankungen, gefährdet (➤ Kap. 1.2.1).

Die Anzahl und Art nosokomialer Infektionen innerhalb einer Einrichtung oder Abteilung hängt also maßgeblich davon ab, welche Klienten sich dort aufhalten und welche medizinischen Maßnahmen unter welchen Bedingungen an ihnen durchgeführt werden.

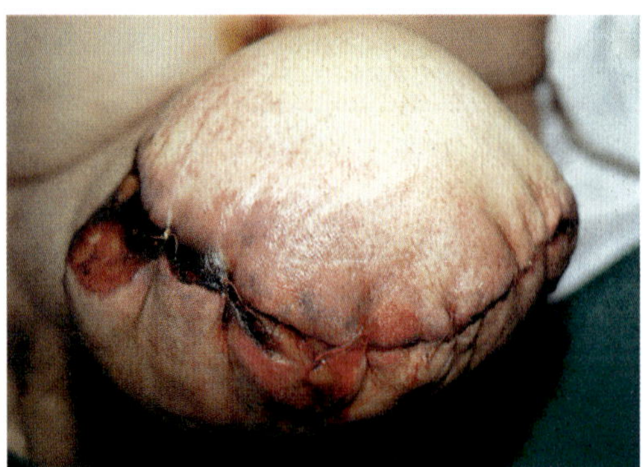

Abb. 2.2 Beispiel für eine nosokomiale Wundinfektion nach einem operativen Eingriff [V220-001]

MERKE

Nosokomiale Infektionen treten überall dort auf, wo invasive medizinische Maßnahmen durchgeführt werden. Die Entstehung nosokomialer Infektionen begründet sich vorrangig dadurch, dass bestimmte medizinische Maßnahmen Immunbarrieren überwinden und neue Eintrittspforten schaffen. Daher lässt sich nur ein Teil nosokomialer Infektionen durch Hygienemaßnahmen verhindern.

2.3.3 Erreger nosokomialer Infektionen

Gemäß der Definition nosokomialer Infektionen kann im Prinzip jeder Infektionserreger auch nosokomiale Infektionen verursachen. Betrachtet man aber das Gros, kommt man zu folgenden Aussagen:

- Die meisten Erreger nosokomialer Infektionen sind Bakterien, die aus der Residentflora des Menschen stammen und/oder Bestandteil einer Transientflora sein können.
- Sie sind normalerweise als Erreger einzustufen (➤ Kap. 3.2.2), die
  - den Körper ohne krankmachende Folgen besiedeln, sog. „Kommensalen", wie z. B. Hautkeime oder
  - ihm sogar nützen, sog. „Symbionten", wie z. B. Darmkeime.
- Ungeachtet dessen sind sie auch in der Umwelt lange überlebensfähig, da sie meist geringe Nährstoffansprüche haben und sehr anpassungsfähig sind.
- Sie entwickeln relativ schnell umfassende Antibiotikaresistenzen.
- Es kommen meist verschiedene endogene und exogene Infektionsmechanismen in Frage. Fast alle Erreger nosokomialer Infektionen können unterschiedliche Krankheitsbilder auslösen.
- Sie sind fakultativ pathogen, d. h. sie führen nur unter bestimmten Bedingungen zur Infektion, z. B. wenn der Wirt eine Abwehrschwäche hat oder künstlich geschaffene Eintrittspforten (z. B. Katheter, Venenzugang) aufweist.
- Infektionen durch Krankenhauskeime können bis auf wenige Ausnahmen nicht durch passive und/oder aktive Impfungen verhindert werden.

2.4 Entstehung und Übertragung von Infektionen in Pflegeeinrichtungen

2.4.1 Infektionsdispositionen alter Menschen

Die Immunkompetenz des Menschen leidet mit zunehmendem Alter erheblich und macht ihn infektionsanfällig (➤ Abb. 2.3). Hierbei ist es die Regel, dass mehrere infektionsfördernde Faktoren in Kombination vorliegen (➤ Tab. 2.1). Daher treten die meisten der schweren Infektionskrankheiten bei älteren Menschen ≥ 60 Jahre und erhöhter Disposition auf.

Die Erkenntnisse darüber, welche Infektionen in welcher Häufigkeit und Verteilung in Pflegeeinrichtungen vorkommen, sind sehr viel spärlicher als bei den nosokomialen Infektionen in Krankenhäusern. Die Gründe liegen darin, dass die Symptome bei Infektionen alter Menschen oft gering ausgeprägt sind und eine systematische Infektionserfassung und -auswertung (Surveillance) auf diesem Gebiet kaum stattfindet. In der Zeit von 2010 bis 2016 wurden jedoch vom *European Centre for Disease Prevention and Control* (ECDC) europaweit drei Studien initiiert, durch die Daten zum Vorkommen von nosokomialen Infektionen und zur Antibiotika-Anwendung in Langzeitpflegeeinrichtungen gesammelt wurden (*Healthcare-associated infections and antimicrobial use in long term care facilities*): HALT 2010, HALT-2 2013 und HALT-3 2016). Aus HALT-3 ergab sich für Langzeiteinrichtungen eine Prävalenz von 1,7 % (deutschlandweit) bzw. 4,2 % (europaweit) für Infektionen, die mit einem Aufenthalt in einer Langzeitpflege-Einrichtung in Verbindung stehen.

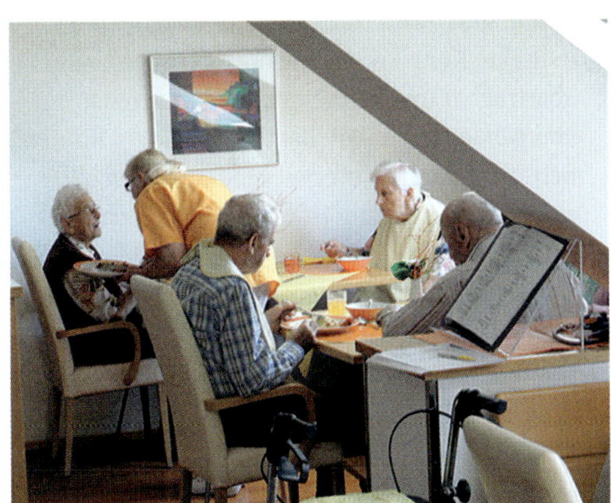

Abb. 2.3 Alte, pflegebedürftige Menschen sind in einem hohen Maße infektionsgefährdet [K333]

Tab. 2.1 Immundefizite, infektionsfördernde Faktoren und mögliche Folgen [M119/M1099]

Infektionsfördernde Faktoren	Mögliche Folgen
Eingeschränkte Mobilität	Druckulzera, Minderbelüftung der Atemwege
Herabgesetzte Funktion der Atemwege	Atemwegsinfektionen
Bewusstseinsstörungen	Aspirationsgefahr, hierdurch Atemwegsinfektionen
Dünnere und trockene Haut	Wunden, Hautinfektionen
Mangelnder Säuregehalt des Magens	Infektionen des Verdauungstraktes
Restharnbildung (Prostatavergrößerung)	Chronische Harnwegsinfektionen
Grunderkrankungen wie Diabetes mellitus, chronisch-obstruktive Atemwegserkrankungen, Tumorleiden, Durchblutungsstörungen	Allgemeine Erhöhung der Infektanfälligkeit
Frühzeitige Übernahme von Krankenhauspatienten	Nosokomiale Infektionen
Häufige Antibiotikagaben	Kolonisationen und Infektionen mit resistenten Erregern

2.4.2 Häufige Infektionen bei Klienten in Pflegeeinrichtungen

HINWEIS

Das Problem der nosokomialen Infektionen, also Infektionen als Folge einer medizinischen Maßnahme, betrifft vorrangig medizinische Einrichtungen, speziell Krankenhäuser. Da Infektionen in Pflegeeinrichtungen i. d. R. nicht durch eine medizinische Maßnahme begründet sind (mit Ausnahme der katheterassoziierten Harnwegsinfektion), sind die weitaus meisten der dort auftretenden Infektionserkrankungen nicht als nosokomial einzustufen.

Harnwegsinfektionen

Bei vielen Klienten von Pflegeeinrichtungen ist eine dauerhafte Harndrainage erforderlich. Dadurch sind bei diesem Personenkreis Bakterien im Urin (Bakteriurie) zu erwarten, woraus folgend häufig eine Harnwegsinfektion entsteht (➤ Kap. 11.4.2). Auch unabhängig davon besteht bei alten Menschen durch Restharnbildung, Inkontinenz, Flüssigkeitsmangel (Exsikkose) usw. ein hohes Risiko, an einer oft chronischen Harnwegsinfektion zu erkranken. Die hieran beteiligten Mikroorganismen lassen sich sowohl durch direkte Kontakte, z. B. über die Hände, als auch durch indirekte Kontakte, z. B. über Urinsammelgefäße, leicht übertragen.

Atemwegsinfektionen

Ähnlich wie im Krankenhaus trägt auch in einer Pflegeeinrichtung bei Atemwegsinfektionen die hohe Vorschwächung (Disposition) der Klienten zur Infektionsentstehung bei. Demnach sind vor allem alte, immobile, kreislaufkranke Menschen mit bereits bestehenden Lungenerkrankungen, z. B. COPD (chronisch obstruktive, d. h. einengende Lungenerkrankung), infektionsgefährdet. Infektionsfördernd ist auch die Aspiration (Ansaugen von Stoffen beim Atmen, Husten bei Verschlucken) aufgrund von Bewusstseinsstörungen, neuralen Ausfällen und/oder funktionellen Einschränkungen des Schluckvorganges. Bei häufigen oder chronischen bakteriellen Atemwegsinfektionen nehmen als Folgeerscheinung wiederholter Antibiotikagaben resistente Infektionserreger zu, die vor allem durch direkte Kontakte, z. B. über Hände, und indirekte Kontakte, z. B. kontaminierte Abfälle, aber auch über den Luftweg, z. B. über Tröpfchen, übertragbar sind.

- Epidemische Atemwegsinfektionen können sich durch Influenzaviren ergeben, wobei die Gefahr natürlich deutlich geringer ist, wenn flächendeckende Grippeschutzimpfungen sowohl von den Klienten als auch von den Beschäftigten wahrgenommen werden.
- Ein besonderes Problem stellt die offene Lungentuberkulose dar, da die Gefahr besteht, dass eine früher geschlossene Tuberkulose reaktiviert und damit wieder ansteckungsfähig wird. Aus diesem Grund wird in § 36 IfSG die Aussage getroffen, dass für Personen, die neu in eine (teil-)stationäre Pflegeeinrichtung aufgenommen werden sollen, ein ärztliches Zeugnis darüber vorzulegen ist, dass keine Anhaltspunkte für das Vorliegen einer ansteckungsfähigen Lungentuberkulose vorhanden sind. Bei einem positiven Befund erfolgt eine umgehende Meldung an das Gesundheitsamt durch den untersuchenden Arzt. Die betreffende Person kann vorerst nicht in die Pflegeeinrichtung aufgenommen werden. In der Praxis ist es ratsam, die konkrete Vorgehensweise mit dem zuständigen Gesundheitsamt abzuklären.
- Relativ selten, aber gefürchtet sind Atemwegsinfektionen mit Legionellen (Legionellose), die durch den Gebrauch bakteriell verunreinigten Leitungswassers entstehen (➤ Kap. 8.2) und mit einer hohen Sterblichkeitsrate (Mortalität) verbunden sind.

Haut- und Weichteilinfektionen

Bei Haut- und Weichteilinfektionen kann es sich um sehr unterschiedliche Ursachen, Erreger und Übertragungsmöglichkeiten handeln:

- Dekubital- und Unterschenkelgeschwüre (Ulcus cruris) sowie andere schwer heilende, chronische Wunden sind meist mit gramnegativen Bakterien, z. B. *Pseudomonas aeruginosa,* kolonisiert oder infiziert, die nach häufigen Antibiotikagaben umfangreiche Resistenzen entwickeln können. Diese Keime sind durch direkte Handkontakte und indirekte Kontakte, z. B. benutzte Instrumente, übertragbar und können in den Blutkreislauf übergehen (sekundäre Bakteriämie), was für den Betroffenen mit schwerwiegenden Folgen, z. B. einer „Blutvergiftung“ (Sepsis) verbunden sein kann.
- Schwerstpflegebedürftige Klienten leiden häufig an Hautpilz- (meist Candida-) Infektionen (Hautmykosen). Fördernd wirken sich hier Inkontinenz, mangelnde Hautpflege und Antibiotikagaben aus. Eine Übertragbarkeit durch Kontakte ist auch hier möglich.
- Eine mangelnde Körperpflege kann einem Ekto- oder Endoparasitenbefall, z. B. durch Läuse oder Krätzmilben (➤ Kap. 12.7), Vorschub leisten. Bis

auf Ausnahmen wie Scabies crustosa bzw. norvegica ist die Übertragbarkeit jedoch begrenzt.
- Ein spezielles Problem stellen Herpes-Infektionen dar (Herpes labialis, Herpes zoster), die bei Klienten und Beschäftigten ohne Immunschutz über aerogene und Kontaktübertragungen ansteckungsfähig sind.

Bakteriämie und Sepsis

Eine Bakteriämie liegt vor, wenn im Blut Bakterien nachgewiesen wurden; das kann, muss aber nicht mit Krankheitszeichen (Symptomen) verbunden sein.

Eine Sepsis ist dagegen ein lebensgefährliches Krankheitsbild, einhergehend mit Fieber, Blutdruckabfall und deutlich verminderter Harnausscheidung (Oligurie).

- Eine Bakteriämie oder Sepsis kann sich als Folge einer Harnwegs-, Atemwegs- oder Wundinfektion ergeben, indem die Infektionserreger in das Kreislaufsystem eingedrungen sind. In diesem Fall spricht man von einer sekundären Sepsis.
- Bei Klienten, bei denen eine intravenöse Infusionstherapie durchgeführt wird (➤ Kap. 11.4.4), können dagegen bakterielle Erreger durch das Infusionssystem bzw. den Venenzugang oder entlang des Venenzuganges in das Blut eindringen, was man als primäre Sepsis bezeichnet.

Infektionen des Verdauungstraktes

Durchfälle (Diarrhoen)kommen vor allem in stationären Pflegeeinrichtungen häufig vor, was verschiedene Ursachen haben kann:

Bestimmte nichtinfektiologische Grunderkrankungen (z. B. ungenügender Säuregehalt der Magensäure), Antibiotikagaben, Abführmittelabusus oder Unverträglichkeit von Sondennahrung können Durchfälle bewirken.

Anders sieht es aus, wenn nahrungsmittelassoziierte Infektionen vorliegen (➤ Kap. 12.3.2), bei denen verdorbene bzw. bakteriell verunreinigte Lebensmittel oder Getränke konsumiert wurden, was Lebensmittelinfektionen (Lebensmittelvergiftungen), z. B. Salmonellose, zur Folge haben kann. Da es sich meist um Gemeinschaftsverpflegung handelt, kann dies ein epidemisches Geschehen, also eine Massenerkrankung, nach sich ziehen.

Darüber hinaus gibt es bestimmte, meist virale Magen-Darm-Erkrankungen (➤ Kap. 12.3.1), z. B. durch Rota- oder Noroviren, die über Schmierinfektionen, d. h. über Kontakte mit Fäkalspuren vermittelt werden. Wenn es sich bei den Betroffenen um inkontinente Klienten handelt und/oder Mängel in der Basishygiene, vor allem der Händehygiene, bestehen, sind Epidemien keine Seltenheit.

Infektionen mit multiresistenten Bakterien

Infektionen oder Kolonisationen mit multiresistenten Bakterien (➤ Kap. 3.2.2) sind meist die Folge eines häufigen und falschen Gebrauchs von antibiotischen Arzneimitteln (➤ Kap. 3.2.4). Probleme dieser Art sind vor allem in Krankenhäusern, speziell auf den Intensivstationen anzutreffen. Da aber Klienten in Pflegeeinrichtungen häufig Krankenhausaufenthalte und ebenso häufig zahlreiche Antibiotikatherapien durchlaufen haben, bekommen auch diese Institutionen zunehmend Probleme mit multiresistenten Bakterien wie Methicillin-resistenten Staphylococcus aureus (MRSA), Vancomycin-resistente Enterokokken (VRE) oder multiresistenten Pseudomonaden (➤ Kap. 12.6).

MERKE

Durch die Verschiedenheit der Klienten und Leistungen in Pflegeeinrichtungen unterscheidet sich das Vorkommen und die Arten dort auftretender Infektionen erheblich von denen, die in Kliniken auftreten.

2

KAPITEL

3 Mikrobiologische Grundkenntnisse

Die medizinische Mikrobiologie ist neben der Infektiologie und der Epidemiologie eine weitere Wissenschaftsrichtung, die mit der Hygiene in besonderer Weise verbunden ist.

Grundbegriffe der medizinischen Mikrobiologie werden in ➤ Kap. 3.1 erklärt. In ➤ Kap. 3.2 bis ➤ Kap. 3.5 folgen Ausführungen zum allgemeinen Aufbau und zu den Eigenschaften, Bedürfnissen und Lebensgewohnheiten von Mikroorganismen wie Bakterien, Pilzen, Protozoen und Viren, ehe die für Pflegeeinrichtungen relevanten Infektionserreger im Detail vorgestellt werden. In Verbindung mit den einzelnen Erregergruppen wird jeweils auch auf den Nachweis und die Therapiemöglichkeiten Bezug genommen.

3.1 Grundbegriffe

Die **Mikrobiologie** ist ein Wissenschaftszweig, der sich mit den Lebensbedingungen und -äußerungen von Mikroorganismen beschäftigt. Das Teilgebiet der **Medizinischen Mikrobiologie** bezieht sich speziell auf die Auswirkungen von Mikroorganismen auf den Menschen. Sie *„ist die Lehre von den Ursachen menschlicher Infektionskrankheiten, ihrer Quellen und Verbreitung, deren Pathogenese, den möglichen Erscheinungsformen, den körpereigenen Abwehrmaßnahmen, der Diagnostik sowie den Möglichkeiten einer Therapie, speziell der direkten antimikrobiellen Chemotherapie."* (Hof H., Dörries R. et al., 2014)

Untergruppen der medizinischen Mikrobiologie sind:

- **Bakteriologie:** Lehre von den Bakterien
- **Virologie:** Lehre von den Viren
- **Mykologie:** Lehre von den Pilzen
- **Parasitologie:** Lehre von den Parasiten und ihren Wirten (➤ Kap. 4).

DEFINITION

Mikroorganismen Kleinstlebewesen in Form von Bakterien, Viren, Pilzen und Protozoen, die teilweise in der Lage sind, Infektionserkrankungen im menschlichen Körper zu erzeugen.
Mikroorganismen wie Pilze, Protozoen oder Bakterien sind bedingt mit einer Körperzelle vergleichbar. Bei Viren handelt es sich dagegen um eine Art „vagabundierende Erbsubstanz", welche zur Vermehrung stets auf eine Wirtszelle angewiesen ist.

Als **Pathogenität** bezeichnet man die Fähigkeit von Mikroorganismen, chemischen Substanzen oder Umwelteinflüssen, Erkrankungen herbeizuführen.

In Bezug auf Mikroorganismen differenziert man in

- **obligat pathogen,** wenn der betreffende Mikroorganismus fähig ist, eine Infektionserkrankung auszulösen,
- **fakultativ pathogen,** wenn dies nur unter bestimmten Umständen möglich ist (z. B. nur im Fall einer ausgeprägten Abwehrschwäche), und
- **apathogen,** wenn der Mikroorganismus nicht in der Lage ist, eine Infektionserkrankung zu erzeugen.

Lebens- bzw. vermehrungsfähige obligat oder fakultativ pathogene Mikroorganismen werden auch als **Keime** bezeichnet.

3.2 Bakterien

3.2.1 Aufbau

Bakterien sind einzellige Mikroorganismen, die sich von ihrer Größe (ca. 0,5–5 µm), ihrer Form und ihrer Eigenschaften erheblich unterscheiden. Ihr grundsätzlicher **Aufbau** (➤ Abb. 3.1) besteht aus:

- Einer **Zellwand,** welche dem Bakterium eine äußere Stabilität verleiht.

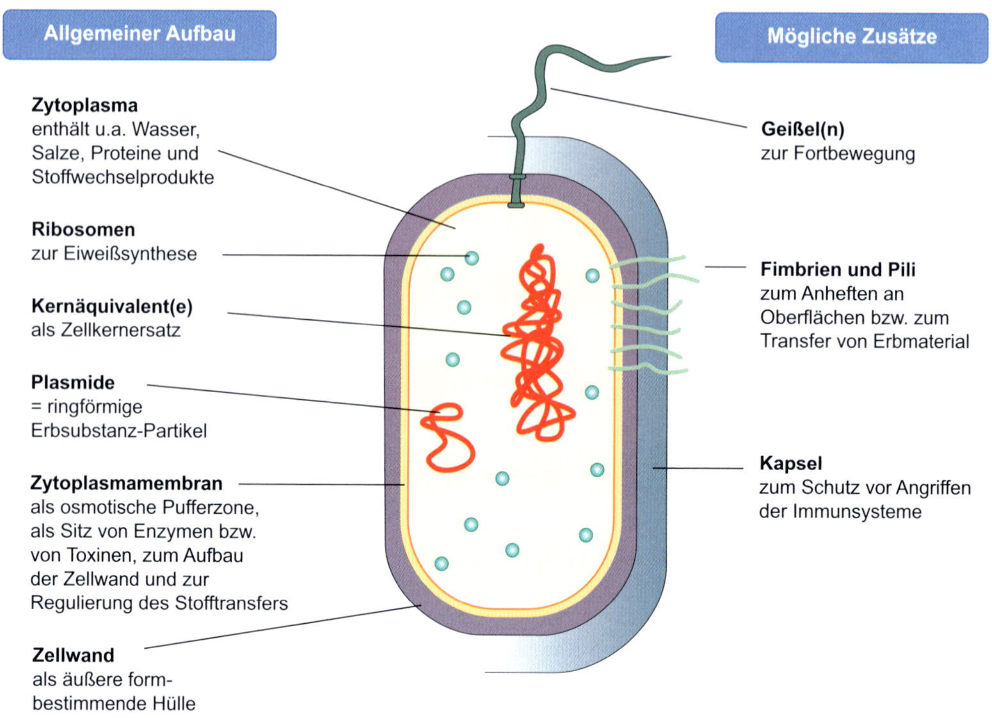

Abb. 3.1 Allgemeiner Aufbau von Bakterien [L157]

- Einer **Zytoplasmamembran** (Energieproduktionsapparat), welche als Pufferzone das Bakterium gegen Druckschwankungen schützt, die Aufnahme von Nahrung und die Abgabe von Ausscheidungen steuert und am Aufbau der Zellwand beteiligt ist. Neben der Barrierefunktion erfüllt diese Membran bei Bakterien auch die Funktion der Energieproduktion.
- Das **Zytoplasma** (Proteinsyntheseapparat) einer Bakterienzelle enthält eine große Anzahl in Wasser gelöster nieder- und hochmolekularer Stoffe, RNA und kleine Partikel (Ribosomen), die für die Eiweiß- und Enzymproduktion verantwortlich sind.
- Einem **Kernäquivalent,** welches als Zellkernersatz fungiert.

Darüber hinaus kann ein Bakterium über **zusätzliche Anlagen** verfügen wie:

- Eine **Kapsel,** welche das Bakterium vor äußeren Einflüssen schützt.
- Eine oder mehrere **Geißeln,** welche dem Bakterium eine gewisse selbstständige Fortbewegung ermöglichen.
- **Fimbrien** und **Pili,** welche dem Bakterium ein besseres Anhaftvermögen verleihen und evtl. auch den Austausch ringförmiger Partikel (Plasmide) mit Erbinformation gestatten.
- Einige Bakterien können höchst widerstandsfähige Dauerformen, sogenannte **Sporen** bilden.

Als wichtiger ergänzender Faktor kommt die Fähigkeit einiger Bakterien hinzu, Gifte (**Toxine**) oder Eiweiß spaltende Stoffe (Enzyme) bilden zu können. Stoffe dieser Art können krankheitsauslösend in Erscheinung treten. Man unterscheidet Gifte, die vom Bakterium aktiv abgesondert werden (Exotoxine) und Gifte, die erst beim Zerfall des Bakteriums frei werden (Endotoxine).

3.2.2 Eigenschaften und Einteilung

Bakterien vermehren sich durch Zellteilung, indem das Bakterium wächst und sich einschnürt, sodass zwei gleiche Kopien entstehen. Durch bestimmte Mechanismen wie Mutation oder Transformation können dennoch Varianten entstehen. Die für den Menschen bedeutsamen Bakterien vermehren sich am schnellsten bei Körpertemperatur. Sie brauchen ebenso wie andere Lebewesen gewisse Grundnahrungsmittel, z. B. Kohlenstoff, Wasser, Vitamine, wobei die Bedürfnisse von Art zu Art variieren.

Bakterien können darüber hinaus in vielfacher Hinsicht unterschiedliche Merkmale aufweisen, wodurch sich vielfältige Einteilungsmöglichkeiten ergeben.

Färbeverhalten

Aufgrund Ihres Färbeverhaltens bei der sogenannten Gramfärbung (benannt nach dem dänischen Bakteriologen Hans Christian Gram) kann eine Einteilung der Bakterien nach dem Aufbau der Zellwand erfolgen.

Bei der Gramfärbung werden die Bakterien erst eingefärbt und dann wieder entfärbt. Bakterien mit dünner Zellwandschicht lassen sich entfärben, sie werden als **gramnegativ** bezeichnet. Bakterien mit mehrschichtigem Aufbau der Zellwand können nicht mehr entfärbt werden, sie werden als **grampositiv** bezeichnet (➤ Abb. 3.2).

Form und Anlagerungsverhalten

Die Form und das Anlagerungsverhalten eines Bakteriums geben Anhaltspunkte darüber, um welches Bakterium es sich handelt. Unterschieden werden:

- **Kokken:** kugelförmige Bakterien
- **Stäbchen:** längliche, stabförmige Bakterien (Bakterien im engeren Sinne)
- **Schrauben:** spiralförmige, stabförmige Bakterien, die sich haufen-, ketten- oder paketförmig sowie paarweise anlagern können.

Sauerstoffbedarf

Bakterien, die auf das Vorhandensein von Luftsauerstoff (O_2) angewiesen sind, werden als obligat **aerob** bezeichnet. Bakterien, die keinen Luftsauerstoff vertragen, bezeichnet man als obligat **anaerob** und Bakterien, die sich beiden Zuständen anpassen können, als fakultativ aerob oder anaerob.

Wirtsverhältnisse

Ein Bakterium kann vor allem aufgrund seiner Nährstoffbedürfnisse eine wirtsgebundene oder ungebundene Lebensweise entwickeln, wobei folgende Unterteilung getroffen wird:

- **Saprophyten**: wirtsungebundene Bakterien, die überall (ubiquitär) in der Natur verbreitet sind
- **Kommensalen**: wirtsgebundene Bakterien, die von einem Wirtsstoffwechsel leben, ohne ihn zu schädigen
- **Symbionten**: wirtsgebundene Bakterien, die dem Wirt nützlich sind, z. B. indem sie Verdauungsarbeit leisten oder durch ihr Vorhandensein die Ansiedlung von Parasiten verhindern
- **Parasiten**: wirtsgebundene Bakterien, die den Makroorganismus schädigen.

Pathogenität

Die weitaus meisten Bakterien sind für den Menschen ungefährlich und damit **apathogen**. Wenn eine Bakterienart bei einem ungeimpften Menschen in der Regel eine Infektion hervorruft, gilt sie als **obligat pathogen. Fakultativ pathogene** Bakterien verursachen nur unter ganz bestimmten Umständen, speziell bei einer Abwehrschwäche, eine Infektion.

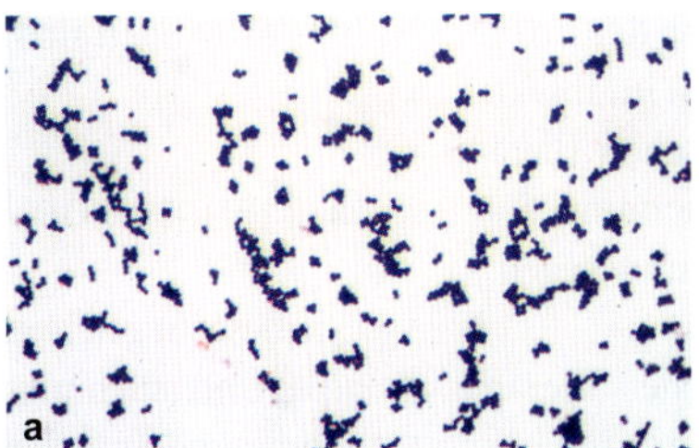

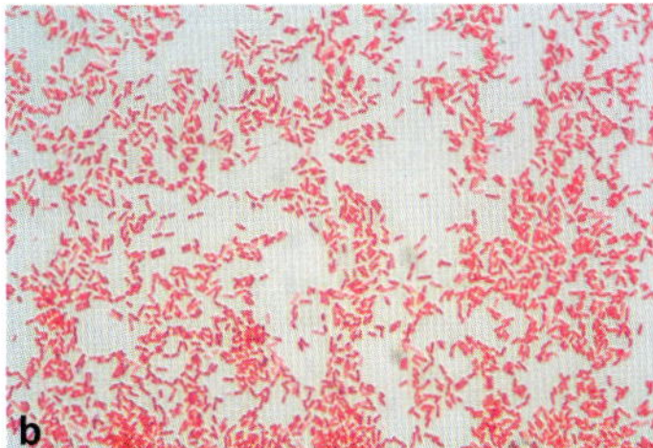

Abb. 3.2 Gramfärbung. Grampositive Bakterien sehen in der Gramfärbung lila aus (links), gramnegative rosa (rechts). [J812-051]

MERKE

Unter den Bakterien besteht in jeglicher Hinsicht eine enorme Vielfalt, wobei aber nur relativ wenige Bakterienarten als Krankheitserreger in Betracht kommen.

Das Resistenzproblem

DEFINITION

Resistenz Das Wort „Resistenz" (lat. *resistentia* = „Widerstand") steht für die Widerstandsfähigkeit eines Organismus gegenüber äußeren Einwirkungen. Bei Bakterien ist damit vor allem die Widerstandsfähigkeit gegenüber antibiotischen Medikamenten gemeint. Aber auch eine Widerstandsfähigkeit gegenüber Desinfektionsmitteln und weiteren Einwirkungen (z. B. Hitze) wird als „Resistenz" bezeichnet (➤ Kap. 3.2.4).

Zu berücksichtigen ist, dass einerseits bestimmte Bakterienarten für einige antibiotische Wirkstoffe von vornherein kein Angriffsziel bieten, andererseits einstmals wirksame Arzneimittel versagen, weil die betreffende Bakterienart „gelernt" hat, sich gegen diese Arzneimittel zur Wehr zu setzen. Ersteres beschreibt die **primäre, natürliche Resistenz**, die zweite Wirkungslosigkeit von Antibiotika wird **sekundäre, erworbene Resistenz** genannt.

Multiresistenz Wenn die fortwährende Bildung sekundärer Resistenzen dazu geführt hat, dass der betreffende Mikroorganismus gegen mehrere üblicherweise einsetzbare Antibiotika unempfindlich geworden ist, spricht man von „**Multiresistenz**".

Die Zunahme von sekundären Resistenzen, die u. a. für Krankenhauskeime typisch sind, aber auch im Bereich der Pflegeeinrichtungen immer mehr Ausbreitung finden, sind in der Krankenhaushygiene zu einem vorrangigen Problem geworden. Dies hat dazu beigetragen, dass in Krankenhäusern und Pflegeeinrichtungen ein Sockel stets wiederkehrender, schwer therapierbarer Keimarten wie MRSA, MRGN und VRE (➤ Kap. 12.6) im Sinne einer Endemie anzutreffen ist. Die Ursachen sind vor allem in der falschen Handhabung von Antibiotika zu suchen:

- Mangelnde Empfindlichkeitsprüfung der Erreger (Kultur und Resistenzuntersuchung) im Infektionsfall und im Zuge einer antibiotischen Therapie
- Unterdosierung antibiotischer Arzneimittel
- Anwendung wenig geeigneter Präparate gegen den betreffenden Mikroorganismus
- Zu frühes Beenden einer antibiotischen Therapie
- Vorkommen antibiotischer Rückstände in Lebensmitteln, z. B. im Fleisch.

Die unsachgemäße Anwendung antimikrobiell wirksamer Substanzen gehört zu den häufigsten Therapiefehlern. Resistenzfördernd ist besonders die im osteuropäischen Ausland oder Ländern der Dritten Welt übliche Praxis, Antibiotika auf der Basis einer Selbstmedikation zu geben oder aus Geldmangel Therapien vorzeitig abzubrechen.

3.2.3 Untersuchungs- und Therapiemöglichkeiten

Ausgangssituation und Fragestellungen

Wenn aufgrund bestimmter Krankheitszeichen (Symptome) ärztlicherseits der Verdacht besteht, dass bei einem Klienten eine Infektion vorliegt, sollte erregerhaltiges Material entnommen und zur Untersuchung in ein bakteriologisches Labor gesendet werden. Um eine Diagnose stellen zu können und Aufschluss über die mögliche Therapie zu gewinnen, soll dort herausgefunden werden, ob das Material pathogene Mikroorganismen enthält. Wenn ja, müssen folgende Fragen beantwortet werden:

- Um welche Mikroorganismen handelt es sich? Welche Art ist es?
- Welche Arzneimittel können zur Bekämpfung eingesetzt werden? Gegen welche Arzneimittel ist der Erreger resistent?
- Wie hoch ist die Erregeranzahl? Diese Frage ist nur manchmal relevant, z. B. um abzuklären, ob es sich um eine Kolonisation oder um eine Infektion handelt.

Bei manchen Fällen ist wichtig, ob bestimmte Antikörper vorhanden sind. Die Frage ist dann relevant, wenn auf die Erreger kein Zugriff besteht oder lediglich gefragt ist, ob eine Infektion stattfindet oder stattgefunden hat. So wird z. B. der Erfolg einer aktiven Impfung daran gemessen, wie viele Antikörper im Blut vorhanden sind.

Entnahme von Untersuchungsmaterial

Um diese Fragen beantworten zu können, muss geeignetes Untersuchungsmaterial beschafft werden. Entnahme und Transport von erregerhaltigem Material müssen grundsätzlich so erfolgen, dass

- die Erreger möglichst optimale Bedingungen vorfinden,
- das Untersuchungsmaterial nicht durch Hinzukommen weiterer Mikroorganismen verunreinigt wird,
- keine Erreger in die Umgebung verschleppt werden.

Eine ordnungsgemäße Entnahme von Untersuchungsmaterial erfolgt, indem z. B. mithilfe eines Stieltupfers (Abstrich), einer Spritze oder eines Skalpells erregerhaltiges Material unter sterilen Bedingungen entnommen und auf ein Nährmedium in geeigneten Gefäßen übertragen wird (➤ Abb. 3.3). Bei **Nährmedien** kann es sich um Böden (Agar) oder Flüssigkeiten (Bouillon) unterschiedlicher Beschaffenheit handeln.

Mögliche Untersuchungsmaterialien

Je nach Erreger kann ganz unterschiedliches Untersuchungsmaterial nötig sein:

- **Blut:** Jeweils 5 ml Blut, bei Kindern weniger, werden mit einem speziellen Entnahmebesteck in 2 Flaschen mit Bouillon, eine für aerobe, eine für anaerobe Bakterien, gegeben.
- **Eiter, Wundsekret, Genitalsekret, Spülflüssigkeit, Material aus dem Respirationstrakt:** Die erregerhaltige Flüssigkeit wird in ein steriles Röhrchen gegeben, in der verschlossenen Entnahmespritze belassen oder mit einem Stieltupfer als Abstrich entnommen, wobei der Tupfer unmittelbar danach in ein steriles Röhrchen mit einem Nährmedium gesteckt wird.
- **Stuhl:** Eine bohnengroße Portion pro Untersuchung wird in ein sauberes Gefäß (evtl. mit einem Nährmedium) gefüllt. Manchmal werden auch Rektalabstriche mithilfe eines Stieltupfers vorgenommen, wobei der Tupfer unmittelbar danach in ein steriles Röhrchen mit einem Nährmedium gesteckt wird.
- **Urin:** Verunreinigungen durch Keime der Harnröhrenöffnung lassen sich bei der Urinentnahme nur schwer ausschließen. Als zuverlässigste Methode gilt die Blasenpunktion oder die Gewinnung von Katheterurin. In den meisten Fällen genügt jedoch der Mittelstrahlurin, bei dem der Klient den ersten Harnstrahl in die Toilette ablässt, einen weiteren in einen sterilen Becher und den Rest wieder in die Toilette.

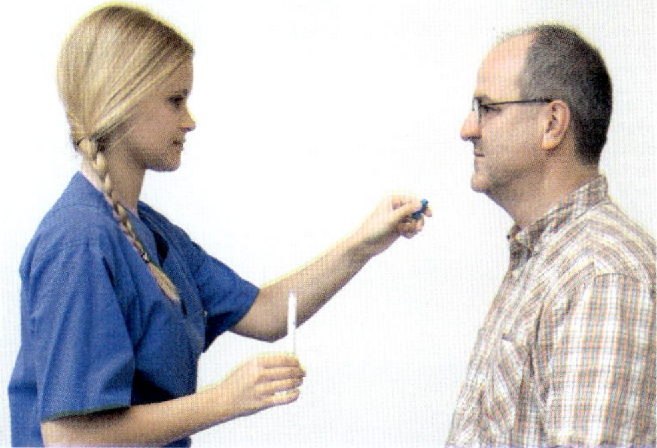

Abb. 3.3 Entnahme eines Rachen-Nasen-Abstrichs zur Ermittlung von MRSA [K115]

Entnahme des Untersuchungsmaterials

Bei der Entnahme von Untersuchungsmaterialien sind unabhängig von Art und Erreger folgende Grundsätze zu beachten:

- Erregerhaltiges Material soll sicher verschlossen und möglichst unverzüglich der Untersuchung zugeleitet werden.
- Kontakte mit Untersuchungsmaterialien müssen durch Arbeitsschutzmaßnahmen (Schutzhandschuhe) ausgeschlossen werden.
- Zum Versand sind spezielle Behältnisse zu verwenden, die von den Untersuchungslaboren zur Verfügung gestellt werden und deren genaue Handhabung (Bedienungsanleitung) unbedingt beachtet werden muss.
- Wenn aus dem Material eine Kultur angezüchtet werden soll, wird eine Lagerung bei möglichst 36 °C bis zur Untersuchung empfohlen. Für eine Keimzahlbestimmung ist dagegen eine kühle Lagerung bei ca. 4–6 °C notwendig.

Laboruntersuchungen

MERKE

Damit über eine Laboruntersuchung Fragen beantwortet werden können (z. B. welcher Erreger, in welcher Anzahl und welche Therapieoptionen) ist es notwendig, die Ausgangsfrage zur Untersuchung präzise zu stellen, die hierzu notwendigen Informationen (z. B. zum Untersuchungsmaterial, Entnahmeort und -uhrzeit) zu liefern und das Untersuchungsmaterial fachgerecht zu entnehmen und zu handhaben.

3

3

Einfärbung und mikroskopische Untersuchung

Bakterien sind unter 1000-facher Vergrößerung mit dem Lichtmikroskop zu erkennen. Da sie sich jedoch sehr kontrastarm darstellen, müssen sie hierzu eingefärbt oder mit selbstleuchtenden (fluoreszierenden) Farbstoffen markiert werden. Die Einfärbung richtet sich nach der Fragestellung. Routinemäßig kommt die Gramfärbung zur Anwendung (➤ Kap. 3.2.2).

Anlegen einer Kultur

Das Untersuchungsmaterial befindet sich bereits in oder auf einem geeignetem Nährmedium oder wird auf ein Nährmedium übertragen. Danach wird es, abhängig vom Erreger, meist bei 36 °C bebrütet, bis sich, meist nach ein bis zwei Tagen, Kolonien gebildet haben. Durch Zählen der kolonienbildenden Einheiten (KbE) kann die Keimzahl bestimmt werden. Anhand einer Bakterienkultur lässt sich auch die Resistenz des Bakteriums ermitteln (siehe unten). Daher werden beide Untersuchungen meist als „Kultur- und Resistenznachweis" kombiniert angeordnet (➤ Abb. 3.4)

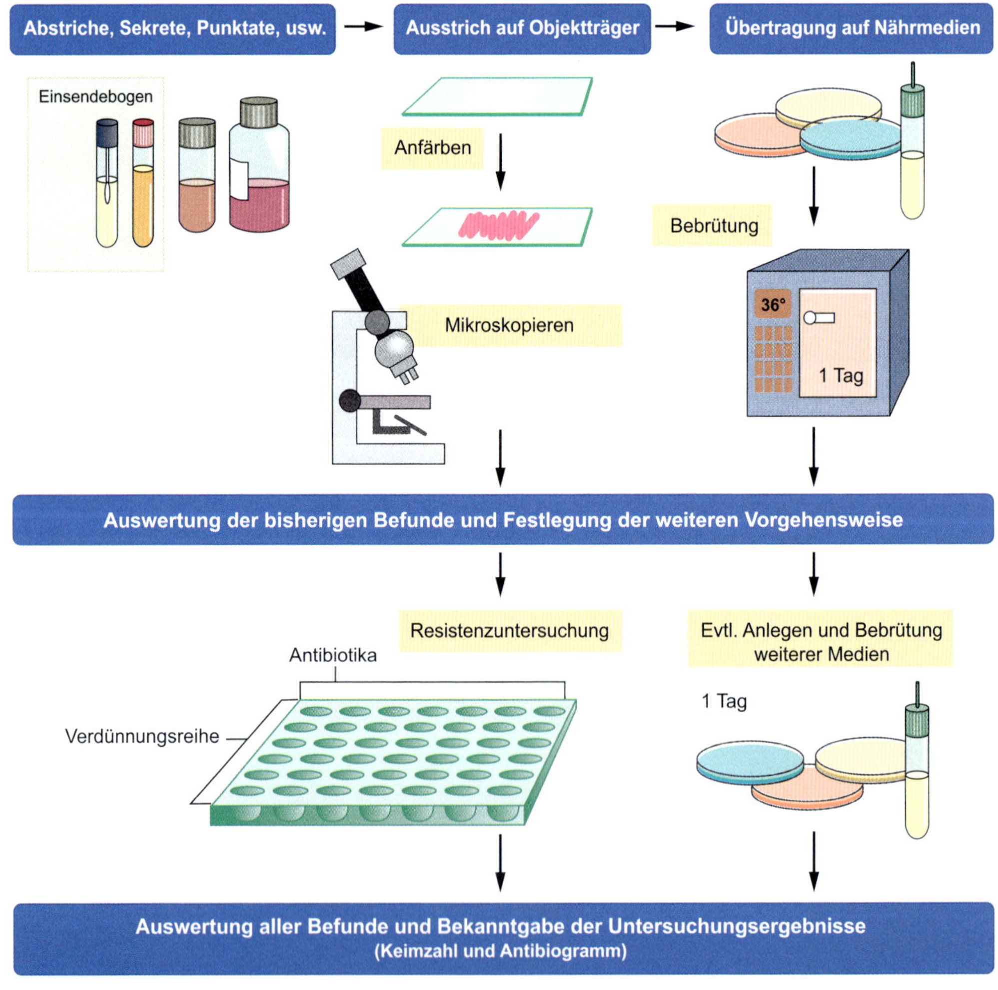

Abb. 3.4 Schematische Darstellung einer Kultur- und Resistenzuntersuchung [L157]

Ermittlung von Stoffwechselleistungen

Um über die Stoffwechselleistungen Anhaltspunkte für die Zuordnung eines Bakteriums zu gewinnen, wird häufig eine sogenannte „Bunte Reihe" angelegt. Hierbei handelt es sich um viele verschiedene chemische Reagenzien, die mit der Bakterienkultur in Verbindung gebracht werden und an deren Farbumschlag eine genaue Bestimmung des Erregers erfolgen kann.

Ermittlung der Antigenstruktur

Wenn konkrete Hinweise auf das Vorhandensein eines ganz bestimmten Erregers bestehen, kann mithilfe einer künstlich herbeigeführten Antigen-Antikörper-Reaktion der Nachweis erbracht werden.

Antikörpernachweis

Bei einem Antikörpernachweis ist es umgekehrt: Mithilfe bekannter Erreger (Antigenen) werden vorhandene Abwehrstoffe in Form von Antikörpern nachgewiesen. Die nachgewiesene Menge wird als Titer bezeichnet. Je nachdem, welche Art von Antikörper man in welcher Menge nachgewiesen hat, erlaubt dies Rückschlüsse auf akut bestehende oder bereits durchgemachte Infektionen sowie über den Erfolg aktiver Impfungen.

Resistenznachweis

Eine durch Anzüchtung erzeugte Kultur wird mit verschiedenen Antibiotika konfrontiert (➢ Abb. 3.4). Daraufhin misst oder beurteilt man, inwiefern es dem Medikament gelungen ist, die Kolonie abzutöten (bakterizide Wirkung) oder in ihrem Wachstum zu stoppen (bakteriostatische Wirkung) und erhält dadurch Rückschlüsse zur Arzneimitteltherapie.

3.2.4 Antibakterielle Therapie

Wenn bei bakteriellen Infektionen die körpereigene Abwehr mit der Infektionsbekämpfung überfordert ist und eine Impfung nicht in Frage kommt, werden bei durch Bakterien verursachte Infektionserkrankungen abtötende (bakterizide) oder vermehrungshemmende (bakteriostatische) Arzneimittel verordnet, deren Hauptgruppe die Antibiotika sind.

Antibiotika wie Penicillin, Tetracyclin, Chloramphenicol sind bis auf wenige Ausnahmen von Pilzen oder Bakterien hergestellte Stoffe, die schon in sehr geringen Konzentrationen bakterizid oder bakteriostatisch wirksam sind.

Jedes Antibiotikum wirkt nur gegen bestimmte Gruppen oder Arten (selektive Wirkung). Wenn ein Mittel nur gegen wenige Bakteriengruppen und -arten einsetzbar ist, spricht man von einem **Schmalspektrum-Antibiotikum,** ist es gegen viele einsetzbar, von einem **Breitspektrum-Antibiotikum** (Breitband-Antibiotikum).

Auch hinsichtlich der **Desinfizierbarkeit** gibt es bei Bakterien erhebliche Unterschiede: Mit Ausnahme von bakteriellen Sporen (Dauerformen der Bakterien), lassen sich Bakterien mit den üblichen Desinfektionsmitteln in der Regel gut abtöten. Als Sporen sind Bakterien dagegen so resistent, dass einige Bakterienarten, z. B. der Gasbranderreger, durch Desinfektionsmittel nur schwierig bekämpft werden können.

MERKE

Bakterielle Sporen gehören zu den widerstandsfähigsten Mikroorganismen, haben eine hohe primäre Desinfektionsmittel-Resistenz und erfordern daher den Einsatz hochwirksamer Wirkstoffe (z. B. Peressigsäure). Eine sekundäre Desinfektionsmittel-Resistenz ist zwar nicht ausgeschlossen, aber bei korrekter Dosierung des Desinfektionsmittels und unter Einhaltung der vom Hersteller vorgegebenen Konzentrationswerte unwahrscheinlich.

3.2.5 Medizinisch relevante Bakterien

Die Auswahl der nachfolgend aufgeführten Bakterien ist auf Erreger beschränkt, die im Zusammenhang mit Pflegeeinrichtungen in Erscheinung treten könnten. Sie sind in alphabetischer Reihenfolge mit ihren in der Praxis geläufigen Bezeichnungen aufgeführt.

Acinetobacter

Bakterien der Gattung Acinetobacter sind gramnegativ, anspruchslos und stäbchenförmig. Ihr gewöhnlicher Lebensraum ist die Natur und der Darm, wobei sie sowohl im feuchten als auch im trockenen Milieu lange überleben können. Sie werden hauptsächlich durch indirekte Kontakte sowie durch Wasser auf den Menschen übertragen und sind in der Lage, verschiedene nosokomiale Infektionen zu erzeugen. Ein wichtiger Vertreter dieser Gattung ist ***Acinetobacter baumannii.*** Acinetobacter haben in den letzten Jahren umfassende Antibiotika-Resistenzen entwickelt. Dies hat u. a. dazu geführt, dass sie im Wirkungsspektrum vieler Breitbandantibiotika nicht mehr enthalten sind.

Campylobacter

Der wichtigste Vertreter dieser Gattung, ***Campylobacter jejuni,*** ist ein gramnegativer, beweglicher bakterieller Parasit, der in die Darmschleimhaut einwandert und sie durchdringt. Er ist eine der häufigsten Ursachen für schwere, durch Nahrungsmittel übertragene Durchfallerkrankungen (Campylobacter-Enteritis).

Chlamydien

Chlamydien sind gramnegative Bakterien, die sich nur in den Körperzellen vermehren und in zwei Formen auftreten: als Elementarkörperchen, die der Umwelt außerhalb der Wirtszelle angepasst sind, und als Retikularkörperchen zum Leben innerhalb der Wirtszelle.

Von den Chlamydien sind zwei Gattungen zu nennen: Chlamydia und Chlamydophila, von denen folgende Arten eine pathogene Bedeutung haben:

- ***Chlamydia trachomatis*** ist eine durch Kontakte von Mensch zu Mensch übertragene Anthroponose, die eine als „Trachom“ bezeichnete Augenerkrankung und eine Reihe von Genital- und Harnwegsinfektionen erzeugt.
- ***Chlamydophila psittaci*** wird meist durch Einatmen von Stäuben erregerhaltigen Vogelkotes auf den Menschen übertragen, wodurch die Psittakose (Papageienkrankheit) ausgelöst wird.
- ***Chlamydophila pneumoniae*** wird aerogen von Mensch zu Mensch übertragen und verursacht grippeähnliche Infekte der Atmungsorgane.

Clostridien

Clostridien sind grampositive, sporenbildende, stäbchenförmige Bakterien, die vor allem in Böden und im Verdauungstrakt (auch bei gesunden Menschen und Tieren) vorkommen. Neben apathogenen Clostridien gibt es pathogene Arten, die in der Lage sind, Giftstoffe (Toxine) zu bilden, die zu schweren Erkrankungen führen können. Wie auch andere bakterielle Sporen sind Clostridien sehr widerstandsfähig gegen Umwelteinflüsse und Desinfektionsmaßnahmen. Unter den pathogenen Arten sind vor allem zu nennen:

- ***Clostridium botulinum*** als Verursacher von schweren Lebensmittelvergiftungen. Dessen Sporen können in luftdicht abgeschlossenen Konserven mit Fleisch, Fisch, Gemüse, Früchten oder Gewürzen auskeimen und Toxine produzieren (Botulismus). Ein in Deutschland zugelassener Impfstoff ist nicht verfügbar. Botulismus ist gemäß § 6 (1) 1. IfSG meldepflichtig.
- ***Clostridium tetani*** als Verursacher des Tetanus (Wundstarrkrampf), wobei die Infektion durch das Eindringen der Sporen in Wunden erfolgt. Eine Impfung gegen Tetanus ist verfügbar und wird empfohlen.
- ***Clostridium perfringens*** als Verursacher von lokalen Weichteilinfektionen (Gasbrand), die zum Gewebsuntergang (Nekrose) führen können.
- In Pflegeeinrichtungen ist die seit 2016 in einer eigenen Gattung geführte Art ***Clostridioides difficile*** (früher *Clostridium difficile* oder kurz Clostridien, heute kurz Clostridioides) von besonderer Bedeutung, die fäkal-oral übertragen werden. Die Toxine von *Clostridioides difficile* können unter bestimmten Umständen schwere Durchfallerkrankungen verursachen, wenn durch eine längere Einnahme von Antibiotika die gewohnte Darmflora verändert oder sogar zerstört und unter Umständen eine Darmentzündung mit schweren Durchfällen verursacht wird. Dieses als CDI (*Clostridioides difficile* Infektion) oder CDAD (*Clostridioides difficile* assoziierte Diarrhoe) bezeichnete Krankheitsbild kann mit zum Teil tödlichen Komplikationen einhergehen und stellt somit vor allem für alte Menschen eine ernsthafte Bedrohung dar.

Colibakterien

Das Colibakterium (***Escherischia coli***) ist ein bewegliches, anspruchsloses gramnegatives Stäbchenbakterium, welches über ein gutes Anhaftvermögen (Adhärenz) verfügt. Einige Stämme, z. B. EHEC oder ETEC, können gefährliche Toxine bilden, die das gefährliche und meldepflichtige Hämolytisch-urämische Syndrom (HUS) auslösen können. Der ursprüngliche Aufenthaltsort ist der Darm, wobei E. coli auch in der Analregion und im Genitalbereich nachweisbar ist. Insofern erzeugt dieses Bakterium vor allem endogene Harnwegsinfektionen und postoperative Wundinfektionen.

Enterobacter

Enterobakteriazeen sind gramnegative Stäbchenbakterien, die sowohl im Verdauungstrakt als auch im Erdreich oder im Wasser vorkommen. Enterobacter können vor allem bei abwehrgeschwächten (immunsupprimierten) Menschen sowohl auf endogenem als auch auf exogenem Wege Infektionen verursachen.

Enterobacter-Spezies wie ***Klebsiella pneumoniae***, ***Serratia marcescens*** und ***Proteus mirabilis*** treten vorwiegend als Erreger nosokomialer Infektionen in Form von Harnwegs-, Atemwegs-, Wund- und Hautinfektionen sowie von Blutvergiftungen in Erscheinung und sind in der Lage, umfassende sekundäre Resistenzen zu bilden.

Enterokokken

Enterokokken, z. B. ***Enterococcus faecium*** und ***Enterococcus faecalis,*** sind grampositive Bestandteile der Darm- oder Genitalflora. Enterokokken verursachen vor allem endogene Infektionen im Abdominalbereich und sind häufig an Mischinfektionen beteiligt. Antibiotikaresistenzen kommen in Deutschland zunehmend häufiger vor.

Helicobacter

Helicobacter (***Helicobacter pylori***), ähnelt in Form und Eigenschaften den Campylobacter-Bakterien und ist in der Lage, die Magenschleimhaut zu besiedeln. Er sondert dort Gifte ab, welche im Magen eine Magenschleimhautentzündung (Gastritis) hervorrufen.

Legionellen

Legionellen (***Legionella pneumophila***) sind gramnegative Stäbchenbakterien, welche sich bei einem Temperaturoptimum zwischen 35 °C und 45 °C vor allem in stehendem Leitungswasser vermehren (➤ Kap. 8.2). Aerogen, durch Inhalation keimhaltiger vernebelter Tröpfchen, z. B. beim Duschen, kann es zu einer Übertragung kommen, die vor allem bei älteren Personen zu einer gefährlichen Form von Lungenentzündung, der Legionellose, führen kann. Männer erkranken dabei häufiger als Frauen.

Neisserien

Neisserien sind gramnegative, kugelförmige bakterielle Parasiten der Schleimhaut, die außerhalb des menschlichen Organismus rasch absterben.

- ***Neisseria gonorrhoeae*** (Gonokokken) wird durch Geschlechtsverkehr auf Schleimhäute übertragen, dringt dort ein und erzeugt die Gonorrhoe (Tripper).
- ***Neisseria meningitidis*** (Meningokokken) wird vorwiegend aerogen durch Tröpfchen übertragen. Bei 5–10 % der Bevölkerung hält sich dieses Bakterium im Nasen-Rachen-Raum auf und kann unter bestimmten Bedingungen durch die Schleimhaut weiter in den Körper vordringen. Von dort ausgehend kann es zu einer Ansiedelung im Zentralnervensystem mit der Folge einer Meningitis kommen. Ebenfalls können sich die Erreger in der Lunge, im Herzinnenbeutel oder in Gelenken ansammeln. Meningokokken können Epidemien verursachen, die vor allem im Winter und Frühjahr auftreten. Bei Verdacht, Erkrankung oder Tod ist Meningokokken-Meningitis oder -Sepsis meldepflichtig gemäß § 6 (1) 1. IfSG (➤ Kap. 12.1.3).

Pseudomonaden

Der wichtigste Vertreter der Pseudomonaden, ***Pseudomonas aeruginosa***, ist ein gramnegatives, anspruchsloses, widerstandsfähiges und feuchtigkeitsliebendes Stäbchenbakterium. Der natürliche Standort ist die Umwelt, wobei *Pseudomonas aeruginosa* zeitweilig

3

auch den Mund-Rachen-Raum und andere mit einer Flora versehene Körperareale besiedeln kann. *Pseudomonas aeruginosa* hat ein gutes Anhaftvermögen (Adhäsion) und erzeugt eine Reihe von Toxinen und Enzymen, die zur Zerstörung von Zellen oder Geweben führen können. Über Kontakte, z. B. beim Waschen, kann es zu einer Übertragung kommen. Durch die Eigenschaft zur Biofilmbildung kann es zur flächendeckenden Besiedlung mit Schleimbildung auf den Oberflächen künstlicher Materialien mit innenliegenden Hohlräumen kommen, z. B. Blasenkatheter, Rohrleitungen.

Staphylokokken

Staphylokokken sind grampositive, kugelförmige Bakterien, die in ihren Bedürfnissen anspruchslos und gegenüber Umwelteinflüssen widerstandsfähig sind. Staphylokokken können zum natürlichen Bestandteil der Standortflora von Haut und Genitale gehören und sind auf diese Weise leicht exogen und endogen übertragbar.

- ***Staphylococcus aureus*** ist einer der häufigsten Erreger nosokomialer Infektionen und produziert eine Vielzahl an Toxinen und Enzymen. Manche Stämme haben umfassende Resistenzen gegen Antibiotika gebildet, sodass gegen sie kaum noch Arzneimittel eingesetzt werden können. Zu diesen Erregern gehört auch der MRSA.
- **Koagulasenegative Staphylokken**, z. B. *Staphylococcus epidermidis*, galten lange Zeit als apathogen. Sie bereiten erst dann Probleme, wenn der Wirt immuninkompetent ist oder wenn Implantate, z. B. Herzklappen oder Venenkatheter, besiedelt sind. Auch der *Staphylococcus epidermidis* bildet schnell umfassende Resistenzen.

Streptokokken

Streptokokken sind grampositive, sich in Ketten oder paarweise anordnende Kommensalen oder Parasiten, die vorzugsweise über Kontakte oder aerogen übertragen werden. Streptokokken bilden hämolysierende (erythrozytenzerstörende, „blutauflösende") Substanzen.

- ***Streptococcus pyogenes*** (auch A-Streptokokken genannt) besitzt Exotoxine und Enzyme, die Fieber, Schock und spezielle Krankheitsbilder auslösen können. A-Streptokokken sind die Verursacher von Scharlach, akutem rheumatischem Fieber und bestimmten Hautentzündungen, z. B. dem Erysipel.
- ***Streptococcus agalactiae*** (B-Streptokokken) besitzt weniger Toxine, sodass er nur bei abwehrgeschwächten Personen Hautentzündungen, Lungenentzündungen, Harnwegsentzündungen, Septitiden oder Kindbettfieber verursacht.
- ***Streptococcus pneumoniae*** (Pneumokokken) ist in der Lage, eine Kapsel zu bilden, die ihn vor dem Zugriff der körpereigenen Abwehr schützt. Pneumokokken können Lungenentzündungen, Hirnhautentzündungen und Blutvergiftungen verursachen. Sie werden meist endogen übertragen. Gegen Pneumokokken gibt es eine aktive Impfung (➤ Kap. 13.1).

Tuberkelbakterien

Tuberkelbakterien (***Mycobacterium tuberculosis***), früher auf Deutsch auch Tuberkelbazillus genannt, ist ein grampositives, mit einer Wachshülle überzogenes Stäbchenbakterium, welches die **Tuberkulose** (kurz TB oder TBC), eine gewebszerstörende Entzündung, auslöst. Tuberkelbakterien können zwar von den Fresszellen der körpereigenen Abwehr (Makrophagen) einverleibt, dort aber zunächst nicht abgetötet werden, sodass sie sich innerhalb der Makrophagen vermehren. Einige Typen der Tuberkelbakterien sind sehr resistent gegenüber Antibiotika, was eine Kombinationstherapie erforderlich macht. Tuberkulose kann sich in verschiedenen Organen manifestieren, wobei die offene Lungentuberkulose die ansteckendste und gleichzeitig häufigste Organmanifestation ist. Gegen Tuberkulose gibt es eine aktive Impfung (BCG-Impfung), die teilweise schützt, aber keine vollständige Immunität hervorruft und seit 1998 nicht mehr empfohlen wird. Bei Erkrankung oder Tod an einer behandlungsbedürftigen Tuberkulose sowie bei Verweigerung der Behandlung besteht Meldepflicht gemäß IfSG (➤ Kap. 12.1.3). Ebenso nach IfSG ist vor bzw. unverzüglich nach Aufnahme in eine Pflegeeinrichtung ein ärztliches Zeugnis darüber vorzulegen, dass keine Anhaltspunkte für das Vorliegen einer ansteckungsfähigen Lungentuberkulose vorhanden sind.

3.3 Viren

3.3.1 Aufbau und Eigenschaften

Komponenten

Viren bestehen aus mindestens zwei, einige aus drei **Komponenten** (➤ Abb. 3.5):

- **Nukleinsäure** (Erbsubstanz, Genom) in Form einer Ribonukleinsäure (RNS) oder Desoxyribonukleinsäure (DNS). Sie ist die eigentliche infektiöse Substanz.
- **Kapsid** (Kapsel), welches die Nukleinsäure umschließt und schützt. Es besteht aus Eiweißen. Der Komplex aus Kapsid und Nukleinsäure wird als **Nukleokapsid** eines Virus bezeichnet.
- **Hülle** (Lipidhülle, Envelope), welche die Kapsel umgibt und ihr ein leichteres Anhaften an die Wirtszelle erlaubt. Nicht alle Viren haben eine Hülle. Viren mit Hülle werden als umhüllt oder behüllt, Viren ohne Hülle als unbehüllt oder nackt bezeichnet. Umhüllte Viren sind gegenüber Umgebungseinflüssen allgemein empfindlicher als nackte.

Je nach Anzahl der verwendeten Proteine und dem Typ der Nukleinsäure ergeben sich bei den Nukleokapsiden zwei typische **Formen:**

- die **helikale** Symmetrie, d. h. eine Helix- bzw. Schraubenform (➤ Abb. 3.5 rechts), und
- die **kubische** Symmetrie, d. h. ein Vieleck mit verschiedenen Symmetrieachsen (ikosaedrisch; ➤ Abb. 3.5 links).

Vermehrung

Viren vermehren sich nur in lebenden Wirtszellen, indem sie sich an die Wirtszelle anhaften, eindringen und das Genom freigeben. Damit verändern sie die Erbinformation der Zelle und zwingen die Zelle dazu, Virusbestandteile herzustellen, Viren zusammenzubauen und diese auszuschleusen (➤ Abb. 3.6). Obwohl diese Vermehrungsweise zueinander identische Exemplare (Klone) erzeugt, gibt es, ähnlich wie bei Bakterien, Mechanismen wie Mutation oder Replikation, die Varianten erzeugen können.

Pathogenität

Im Gegensatz zu anderen Mikroorganismen können Viren aufgrund ihrer fehlenden Stoffwechselfunktionen grundsätzlich keine Gifte oder Enzyme bilden. Der fehlende Stoffwechsel erklärt auch die begrenzten Möglichkeiten der Arzneimitteltherapie.

Was sich bei Virusinfektionen krankheitsverursachend auswirkt, ist in der Regel der Untergang der Wirtszelle (zytozide Infektion) und/oder die Auswirkungen der Abwehrreaktionen des Wirtsorganismus. Hiervon gibt es eine Reihe von Abweichungen:

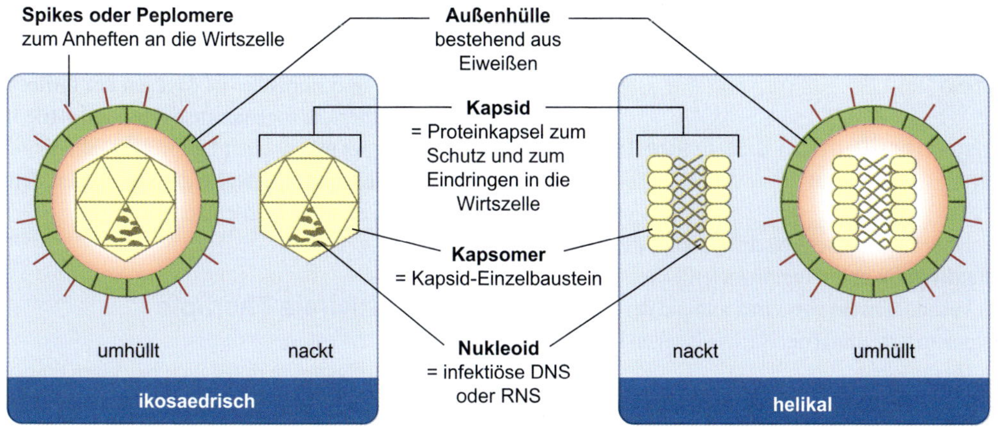

Abb. 3.5 Allgemeiner Aufbau von Viren [L157]

3

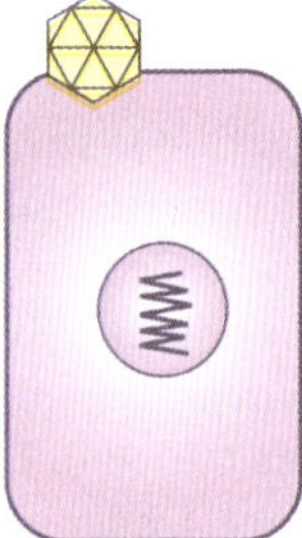

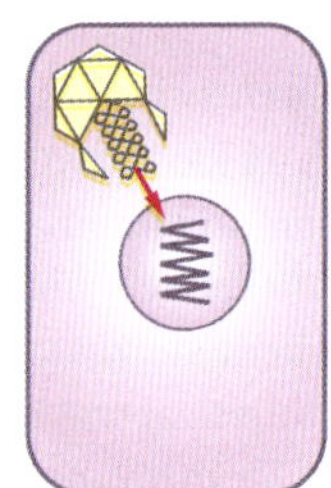

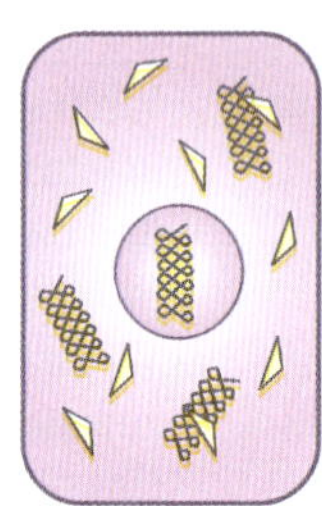

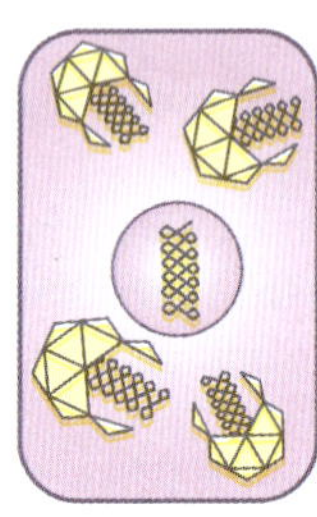

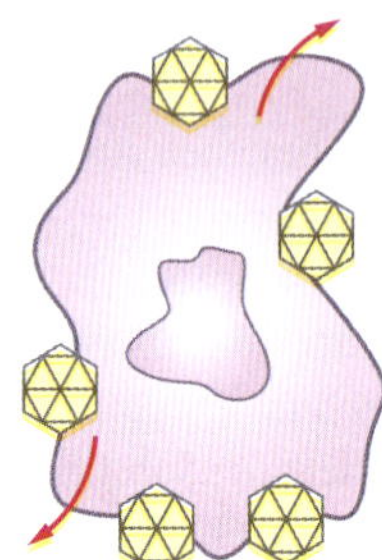

Abb. 3.6 Schematischer Ablauf einer Virusvermehrung von der Bindung des Virus an seine Wirtszelle bis zur Ausschleusung neu synthetisierter Nachkommen [L157]

- Bestimmte Viren können in der Wirtszelle verharren und sich dadurch dem Zugriff der körpereigenen Abwehr entziehen, um zu einem späteren Zeitpunkt aktiv zu werden (latente Virusinfektion).
- Schwächen des Immunsystems und/oder raffinierte Vermehrungsstrategien von Viren können dazu führen, dass Viren im Körper verbleiben (persistieren) und nicht restlos bekämpft werden können, z. B. Herpes.
- Die Wirtszelle produziert zwar Viren, wird dadurch aber nicht irreparabel geschädigt. In diesen Fällen führt dies meist zu einem weitgehend symptomlosen (inapparenten) Infektionsverlauf.

3.3.2 Nachweis und Bestimmung von Viren

Ausgangssituation und Fragestellungen

Der labordiagnostische Nachweis von Viren ist häufig zeitaufwendig und teuer. In vielen Fällen wird daher das Vorhandensein von Viren anhand der Symptome diagnostiziert, zumal der Nachweis selten Einfluss auf die Therapie hat.

Den **Indikationen für virologische Laboruntersuchungen** liegen daher meist andere Fragestellungen zugrunde als den bakteriologischen:

- Ausschlüsse oder Nachweise anderer möglicher Krankheitsursachen (differenzialdiagnostischer Ausschluss)
- Rückblickender (retrospektiver) Nachweis darüber, ob in der Vorgeschichte der zu untersuchenden Person eine Virusinfektion stattgefunden hat
- Erfolgsüberprüfung aktiver Impfungen
- Nachweise, um Aufschlüsse über epidemiologische Geschehen zu bekommen.

Laboruntersuchungen

Viren lassen sich mithilfe eines Elektronenmikroskops, über markierte Antigene (was aber relativ selten in Anspruch genommen wird) oder durch den Nachweis des Genoms (PCR-Untersuchung) **direkt** nachweisen.

Üblicher und sinnvoller ist dagegen der **indirekte** Nachweis über die sogenannte **Serodiagnostik**, bei der Antikörper mittels einer Blutprobe qualitativ, d. h. ob vorhanden, und quantitativ, d. h. in welcher Menge vorhanden, ermittelt werden können.

3.3.3 Antivirale Therapie

Wie bei den Bakterien muss auch bei Viren eine abtötende, genauer gesagt inaktivierende (**viruzide**) Wirkung von einer hemmenden (**virustatischen**) Wirkung unterschieden werden. Schon außerhalb des menschlichen Körpers kann die Abtötung bestimmter Viren Probleme bereiten:

- **Umhüllte Viren** bieten durch die Hülle eine gute Angriffsfläche und können problemlos durch chemische und physikalische Desinfektionsmaßnahmen abgetötet werden.
- **Nackte Viren** sind gegen chemische Desinfektionsverfahren sehr widerstandsfähig und verlangen meist bestimmte Wirkstoffe, hohe Konzentrationen und lange Einwirkzeiten.

Davon unabhängig ist eine medikamentöse Bekämpfung von im Wirtsorganismus befindlichen Viren grundsätzlich schwierig, weil Viren keinen Stoffwechsel besitzen und die Gefahr besteht, dass eine Schädigung viraler Strukturen auch Körperzellen in Mitleidenschaft zieht. Die (virustatische) Wirkung antiviral wirkender Arzneimittel wie Acyclovir, Vidarabin oder Amantadin besteht entweder in der Hemmung der DNA- bzw. RNA-Bildung oder in der Behinderung wichtiger Vermehrungschritte.

Weil bei den meisten Virusinfektionen eine Arzneimitteltherapie nicht oder nur bedingt möglich ist, kommt der **Impfung** eine besonders große Bedeutung zu. Die meisten viralen Impfstoffe sind zur aktiven Immunisierung – also zur Stimulierung der Bildung eigener Antikörper gedacht. Eine passive Immunisierung, also die Gabe fertiger Antikörper, ist grundsätzlich nur bei Infektionen möglich, bei denen sich die Viren im Blut befinden (Virämie), wie bei Hepatitis B.

MERKE

In der Hygiene ist bei Viren der Unterschied zwischen umhüllt und unbehüllt (nackt) immens wichtig, da dies darüber entscheidet, ob das Virus leicht oder schwer zu desinfizieren ist. Umhüllte Viren wie das SARS-CoV-2-Virus können zwar sehr pathogen sein, sind aber leicht zu desinfizieren.

3.3.4 Medizinisch relevante Viren

Die Auswahl der nachfolgend aufgeführten Viren ist auf medizinisch relevante Erreger beschränkt. Sie sind in alphabetischer Reihenfolge aufgeführt.

Adenoviren

Adenoviren sind nackte Viren, deren Zusammenbau im Kern der Wirtszelle stattfindet. Die über 40 Arten der Adenoviren können sehr unterschiedliche Erkrankungen verursachen, wobei Infektionen der Atemwege, der Augen und des Verdauungstraktes im Vordergrund stehen. Die Übertragung kann durch Nahrungsmittel (alimentär), aerogen oder durch Kontakt erfolgen. Eine aktive Impfung existiert, kommt aber nur in besonderen Situationen (Militär) zur Anwendung (in Deutschland nicht zugelassen).

Calciviren

Calciviren sind nackte RNA-Viren, die über Kontaktverschleppungen (Schmierinfektion) oder über Lebensmittel bzw. Wasser (alimentär) übertragen werden und heftige, sich leicht epidemisch ausbreitende Durchfallerkrankungen (Enteritiden) auslösen können. Bekanntester Vertreter dieser Gruppe ist das **Norovirus** (ursprünglich Norwalk-like-Virus). Infektionen mit Noroviren können das ganze Jahr über auftreten, wobei ein saisonaler Gipfel in den Monaten Oktober bis März zu beobachten ist.

Coronaviren

Coronaviren wurden Mitte der 1960er-Jahre erstmalig entdeckt. Grundsätzlich können sie entweder nur Menschen oder nur Tiere infizieren. Sie tragen beim Menschen dazu bei, vorwiegend milde Erkältungskrankheiten, aber auch schwere Lungenentzündungen auszulösen. Coronaviren sind unter Säugetieren und Vögeln weit verbreitet. Selten können Coronaviren, die zuvor nur Tiere infiziert haben, jedoch auch auf den Menschen übertreten, sich dort weiterverbreiten und auch zu schweren Erkrankungen führen.

Beta-Coronaviren sind eine von vier Gattungen aus der Familie der Coronaviren (Coronaviridae). Zu den Beta-Coronaviren gehört auch **SARS-CoV-2** (das Akronym SARS steht für Schweres akutes Atemwegssyndrom, CoV-2 für Coronavirus Typ 2; englisch: *Severe Acute Respiratory Syndrome Coronavirus Type 2*), ein neues Beta-Coronavirus, das Ende 2019 erstmals und als Auslöser einer neuartigen Erkrankung identifiziert wurde. Diese wurde Anfang 2020 als COVID-19 (*Corona Virus Disease 2019*) bezeichnet und seine Verbreitung führte zur weltweiten COVID-19-Pandemie. Seit Ende 2020 werden aktive Impfungen gegen COVID-19 angeboten.

Ebenfalls zu den Beta-Coronaviren gehören u. a. **SARS-CoV** und **MERS-CoV** (*Middle-East Respiratory Syndrome*), die in der Vergangenheit ebenfalls zu Ausbrüchen mit epidemischem Ausmaß geführt haben.

Enteroviren

Enteroviren sind nackte Viren mit einer hohen Resistenz gegenüber Umwelteinflüssen. Zu ihnen gehören u. a. **Polioviren**, **Coxsackie-Viren** der Gruppe A und B, **Echo-Viren** und Enteroviren der Nummern **68–71.** Der Übertragungsweg erfolgt über Lebensmittel (alimentär) oder aerogen. Die durch Enteroviren hervorgerufenen Krankheitsbilder sind sehr unterschiedlich und reichen von der Hirnhautentzündung (Meningitis) über Herzmuskel- und Herzbeutelentzündung (Myo- und Perikarditis) bis zu Lähmungserscheinungen (Paralyse) verschiedener Schweregrade.

Hepatitis-Viren

Hepatitis-Viren lösen das Krankheitsbild einer Leberentzündung (Hepatitis) aus. Die Viren mit den Buchstabenbezeichnungen A bis E unterscheiden sich hinsichtlich ihres Aufbaus, ihres Übertragungsweges und ihrer Auswirkungen erheblich. Der wohl wichtigste Unterschied besteht darin, dass die Hepatitis-Viren A und E über Lebensmittel (alimentär), die Gruppen B, C und D dagegen über das Blut (hämatogen) meist in Verbindung mit verletzter Haut oder Schleimhaut (z. B. Geschlechtsverkehr) übertragen werden. Jede akute Virushepatitis ist gemäß § 6 (1) 1. IfSG bei Verdacht, Erkrankung oder Tod **meldepflichtig** (➤ Kap. 12.1.3).

Hepatitis-A-Viren (HAV) sind nackte Viren, die alimentär übertragen werden. Eine durch HAV verursachte Hepatitis hat eine Inkubationszeit von ca. 2–6 Wochen, geht nie in eine chronische Form über und hat stets einen gutartigen Verlauf. In der Inkubationszeit und den ersten Erkrankungstagen können Erreger ausgeschieden werden. Gegen HAV gibt es keine Arzneimitteltherapie, aber eine aktive Immunisierung.

Hepatitis-B-Viren (HBV) sind umhüllte, hämatogen übertragbare Viren, die sich ausschließlich in den Leberzellen vermehren und dadurch zu einer Hepatitis führen. In ca. 5–10 % nimmt die Erkrankung einen chronischen und in ca. 1 % einen besonders heftigen (fulminanten) Verlauf. Eine Arzneimitteltherapie ist nur bedingt möglich. Es gibt sowohl eine passive als auch eine aktive Impfung. Angehörige pflegerischer und medizinischer Berufe sollten gegen HBV aktiv geimpft sein. Diesbezüglich gibt es die Verpflichtung, dass der Arbeitgeber die HBV-Impfung anbieten muss. Ob der Berufsangehörige sich tatsächlich impfen lässt, liegt allerdings in seiner eigenen Verantwortung.

Hepatitis-C-Viren (HCV) sind umhüllte, hämatogen übertragbare Viren, die zwar in ihren Eigenschaften den Hepatitis-B-Viren (HBV) ähneln, aber viel häufiger (zu 85 %) dauerhaft im Körper verbleiben (persistieren) und häufiger in die chronische Form übergehen (zu 70 %). Eine Arzneimitteltherapie (Interferon) ist möglich; eine Impfung gibt es bislang nicht.

Bei **Hepatitis-D-Viren** (HDV) handelt es sich um defekte, umhüllte Viren, welche als Helfer das HBV benötigen und ebenfalls hämatogen übertragen werden. Wenn ein HBV-Träger zusätzlich eine HDV-Infektion bekommt, handelt es sich meist um besonders schwere Verläufe. Impfungen gegen HBV schützen auch gegen HDV.

Hepatitis-E-Viren (HEV) sind nackte RNA-Viren, die hinsichtlich des Übertragungsweges und des Krankheitsverlaufes große Ähnlichkeit mit Hepatitis A aufweisen. Eine Arzneimitteltherapie oder Impfung gibt es nicht.

Persönlicher Infektionsschutz am Arbeitsplatz ➤ Kap. 7.5

Herpesviren

Herpesviren sind umhüllte, wenig widerstandfähige Viren. Der Durchseuchungsgrad ist bei den meisten Herpesviren schon im Kindesalter ungewöhnlich hoch, wobei alle Herpesviren zum dauerhaften Verbleiben im Körper (persistieren) neigen. Von den Mitgliedern dieser ca. 80 Arten umfassenden Virusfamilie sind folgende auf den Menschen übertragbar:

Das **Herpes-Simplex-Virus** (HSV) ist ein Erreger von bläschenförmigen Hautausschlägen, Hirnentzündungen (Enzephalitis) und von generalisierten Neugeboreneninfektionen. Die Übertragung erfolgt durch Kontakt mit erregerhaltigen Sekreten. Eine Arzneimitteltherapie ist möglich, eine Impfung existiert nicht.

Das **Varizella-Zoster-Virus** (VZV) verursacht als Erstinfektion Windpocken (Varizellen), eine mit Hautausschlag und Fieber einhergehende Kinderkrankheit und als mögliche Folgeerkrankung Gürtelrose (Zoster), eine schmerzhafte Infektion peripherer Nerven, die ebenfalls mit bläschenbildendem Hautausschlag einhergeht. Die Übertragung des sehr ansteckenden (hochkontagiösen) Virus erfolgt bei Windpocken aerogen oder durch Kontakt mit dem Inhalt der Bläschen und bei Gürtelrose nur durch den Bläscheninhalt. Die Wahrscheinlichkeit, an Gürtelrose zu erkranken, steigt mit zunehmendem Alter und vorliegender Abwehrschwäche an. Gegen VZV gibt es eine aktive und eine passive Impfung.

Die Ansteckung mit dem **Zytomegalie-Virus** (CMV) führt bei gesunden Menschen normalerweise nicht zur Infektion, kann jedoch bei immungeschwächten Personen zu zum Teil tödlich verlaufenden Infektionen führen und bleibende Schäden hinterlassen. Die Übertragung erfolgt durch Kontakt. Derzeit steht kein Impfstoff gegen CMV zur Verfügung.

Das **Epstein-Barr-Virus** (EBV) ist der Erreger des Pfeifferschen Drüsenfiebers (Mononukleose), einer mit Lymphknotenschwellung und Fieber einhergehenden Erkrankung. EBV wird über Speichel und Rachensekrete ausgeschieden, die Übertragung erfolgt meist durch Küssen. Gegen EBV gibt es weder Impfungen noch ursächlich (kausal) wirkende Arzneimittel.

Influenzaviren

Influenzaviren sind umhüllte Viren, die zur Gruppe der Orthomyxoviren gehören und in die Typen A, B und C eingeteilt werden. Fortlaufende Veränderungen schaffen viele Untergruppen (Subtypen). Die Übertragung erfolgt aerogen.

Eine Influenza-Infektion hinterlässt einen zuverlässigen Schutz gegen den jeweiligen Virus-Typ (Typimmunität), die jedoch nur für ein Jahr aktuell ist, da sich das Virus laufend verändert.

Die **Influenza A oder B** verläuft in den meisten Fällen wie eine typische Erkältungskrankheit, kann aber bei abwehrgeschwächten Personen und alten Menschen schwere Krankheitsbilder verursachen. Ein besonderes Problem sind nachfolgende bakterielle Infektionen, z. B. Lungenentzündungen (Pneumonien). Gegen Influenza A gibt es ursächlich (kausal) wirkende Arzneimittel, gegen A und B aktive Impfungen (➤ Kap. 7.5.4 und ➤ Kap. 13.1), die jedoch aufgrund der häufig bei diesem Virus vorkommenden Typveränderungen nur bedingt zuverlässig sind. Dennoch empfiehlt die Ständige Impfkommission am Robert-Koch-Institut (STIKO) eine Influenza-Schutzimpfung für alle Menschen ab dem 60. Lebensjahr und für Klienten von Pflegeeinrichtungen.

Influenza-C-Infektionen verlaufen dagegen sehr viel milder und häufig ohne Krankheitszeichen.

Papovaviren

Unter der Bezeichnung **Papovaviren** werden **Papillomaviren** und **Polyomaviren** zusammengefasst. Es handelt sich um nackte, widerstandsfähige Viren. Sie verursachen gutartige Gewebswucherungen wie Warzen, Papillome und Kondylome, stehen aber auch in Verdacht, an bösartigen (malignen) Erkrankungen beteiligt zu sein. Papovaviren werden durch direkten Kontakt mit infiziertem Gewebe übertragen. Es gibt keine ursächliche (kausale) Therapie. Gegen das Humane Papillomavirus (HPV), das Gebärmutterhalskrebs verursachen kann, gibt es eine Impfung, die bereits im Kindes- bzw. Jugendlichenalter erfolgen sollte.

Retroviren

Retroviren sind umhüllte Viren. Die für den Menschen bedeutsamen Gattungen sind HTLV (*Human T-cell leukemia virus*) und HIV (*Human immunodeficiency virus*).

Durch die Viren **HTLV-1** und **HTLV-2** kann eine bestimmte Form von „Blutkrebs", in diesem Fall die T-Zell-Leukämie (ATLL), bei Erwachsenen hervorgerufen werden. Das Virus wird meist über das Blut (hämatogen) bzw. durch Sexualkontakte übertragen und verbleibt dauerhaft im Körper (es persistiert). Gegen HTLV gibt es prophylaktisch wirkende Arzneimittel, aber keine Impfung.

Das **HIV** nutzt bestimmte Zellen des Immunsystems wie T-Helfer- oder Induktor-Lymphozyten zur Vermehrung und schädigt damit die Zellen, die es bekämpfen sollen. Die Folge ist das Krankheitsbild **AIDS** (*Acquired immune deficiency syndrome*), welches durch einen Zusammenbruch der körpereige-

- Ungesunde Kleidung, wie Turnschuhe oder Kunststoffgewebe.

Bei einer durch Pilze verursachten Infektion (Mykose) kann es sich um ein **systemisches,** d. h. den Gesamtorganismus betreffendes, oder um ein **lokales,** d. h. eine Körperstelle betreffendes Geschehen handeln.

MERKE

Lokale Pilzinfektionen gehören bei alten, pflegebedürftigen Klienten zu den häufigsten Infektionen (➤ Kap. 2.4.2); systemische kommen dagegen sehr viel seltener vor, sind aber für diese Personengruppe besonders gefährlich.

3.4.3 Nachweis

Die Ausgangssituation und die Gewinnung von Untersuchungsmaterial zum Nachweis von Pilzen ähnelt der bei bakteriellen Infektionen. Da Pilze im Gegensatz zu Bakterien nur in Ausnahmen sekundäre Resistenzen entwickeln, steht bei der Diagnose einer Pilzinfektion meist von vorn herein fest, welches Medikament wirksam ist.

- Bei **lokalen Mykosen** reicht meist eine mikroskopische Untersuchung aus, sodass das Anlegen einer Kultur oder eine biochemische Differenzierung selten notwendig ist.
- Bei **systemischen Mykosen** ist das Anlegen einer Kultur möglich. Darüber hinaus können spezielle Antikörper gegen Pilzantigene im Blut des Patienten nachgewiesen werden. Auch ein Nachweis pilzlicher Antigene in Untersuchungsmaterialien ist durchführbar.

3.4.4 Antimykotische Therapie

Pilze sind leicht und zuverlässig mit Desinfektionsmitteln zu bekämpfen.

Die Arzneimitteltherapie **lokaler Pilzinfektionen** ist mit Ausnahme der Behandlung pilzbefallener Nägel unproblematisch. Gegen Pilze wirksame Substanzen (Antimykotika) wie Amphotericin B, Nystatin oder Clotrimazol können als Salben, Cremes oder Lösungen relativ problemlos gegeben werden.

Problematisch ist dagegen die Therapie **systemischer Pilzinfektionen.** Arzneimittel wie Amphotericin B, Flucytosin, Imidazol oder Griseofulvin können bei oraler oder intravenöser Gabe zu erheblichen Nebenwirkungen führen. In bestimmten Fällen kann es zu sekundären Resistenzen kommen.

Gegen Pilzerkrankungen gibt es keine **Impfungen**.

3.4.5 Medizinisch relevante Pilze

Die Auswahl der nachfolgend aufgeführten Pilze ist auf medizinisch relevante Erreger beschränkt. Sie sind in alphabetischer Reihenfolge mit ihren in der Praxis geläufigen Bezeichnungen aufgeführt.

Aspergillen

Die Gattung Aspergillus ist ein allgegenwärtiger (ubiquitärer) Schimmelpilz, wobei die Arten ***Aspergillus fumigatus*** (Gießkannenschimmel) und ***Aspergillus niger*** (Schwarzschimmel) am bekanntesten sind. Aspergillen entstehen massenhaft in Bioabfällen, feuchtem Mauerwerk oder Topfpflanzen. Von Aspergillus-Infektionen (Aspergillose), speziell ein Befall des Respirationstraktes sind vor allem abwehrgeschwächte Personen bedroht. Davon abgesehen sind Aspergillen in der Lage, Vergiftungen und Allergien auszulösen.

Candida-Pilze

Pilze der Gattung Candida sind allgegenwärtige (ubiquitäre) Sprosspilze. Von den ca. 150 Arten sind nur wenige für den Menschen bedeutsam, wobei ***Candida albicans*** am wichtigsten ist. Candida-Pilze sind häufig Kommensalen der Mund-, Haut- oder Darmflora. Candida-Infektionen haben somit meist einen endogenen Ursprung. Bei Verschlechterung der Abwehrlage des Wirtes oder beim Vorliegen begünstigender Umgebungsfaktoren kann es zu lokalen (z. B. Befall der Mundhöhle oder der Vagina, Windeldermatitis) oder systemischen (z. B. Sepsis, Pneumonie, Herzinnenbeutelentzündung) Infektionen kommen. Lokale Candida-Infektionen werden auch als **Soor** bezeichnet.

Kryptokokken

Kryptokokken sind Sprosspilze, deren Zellen von einer Schleimkapsel umgeben sind. Die einzige für den Menschen bedeutsame Art, ***Cryptococcus neoformans,*** ist allgegenwärtig (ubiquitär) und wird vor allem durch Inhalation von trockenen Vogelkotpartikeln übertragen. Das daraus entstehende (in unseren Breitengraden seltene) Krankheitsbild, die Kryptokokkose, befällt hauptsächlich abwehrgeschwächte Menschen (z. B. AIDS-Patienten), wobei zunächst die Atmungsorgane erkranken und über eine den Blutkreislauf erfolgende (hämatogene) Streuung eine meist tödlich verlaufende Hirnhautentzündung (Meningitis) hervorgerufen wird.

Dermatophyten

Dermatophyten sind Erreger von **Hautmykosen**, die durch ihre speziellen Enzyme Hornsubstanz auflösen und in den verhornenden Hautanteilen wachsen können.

- Trichophyten können Haut, Nägel und Haare befallen. Begünstigend erweisen sich Faktoren wie übermäßiges Schwitzen, ungeeignete Fußbekleidung oder die Nutzung von Saunen, Duschräumen oder Sportanlagen.
- Mikrosporidien befallen hauptsächlich das Kopfhaar von Kindern, wobei der Pilz im Innern des Haares wächst und sich über hochansteckungsfähige Sporen vermehrt. Mikrosporen können bei Erwachsenen auch Hautmykosen verursachen. Die Übertragung erfolgt meist durch Kontakt mit Tieren.
- Epidermophyten befallen Haut und Nägel, aber nie das Haar. Die begünstigenden Faktoren sind mit denen der Trichophyten weitgehend identisch.

Mucorales-Pilze

Als Mucorales-Pilze fasst man die Gattungen Mucor, Rhizopus, Rhizomucor und Absidia zusammen, die alle in der Lage sind, sogenannte Mucormykosen zu verursachen. Hierbei kann es sich um den Befall unterschiedlicher Organe und Organstrukturen handeln, wie Haut, Unterhaut, Innenohr, Lunge, Gehirn. Gefährdet sind vor allem geschwächte, vorgeschädigte Menschen wie Verbrennungspatienten, Diabetiker, Patienten mit bestimmten Leukämieformen und unter Chemotherapie.

3.5 Protozoen

Die Protozoen als Mikroorganismen stellen einen mikrobiologischen Teilbereich dar und gehören mit ihrer parasitären Lebensweise ebenso zu dem Gebiet der Parasitologie und den Parasiten. Da die Protozoen für den Bereich der Pflegeeinrichtungen eine eher untergeordnete Rolle spielen, werden sie diesem Kapitel zugeordnet, wohingegen die für Pflegeeinrichtungen relevanten Parasiten wie Krätzemilben oder Flöhe in ➤ Kap. 4 gemeinsam mit den Schädlingen und deren Bekämpfung abgehandelt werden.

3.5.1 Eigenschaften

Protozoen sind einzellige, relativ große, hoch entwickelte Lebewesen, die auch als „Urtierchen" bezeichnet werden und bereits dem Tierreich zugeordnet werden. Protozoen sind meist mit einer Vielzahl von Zell-**Organellen** ausgestattet, Einrichtungen, die zur Energiegewinnung, zur Fortbewegung oder zur Herstellung von Enzymen und Toxinen dienen.

Die **Vermehrung** erfolgt meist ungeschlechtlich durch Zwei- oder Vielfachteilung. Protozoen durchlaufen häufig komplizierte Entwicklungszyklen, teilweise mit wechselnden Wirtsorganismen.

Die **Lebensgewohnheiten** von Protozoen und ihren **Übertragungsformen** sind sehr individuell. Einige Protozoen sind in der Lage, Dauerformen zu bilden, sogenannte **„Zysten"**, die gegen Umwelteinflüsse besonders widerstandsfähig sind und die bei oraler Aufnahme in einen Wirtsorganismus zur Infektion führen können.

Zur **Diagnostik** stehen bei Protozoenerkrankungen der mikroskopische Nachweis und der Nachweis von Antikörpern im Blut im Vordergrund.

Für die meisten dieser Erkrankungen gibt es Arzneimittel, aber keine Impfungen. Protozoen sind gegen die meisten Desinfektionsmittel empfindlich.

3.5.2 Medizinisch relevante Protozoen

Die Auswahl der nachfolgend aufgeführten Protozoen ist auf medizinisch relevante Erreger beschränkt. Sie sind in alphabetischer Reihenfolge mit ihren in der Praxis geläufigen Bezeichnungen aufgeführt.

Kryptosporidien

Der wichtigste Vertreter der Kryptosporidien, ***Cryptosporidium parvum,*** verursacht die **Kryptosporidiose**, eine vom Tier auf den Menschen durch orale Aufnahme der Zysten übertragene Infektionskrankheit. Bei gesundheitlich weiter nicht beeinträchtigten Menschen kommt es allenfalls zu Durchfällen, bei stark abwehrgeschwächten Menschen, z. B. Menschen mit AIDS, kann es dagegen zu langanhaltenden, lebensbedrohlichen Durchfallerkrankungen kommen.

Plasmodien

Plasmodien verursachen die in Afrika, Asien, Ozeanien, Zentral- und Südamerika endemisch verbreitete Infektionserkrankung **Malaria**. Die Zahl der Neuerkrankten wird auf ca. 200 Millionen pro Jahr geschätzt, die der Todesfälle auf 600.000 (Stand Jan. 2021). Der Entwicklungszyklus von Plasmodien ist außerordentlich kompliziert und ist mit einem Generationswechsel und einem obligaten Wirtswechsel verbunden, der sich zwischen dem Menschen und der **Anopheles-Mücke** abspielt. Bei der Malaria handelt es sich um eine mit Fieber und Rückfällen einhergehende Infektionserkrankung, bei der sich die Erreger zyklusgemäß in den Leberzellen und in den roten Blutkörperchen (Erythrozyten) befinden. Je nach Erreger gibt es unterschiedliche Verläufe, wobei die *Malaria tropica* am verbreitetsten und gefährlichsten ist.

Gegen Malaria gibt es keine Impfung. Umso wichtiger sind daher prophylaktische Maßnahmen wie Mückenabwehr, Chemoprophylaxe (z. B. mit Chloroquin) und die Bekämpfung mit Arzneimitteln im Infektionsfall. Wer also als erholungssuchende Pflegekraft in Risikogebieten Urlaub machen will, sollte sich z. B. vom Gesundheitsamt beraten lassen.

Toxoplasmoseerreger

Der Auslöser der Toxosplasmose, ***Toxoplasma gondii,*** ist ein weltweit verbreiteter Erreger, der den Menschen und viele unterschiedliche Säugetierarten befallen kann. Als Reservoire gelten Fleischlieferanten wie Schweine oder Rinder und Haustiere wie Katzen, Hunde und Vögel. Die Verbreitung in der Bevölkerung ist enorm hoch (bis 80 %). Seine Übertragung erfolgt durch erregerhaltiges Fleisch. Toxoplasmen haben einen komplizierten Entwicklungszyklus mit verschiedenen Zwischenwirten. Die dabei übertragene Erkrankung, die **Toxoplasmose,** kann in Form einer Lymphknotenentzündung (Lymphadenitis), einer Lungenentzündung (Pneumonie) oder einer Herzmuskelentzündung (Myokardie) vorkommen. Neben Schwangeren, Neugeborenen und AIDS-Patienten sind auch abwehrgeschwächte alte Menschen gefährdet.

KAPITEL

4 Parasitologie und Schädlingsbekämpfung

Neben Mikroorganismen stellen Parasiten und Schädlinge eine weitere allgegenwärtige Gefahr dar, deren Abwendung systematische prophylaktische Maßnahmen verlangt.

Nach kurzen Erläuterungen zur Terminologie (➤ Kap. 4.1) und zu den Aspekten der Schädlingsprophylaxe und -bekämpfung (➤ Kap. 4.2) werden in ➤ Kap. 4.3 die wichtigsten Schädlinge und Parasiten vorgestellt.

4.1 Grundbegriffe

Begriffe der Parasitologie

DEFINITION

Parasiten Mikro- und Makrolebewesen, die für ihren Entwicklungszyklus zeitweise oder dauerhaft ein Wirtslebewesen benötigen und schädigend auf den Wirt wirken. Im medizinischen Sinne sind mit Parasiten Tiere gemeint, die den Urtierchen (Protozoen), den Würmern (Helminthen) oder den Gliederfüßlern (Arthropoden) zuzurechnen sind, wobei zwischen Ekto- und Endoparasiten unterschieden wird:

- **Ektoparasiten** sind Lebewesen, z. B. Milben, Läuse, Flöhe oder Wanzen, die als Parasiten auf der Körperoberfläche leben, über Bisse oder Stiche in die Haut eindringen und dadurch Krankheitserreger übertragen können.
- **Endoparasiten** sind Lebewesen, z. B. Würmer und Protozoen, die als Parasiten in den Körper eindringen und auf diese Weise selbst Krankheitserreger darstellen.

Innerhalb der Bakteriologie bezeichnet man wirtsschädigende Bakterien auch als Parasiten.

Folglich beschäftigt sich die Parasitologie mit der Erforschung verschiedener Arten von Parasiten, zu denen auch die Protozoen zugerechnet werden (➤ Kap. 3.5), aber insbesondere die Helminthen und Arthropoden sowie deren Auswirkungen auf den Menschen. Hierzu gehören auch die Beobachtung und Bewertung der Infektionsverbreitung innerhalb der Bevölkerung und die Entwicklung sowie die Erforschung von Therapie- und Vorsorgestrategien.

Begriffe der Schädlingsbekämpfung

Im Rahmen der Schädlingsbekämpfung differenziert man zwischen Lästlingen und Schädlingen:

- Als **Lästlinge** bezeichnet man Lebewesen, die zwar als störend, belästigend oder ekelverursachend empfunden werden, aber kaum in der Lage sind, Infektionserkrankungen zu übertragen, z. B. Kellerasseln.
- **Schädlinge** können dagegen durchaus auf Menschen, Materialien oder Vorräte schädigend einwirken und/oder Gesundheitsbeeinträchtigungen herbeiführen. Sie werden in zwei große Gruppen unterteilt:
  - **Hygieneschädlinge,** d. h. Keimverschlepper wie Schaben, Pharaoameisen oder Fliegen. Sie tragen aufgrund ihrer Lebensweise Infektionserreger weiter, z. B. von Fäkalien auf Lebensmittel. Auch Ekto- und Endoparasiten können Hygieneschädlinge sein.
  - **Vorrats- und Materialschädlinge**, z. B. Mehlkäfer, Kakaomotten oder Kleidermotten, die zur Lebensmittelverderbnis beitragen oder Materialien, z. B. Textilien, zerstören.

4.2 Schädlingsprophylaxe und -bekämpfung

4.2.1 Aspekte der Schädlingsprophylaxe

Im Rahmen der Qualitätssicherung ist in einer Pflegeeinrichtung dafür Sorge zu tragen, dass ein Schäd-

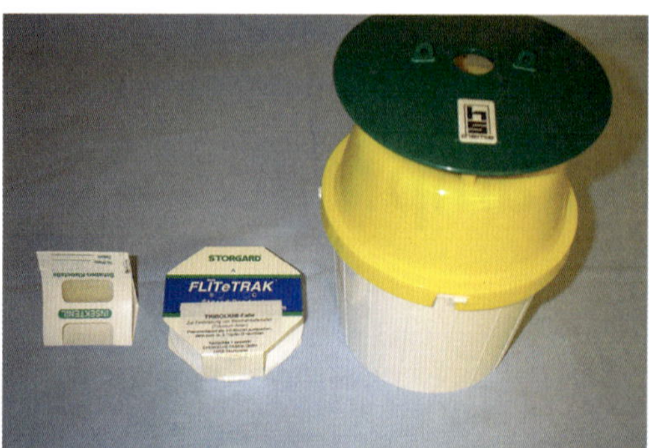

Abb. 4.1 Indikatorfallen zur Insekten-Schädlingsbekämpfung. Links: Schabenfalle. Mitte: Mehlkäferfalle. Rechts: Falterfalle [M119]

lingsbefall durch bauliche, logistische und präventive Maßnahmen verhindert wird.

- **Baulich**, indem Unterschlupfmöglichkeiten, z. B. in Folge schadhafter Bausubstanz, vermieden oder beseitigt werden.
- **Logistisch**, indem die Gestaltung der Lagerung und der weiteren Handhabung von Lebensmitteln, Abfällen und Schmutzwäsche einem möglichen Schädlingsbefall entgegenwirkt.
- **Präventiv**, indem in regelmäßigen, z. B. dreimonatigen, Abständen eine Kontrolle möglicher Schädlingsansiedelung (Monitoring) durch einen staatlich geprüften Schädlingsbekämpfer erfolgt. U. a. werden hierzu mit Duftstoffen (Pheromonen) ausgestattete Indikatorfallen (Köder) ausgelegt (➤ Abb. 4.1). Über das Schädlingsmonitoring sollten zum Qualitätsnachweis Durchführungspläne und Ergebnisprotokolle erstellt werden (➤ Abb. 4.2).

4.2.2 Maßnahmen der Schädlingsbekämpfung

Kommt es trotz prophylaktischer Maßnahmen in einer Pflegeeinrichtung zum Schädlingsbefall, ist aufgrund der Gefahr einer Übertragung von Krankheitserregern gemäß § 17 Abs. 2 IfSG eine Schädlingsbekämpfung durchzuführen. Sie umfasst die folgenden Maßnahmen:

- **Ermittlung und Planung**, d. h. Ermittlung der Spezies, der betreffenden Lokalitäten und des Befallausmaßes sowie Festlegung einer Bekämpfungsstrategie unter Einbezug der Baupläne.
- **Einsatz** schädlingsbekämpfender Produkte und Verfahren, deren Effizienz vom Bundesinstitut für Risikobewertung (BfR) bzw. Umweltbundesamt (UBA) erfolgreich getestet wurde. Die hierbei durchzuführenden chemischen oder physikalischen Maßnahmen werden als Entwesung oder Desinsektion, der Abtötungserfolg als Tilgung bezeichnet.
- Tilgungskontrolle, d. h. **Überprüfung** der Schädlingsbekämpfung durch Indikatorfallen.
- Lückenlose **Dokumentation** der durchgeführten Maßnahmen (➤ Abb. 4.2).

4.2.3 Gefahr von Gesundheitsschäden

Die im Zuge einer Schädlingsbekämpfung eingesetzten Bekämpfungsmittel (u. a. Insektizide) können bei unsachgemäßer Anwendung Gesundheitsschäden verursachen und Lebensmittel mit Giften belasten. Aufgrund dieser Gefahren sind bei diesem Themenbereich zahlreiche Regelwerke wie das Infektionsschutzgesetz, die Gefahrstoffverordnung, das Chemikaliengesetz, das Lebensmittel-, Bedarfsgegenstände- und Futtermittelgesetzbuch und die Lebensmittelhygieneverordnung zu beachten. Das Monitoring und die Bekämpfung von Schädlingen und Lästlingen gehört daher ausnahmslos in die Hand eines staatlich geprüften Schädlingsbekämpfers.

MERKE

Ein Schädlingsbefall bleibt meist über lange Zeit unbemerkt. Das sichtbare Auftauchen von Kakerlaken, Silberfischchen oder Ratten ist oft das Zeichen einer Überpopulation und signalisiert einen bereits ausgeprägten Befall. Ein systematisches, fachgerechtes Schädlingsmonitoring gehört somit zum Hygienemanagement einer Pflegeeinrichtung.

4.3 Die wichtigsten Schädlinge und Parasiten

4.3.1 Keimverschlepper

Schaben (Kakerlaken)

Schaben (Kakerlaken) sind ca. 10–28 mm große Insekten mit einem flachen Körperbau. Unterschieden werden die Deutsche Schabe, die Braunhand-Schabe

Seniorenpark Lauffenbach
- Hauswirtschaftsdienst -

Kontrollliste Insektenfallen

Datum: 11.4.2021

Ort	Fallenart*	Ergebnis**	Bemerkungen / Maßnahmen	HZ
Eingangsbereich Garderobe	F	Ø		CR
Wohnbereich 1				
Spüle Raum 103	S	Ø		CR
Putzraum 106	S	Ø		CR
Teeküche	S	Ø		CR
Wohnbereich 2				
Spüle Raum 203	S #		Falle war nass	CR
Putzraum 206	S	Ø		CR
Teeküche	S	Ø		CR
Wohnbereich 3				
Spüle Raum 303	S #	2	Gel platziert	CR
Putzraum 306	S #		Falle unauffindbar	CR
Teeküche	S	Ø		CR
Wäscherei				
Schmutzwäschelager	S / F #	F 6	Raum ausgesprüht	CR
Waschraum	S / F	Ø		CR
Legeraum	S / F	Ø		CR
Frischwäschelager	S / F	Ø		CR
Küche				
Trocken- & Konservenlager	S / M / F	Ø		CR
Gemüselager	S / F	Ø		CR
Schaltraum	S	Ø		CR
Küchenraum Bodenschrank	S	Ø		CR
Küchenraum Konvektor	S	Ø		CR
Küchenraum Kessel	S	Ø		CR
Keller				
Vorratslager	S / F	S 4	Gel platziert	CR
Umkleideraum	S	Ø		CR

* S = Schabenfalle / M = Mehlkäferfalle / F = Falterfalle / # = Einrichtung bzw. Erneuerung / Ø = Aufhebung

** Ø = kein Befall / Befall bitte als Zahl notieren

Abb. 4.2 Beispiel eines Dokumentationsbogens zum Schädlingsmonitoring [M119]

und die Orientalische Schabe. Schaben sind Allesfresser, lieben Wärme und Feuchtigkeit, können sich gut in Ritzen und Spalten verstecken und besitzen ein enormes Anpassungsvermögen. Sie sind vor allem in Küchen, Lagerräumen und Toiletten zu finden. Zur Keimverschleppung kommt es, indem diese Insekten über keimbelastete Stoffe, z. B. Fäkalien, krabbeln oder diese fressen. Kommen die Schaben anschließend mit Lebensmitteln in Berührung, geben sie die mitgeschleppten Keime durch Kontakt ab oder scheiden erregerhaltigen Kot auf Lebensmitteln aus. Daher sind Materialien, die mit Schaben Kontakt hatten oder auch nur vermutlich Kontakt hatten, sofort zu beseitigen oder zu desinfizieren.

Pharaoameisen

Pharaoameisen sind 1,5–2,5 mm kleine Insekten mit bernsteinbrauner Färbung. Auf der Suche nach Wärme sowie nach eiweißreichen und süßen Nahrungsmitteln nisten sie sich vor allem in beheizten Mauerspalten und Heizungsschächten ein. Die Schädigungsmechanismen sind mit denen der Schaben vergleichbar. Pharaoameisen sind ausgesprochen vermehrungsfreudig und schwer zu bekämpfen.

Fliegen

Stuben-, Fleisch- und Schmeißfliegen bevorzugen zur Eiablage Fäkalien. Durch das Hin- und Herwechseln zwischen dem Ort der Nahrungsaufnahme (z. B. Küchen oder Wohnräume) und dem Ort der Eiablage (z. B. Toiletten, Abfalldeponien) können Krankheitserreger verschleppt werden. Aus diesem Grund empfiehlt es sich, Zimmer und Küchenräume mit Fliegengittern auszustatten.

Mäuse

In Häusern ist es vor allem die ca. 9 cm lange, dunkelgraue Hausmaus, die als Vorrats- und Hygieneschädling in Erscheinung tritt, wobei Lebensmittel durch Exkremente verunreinigt werden können. Die Hausmaus hat eine große Vermehrungsfähigkeit und lebt in Familienverbänden – im Gegensatz zu Ratten, die in Rudeln leben. Feldmäuse kommen gelegentlich als Einzeltiere von draußen in die Räume hinein. Innerhalb ihres Aktionsradius von ca. 10 Metern werden Laufwege mit übelriechenden Urinspuren markiert und Kotbrocken abgesetzt. Mäuse werden ebenso wie Ratten mit gerinnungshemmenden Giften (Cumarinen) bekämpft, die auch für Menschen schädlich sein können.

Ratten

Ratten sind Allesfresser, die Lebensmittel ebenso wie Verpackungs- oder Baumaterialien zerstören und verunreinigen. Darüber hinaus können sie gefährliche Krankheiten übertragen. In unseren Breitengraden tritt vor allem die Wanderratte (25 cm Körperlänge) und die etwas kleinere Hausratte als ebenso hartnäckiger wie vermehrungsfreudiger Schädling in Erscheinung. Häufig sind es bauliche Unzulänglichkeiten, die den im Rudel lebenden Ratten einen willkommenen Lebensraum einräumen. Ratten werden ebenso wie Mäuse vorzugsweise mit Cumarinen bekämpft.

Silberfischchen

Silberfischen sind lichtscheue, flügellose, ca. 12 mm lange Insekten, die in Speiseräumen, Badezimmern, Abstellräumen, Waschküchen und in der Nähe von feuchtem Mauerwerk zu finden sind. Durch Loch- und Schabenfraß können sie Bücher, Stoffbezüge oder Lederwaren schädigen und Lebensmittel mikrobiell verunreinigen.

Schmetterlingsmücken

Die kleinen Schmetterlingsmücken treten in nicht ausreichend gespülten Abflüssen von Toiletten und Duschen (Abflussrohre) auf. Ihre Körper und Flügel sind stark behaart und können mit gramnegativen fakultativ pathogenen Erregern kontaminiert sein, die von ihnen möglicherweise weitergetragen werden. Siphons und sonstige Abflussrohre sollten mit Wasser gefüllt gehalten werden. Bei massenhaften Auftreten ist die Hinzuziehung eines Schädlingsbekämpfers unumgänglich.

4.3.2 Ektoparasiten

Läuse

Kopf-, Kleider- und Filzläuse sind 2–4 mm große Insekten, die ihre Nahrungsbedürfnisse ausschließlich über Menschenblut befriedigen. Dadurch können sie gefährliche (seltene) Infektionserkrankungen, z. B. Fleckfieber, übertragen. Sehr viel häufiger sind jedoch bakterielle Sekundärinfektionen durch Kratzen an den Bissstellen. Zur Bekämpfung und Hygiene werden (kurzfristige) Isolierungen, Körperpflegemaßnahmen wie Haarkürzungen, chemische Bekämpfungsmittel (z. B. Jacutin® oder Goldgeist®) und Desinsektion, z. B. der Kleidung, eingesetzt.

Flöhe

Wie Läuse leben auch die 1–3 mm großen Flöhe vom Blut. Je nach Art des bevorzugten Wirtes unterscheidet man Menschen-, Katzen- oder Hundeflöhe. Sie halten sich am liebsten dort auf, wo Kleidung der Haut eng anliegt. Die Bisse verursachen einen starken Juckreiz. Die Bekämpfung beschränkt sich auf Körperpflegemaßnahmen, z. B. Baden, und die Behandlung der Kleidung mit einem Insektizid.

Wanzen

Die einzige in Europa verbreitete Wanzenart ist die 4–8 mm große Bettwanze, die ebenfalls vom Blut ihres Wirtes lebt. Wanzen stechen nur nachts und verstecken sich tagsüber z. B. hinter Tapeten oder Fußleisten. Wanzenstiche sind mit anderen Insektenstichen vergleichbar. Die Übertragung von Krankheiten, z. B. Hepatitis B, ist denkbar, aber unwahrscheinlich. Die Bekämpfung konzentriert sich auf die Umgebung.

Krätzmilben

Krätzmilben sind winzige (0,2–0,5 mm große) Spinnentiere. Die Weibchen graben in der obersten Schicht der Epidermis bis zu 1 cm lange, waagerechte Gänge (Milbengänge), um dort ihren Kot und Eier abzulegen. Als Folge leidet der Mensch an Krätze (Skabies). Sie äußert sich in stark juckenden Hautentzündungen, die nach ca. 4 Wochen Inkubationszeit auftreten. Krätze ist normalerweise nur bei intensivem Körperkontakt ansteckungsfähig; eine seltene Ausnahme ist die hochansteckende *Scabies crustosa* (oder *Scabies norvegica*). Die Bekämpfung erfolgt in der Regel mit äußerlich anzuwendenden Arzneimitteln (z. B. InfectoScab®-Creme oder Antiscabiosum®-Emulsion) unter Einbezug der näheren Kontaktpersonen. Seit Mai 2016 ist in Deutschland mit Ivermectin erstmals eine Substanz zur innerlichen Therapie der Krätze offiziell zugelassen, die oral verabreicht wird.

Maßnahmen bei Ektoparasitenbefall: ➤ Kap. 12.7

4.3.3 Endoparasiten

Relevant für den Alltag in Pflegeeinrichtungen sind bei den Endoparasiten vor allem verschiedene Würmer (Helminthen):

Taenien

Taenien gehören zu den Bandwürmern (Zestoden) und sind in unseren Breitengraden vor allem als Rinderfinnenbandwurm (*Taenia saginata*) und Schweinebandwurm (*Taenia solium*) anzutreffen. Beide Wurmarten werden mehrere Meter lang, werden als Vorstufen in Form von Eiern oder Finnen über unzureichend gegartes Fleisch in den Körper aufgenommen und leben im Wirt als Darmparasiten. In vielen Fällen wird der Befall vom Betroffenen nicht bemerkt. Es treten zwar häufig Symptome wie Übelkeit, Oberbauchschmerzen, Durchfall oder Verstopfung sowie Hungergefühl auf. Da diese Symptome aber vieldeutig sind, wird fälschlicherweise häufig eine andere Erkrankung vermutet und die Bandwurminfektion bleibt unentdeckt. Gegen Bandwürmer gibt es wirksame Arzneimittel, z. B. Cesol®. Der Schwerpunkt der Prophylaxe liegt in der Lebensmittelhygiene.

Echinokokken

Echinokokken sind ebenfalls Bandwürmer, deren wichtigster Vertreter der Hundebandwurm (*Echinococcus granulosus*) ist. Echinokokken werden im

Gegensatz zu den Taenien nur wenige Millimeter oder Zentimeter lang und können das Krankheitsbild die Echinokokkose auslösen. Zur Infektion kommt es, indem Menschen Echinokokken-Eier, welche vom Hund ausgeschieden werden, oral aufnehmen. Danach kann es zu einer Manifestation des Wurmes in der Leber, der Lunge und anderer Organe kommen und somit schwerwiegende Erkrankungen auslösen, die chirurgisch und/oder mit nebenwirkungsreichen Arzneimitteln, wie z. B. Albendazol behandelt werden müssen. Die Prophylaxe besteht darin, Hunde auf Echinokokken-Befall zu untersuchen und ggf. zu behandeln.

Spulwürmer (Askariden)

Spulwürmer (Askariden) gehören zu den Rundwürmern (Nematoden), sind ca. 15–40 cm lang und können über erdbehaftete Lebensmittel und Wasser auf oralem Wege in den Menschen gelangen, wo sie sich im oberen Dünndarm ansiedeln, in die Venen der Darmwand eindringen und als Larven in die Leber und Lunge verschleppt werden. Über die Luftröhre und den Rachen gelangen sie wieder in den Dünndarm. Zur Therapie der Askariose genannten Erkrankung gibt es wirksame Arzneimittel, wie z. B. Mebendazol. Die Prophylaxe besteht in der Lebensmittelhygiene und in der gewissenhaften Behandlung befallener Personen.

Madenwürmer (Oxyuren)

Madenwürmer (Oxyuren) werden ebenfalls den Rundwürmern (Nematoden) zugeordnet. Madenwürmer sind ca. 8–13 mm lang, werden als Eier oral von Stuhlrückständen aufgenommen und leben als Dickdarmparasiten. Gewöhnlich ist die Besiedelung harmlos und löst lediglich ein starkes Jucken am Anus aus. Manchmal sind aus diesem Grund dort Kratzspuren zu finden. Nur in seltenen Fällen wird die Darmwand durchdrungen, sodass es zu Entzündungen der Vagina, der freien Bauchhöhle oder der Gebärmutter kommen kann. Gegen Oxyuren gibt es wirksame Arzneimittel, wie z. B. Pyrantel. Bei Erwachsenen besteht die Prophylaxe darin, durch Behandlung erkrankter Personen eine Weiterverbreitung zu verhindern.

KAPITEL

5 Reinigung, Desinfektion und Sterilisation

Reinigung, Desinfektion und Sterilisation sind im alltäglichen Sprachgebrauch vertraute Begriffe, deren genaue Bedeutung aber oft unzureichend bekannt ist. Jedes dieser Wörter steht stellvertretend für verschiedene Ansprüche, deren Erfüllung eine fundierte Fachkenntnis erfordert.

Nach Erläuterung der Grundbegriffe in ➤ Kap. 5.1 wird in ➤ Kap. 5.2, ➤ Kap. 5.3 und ➤ Kap. 5.4 tiefer in die entsprechenden Themen Reinigung, Desinfektion und Sterilisation eingestiegen, deren Kenntnis grundlegend ist für das Verständnis der weiteren Kapitel dieses Buches.

5.1 Grundbegriffe

DEFINITION

Reinigung Lösen und Beseitigen von Rückständen bzw. Schmutz durch Abtrag, um Sauberkeit zu erreichen.
Desinfektion Versetzen eines Gegenstandes in einen Zustand, in dem er nicht infizieren kann, durch Abtötung von Mikroorganismen.
Sterilisation Herbeiführen von Keimfreiheit, d. h. frei von vermehrungsfähigen Mikroorganismen, durch deren Abtötung.

➤ Tab. 5.1 stellt die Unterschiede noch einmal übersichtlich gegeneinander. Es ist hervorzuheben, dass es sich um zwei Wirkprinzipien handelt: Während bei der Reinigung etwas abgetragen, beseitigt oder verringert wird, geht es bei der Desinfektion und Sterilisation um die Abtötung von Mikroorganismen, die bei der Sterilisation vollständig und bei der Desinfektion nur teilweise erfolgt.

MERKE

Sterilisation ist die Steigerung von Desinfektion, wobei sich beide Begriffe auf das Wirkprinzip der Elimination beziehen.
Desinfektion ist aber keine Steigerung der Reinigung, weil beiden Begriffen unterschiedliche Wirkprinzipien (Elution und Elimination) zugrunde liegen.

5.2 Reinigung

Bei einer Reinigung besteht der Anspruch, unerwünschte Substanzen (Schmutz) zu beseitigen oder zu verringern, um Sauberkeit zu erlangen. Sofern Keime an Schmutz gebunden sind, tragen Reinigungsmaßnahmen auch zur Keimverringerung bei. Je nach Sachverhalt kann es notwendig sein, dass vor Anwendung eines Desinfektions- oder Sterilisationsverfahrens zuvor eine Reinigungsmaßnahme erfolgen muss.

Tab. 5.1 Definition, Anspruch und Wirkprinzip von Reinigung, Desinfektion und Sterilisation [M119/M1099]

	Reinigung	Desinfektion	Sterilisation
Definition	Lösung und Beseitigung von Rückständen bzw. Schmutz	Einen Gegenstand in einen Zustand versetzen, in dem er nicht infizieren kann.	Herbeiführung von „Keimfreiheit"
Anspruch	Schmutz reduzieren, um **Sauberkeit** zu erreichen.	Die Anzahl bestimmter lebender bzw. vermehrungsfähiger Mikroorganismen **um den Faktor 10^{-5}** minimieren, um **Infektionsschutz** zu erreichen.	Alle lebenden bzw. vermehrungsfähigen Mikroorganismen **um den Faktor 10^{-6}** zu minimieren, um **Keimfreiheit** zu erreichen.
Wirkprinzip	Abtrag (Elution)	Abtötung (Elimination)	

5.2.1 Schmutzeigenschaften

Als **Schmutz** bezeichnet man Verunreinigungen, die sich als unerwünschte Rückstände oder Fremdstoffe auf Oberflächen oder in Substanzen, z. B. Nahrungsmitteln, befinden bzw. dort anhaften können. Schmutz unterscheidet sich hinsichtlich Haftung, Löslichkeit und Zusammensetzung.

- Bei der **Haftung** wird zwischen fest anhaftendem Material, z. B. Blut oder Fett, und lose aufliegendem Schmutz, z. B. Staub, unterschieden.
- Bei der **Löslichkeit** kommt es darauf an, ob der Schmutz durch Wasser, mittels eines wasserlöslichen Reinigers, z. B. Tensiden, oder nur mit Lösungsmitteln, z. B. Benzin, lösbar ist.
- Hinsichtlich der **Zusammensetzung** werden die Inhaltsstoffe des Schmutzes hinterfragt. Sofern der Schmutz aus menschlichen Sekreten, Exkreten oder Blut besteht, sind Aspekte des Arbeitsschutzes verstärkt zu beachten (➤ Kap. 7.5).

5

5.2.2 Reinigungsfaktoren

Fachbegriffe

Im Zuge von Reinigungsmaßnahmen finden folgende Fachbegriffe häufig Verwendung:

- Die im Zusammenhang mit Reinigungsverfahren häufige Herbeiführung einer Feinstverteilung von Stoffen in Wasser wird **Dispersion** genannt.
- Wenn es sich um die Feinstverteilung fester Stoffe handelt, spricht man von Suspension; bei der Verteilung fett- und ölhaltiger Substanzen von **Emulsion**.
- Substanzen, die eine Emulsion herbeiführen, z. B. Tenside, werden als **Emulgatoren** bezeichnet.

Sinner'scher Kreis

Der Erfolg eines Reinigungsverfahrens wird durch vier Faktoren bestimmt, deren Wirkmechanismen auch unter der Bezeichnung „Sinner'scher Kreis" (benannt nach seinem Begründer Herbert Sinner) bekannt sind (➤ Abb. 5.1):

- **Reinigungsmittel:** Chemische Mittel, welche eine Schmutzlöslichkeit herbeiführen sollen.

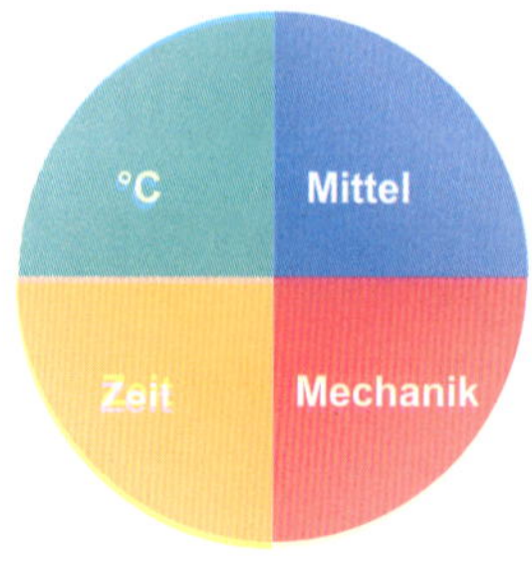

Abb. 5.1 Sinner'scher Kreis [M119/L157]

- **Einwirkzeit:** Zeit, die notwendig ist, den chemischen Lösungsprozess wirken zu lassen.
- **Temperatur:** Beschleunigt und unterstützt den Lösungsprozess, abgestimmt auf die Schmutzzusammensetzung und das Reinigungsmittel.
- **Mechanik:** Ist Voraussetzung, um die notwendige Konfrontation zwischen Schmutz und Chemie herbeizuführen und bewirkt die Entfernung gelöster Schmutzpartikel.

5.2.3 Reinigungsmittel

Bei einer Vielzahl möglicher anhaftender Schmutzverbindungen gibt es analog hierzu eine Fülle verschiedener Reinigungsmittel, wobei Unterscheidungen unter folgenden Aspekten getroffen werden:

- Hinsichtlich der **Inhaltsstoffe** werden u. a. tensidhaltige, enzymatische und lösungsmittelhaltige Reiniger unterschieden.
- Anhand des **pH-Wertes** können saure, neutrale und alkalische Reiniger unterschieden werden.
- Wenn das **Anwendungsgebiet** im Vordergrund steht, differenziert man z. B. zwischen Haut-, Hände-, Flächen-, Sanitär- oder Instrumentenreinigern.
- In Hinblick auf das **Reinigungsverfahren** werden Reiniger für manuelle und für automatische Verfahren unterschieden.

Bei Reinigungsmitteln ist generell abzuklären, ob allergisierende, reizende oder schmutzsammelnde Rückstände hinterlassen werden, was sich durch Nachspülen oder eine geschickte Auswahl der Reinigungsmittel vermeiden lässt.

5.2.4 Reinigungsmethoden

Hinsichtlich der Methoden wird

- einerseits die **Trocken- und Feuchtreinigung,**
- andererseits die **manuelle und die automatische (programmgesteuerte) Reinigung**

unterschieden.

Vor allem bei der routinemäßigen Feuchtreinigung, z. B. Hausreinigung, und beim Einsatz von Aufbereitungsautomaten wie Geschirrspülern, Steckbeckenspülern oder Waschmaschinen gilt es, zahlreiche Details wie Materialbeeinflussung, Wasserqualität, Kontaktzeiten, Betriebstemperatur abzuklären, was die Hinzuziehung einer Fachkraft empfiehlt.

Die weitere praktische Durchführung von Reinigungsverfahren wird in den jeweiligen Kapiteln besprochen, die sich mit den jeweils relevanten Themen und Einrichtungsbereichen beschäftigen:

Routinemäßige Reinigungs- und Desinfektionsarbeiten ➤ Kap. 9

Wäscheaufbereitung ➤ Kap. 10.2

Lebensmittel- und Küchenhygiene ➤ Kap. 10.3.

5.3 Desinfektion

5.3.1 Anspruch und Wirkungsbereiche

Bei einer Desinfektion wird der Anspruch erhoben, die ursprüngliche Keimmenge um den Faktor 10^{-5} zu verringern, sodass von 100 % nur noch 0,001 % übrigbleiben, was einer Reduktionsleistung von 99,999 % entspricht (➤ Abb. 5.2).

Die geforderte Reduktionsleistung ist allerdings nicht bei allen Keimarten gleichermaßen erreichbar, sodass Wirkungsbereiche zu unterscheiden sind. Hierbei werden in Bezug auf die Wirksamkeit im Sinne einer Abtötung bzw. Inaktivierung bestimmter Mikroorganismen und der zielgerichteten Anwendung folgende Fachbegriffe verwendet:

Anwendung gegen Bakterien:

- **Bakterizid** = wirksam gegen vegetative Bakterien, inkl. MRE
- **Mykobakterizid** (Tuberkulozid) = wirksam gegen Mykobakterien, z. B. Tuberkuloseerreger
- **Sporizid** = wirksam gegen Bakteriensporen (z. B. *Clostridioides difficile*)

Anwendung gegen Pilze:

- **Levurozid** = wirksam gegen Hefepilze (z. B. *Candida albicans*)
- **Fungizid** = wirksam gegen alle Pilze (Hefe- und Schimmelpilze) und deren Sporen (Vermehrungspartikel)

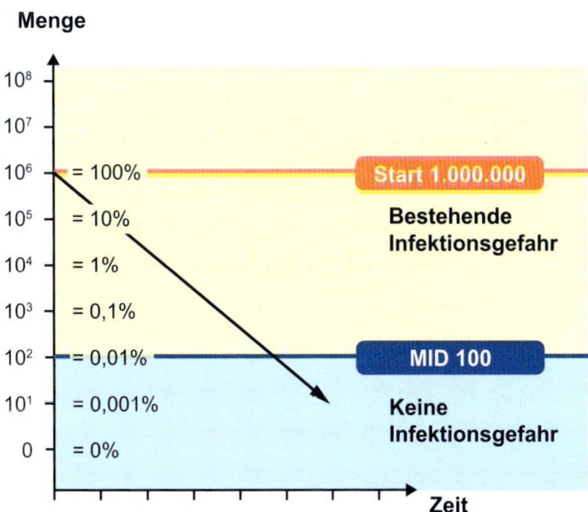

Abb. 5.2 Reduktionsanspruch bei einer Desinfektion [L157]

Anwendung gegen Viren:

- **Begrenzt viruzid** = wirksam gegen behüllte Viren (z. B. HIV, HBV, HCV, Corona-Viren)
- **Begrenzt viruzid Plus** = wirksam gegen behüllte Viren und die unbehüllten Adeno-, Noro- und Rota-Viren
- **Viruzid** = wirksam gegen alle Viren (behüllte und unbehüllte Viren)

Eine Desinfektion beinhaltet per se keine Reinigungsleistung. Für eine desinfizierende Reinigung wird der Fachbegriff **Sanitation** verwendet.

5.3.2 Desinfektionsverfahren

5

Der Anspruch einer Desinfektion lässt sich mit unterschiedlichen Verfahren erreichen, wobei thermische, chemische und chemothermische Desinfektionsverfahren unterschieden werden.

Thermische Desinfektionsverfahren

Thermische Desinfektionsverfahren sind an gerätetechnische Einrichtungen wie Spül- oder Waschmaschinen mit programmgesteuerten Betriebsabläufen gebunden. In Pflegeeinrichtungen finden thermische Desinfektionsverfahren in **Steckbeckenspülen** Anwendung (➤ Abb. 5.3).

Bei thermischen Desinfektionsverfahren wird der Desinfektionserfolg von den Faktoren Zeit und Temperatur bestimmt. Die erforderliche **Einwirkzeit** fällt umso kürzer aus, je höher die einwirkende Temperatur ist und umgekehrt. Zur Erzeugung einer Desinfektionsleistung muss die Temperatur bei einem thermischen Verfahren mind. 65 °C betragen.

Bei einem thermischen Verfahren kann der Desinfektionserfolg anhand der beiden Faktoren Zeit und Temperatur mit einem **Thermologger** exakt gemessen und berechnet werden (➤ Kap. 5.3.4). Das Resultat solcher Berechnungen wird als „**A0-Wert**" bezeichnet. Die Höhe des A0-Wertes drückt aus, welches Wirkungsspektrum durch die Desinfektionsleistung abgedeckt wird:

- Ein A0-Wert von 600 gilt als ausreichend zur Desinfektion von Bakterien und Pilzen, erfasst z. T. auch thermolabile unbehüllte Viren sowie Noroviren.
- Bei einem A0-Wert von 3000 ist auch eine Desinfektion weiterer Virenarten (z. B. Hepatitis-B-Virus) gewährleistet.

Chemische Desinfektionsverfahren

Bei chemischen Verfahren werden Mittel, Konzentration, Methode und Einwirkzeit unterschieden. Auch hier gelten die Gesetzmäßigkeiten des Sinner'schen Kreises (➤ Abb. 5.1):

- Das **Mittel,** welches in einer bestimmten **Konzentration** (Wirkstoffmenge pro Volumen) vorliegt, hat die Aufgabe der Abtötung oder bei Viren der Inaktivierung. Von ihm hängt der Wirkungsbereich ab. Weiterführende Ausführungen zu Desinfektionsmitteln ➤ Kap. 5.3.3.

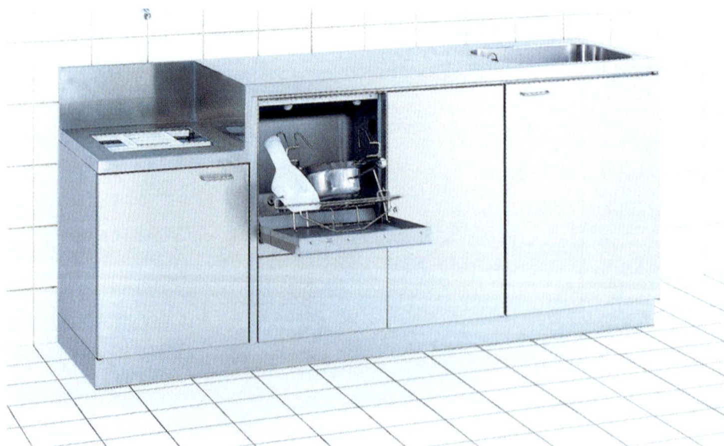

Abb. 5.3 Moderne Steckbeckenspüle für thermische Desinfektionsverfahren [K115]

- Die **Methode,** z. B. Scheuern, Wischen oder Eintauchen, ist für das Zustandekommen der notwendigen Konfrontation zwischen dem Mittel und dem Keimpotenzial verantwortlich.
- Die **Einwirkzeit** sorgt für die Dauer der Konfrontation zwischen Mittel und Keimpotenzial und beeinflusst maßgeblich die erreichbare Keimzahlreduktion.

Beim Einsatz chemischer Desinfektionsverfahren muss beachtet werden:

- Sogenannte **Umgebungseffekte** können die Desinfektionsleistung herabsetzen, zum Beispiel
  - Eiweißfehler: Hohe Eiweißmengen durch Rückstände von Fäkalien oder Blut.
  - Seifenfehler: Gegenwart oder Verbleiben von Seifenrückständen oder anderen unerwünschten Substanzen.
- Der Einsatz **ungeeigneter Mittel** kann Materialschädigungen wie Zerstörung, Verfärbung, Trübung (Plexiglas) oder Korrosion zur Folge haben.
- Die Anwendung einer **ungeeigneten Methode** oder eine Unterschreitung der Einwirkzeit stellt das Desinfektionsergebnis in Frage.
- Mittel, die nicht ausdrücklich für die Desinfektion der Haut, der Hände oder der Schleimhaut vorgesehen sind, verlangen das Tragen von Handschuhen und weitere **Sicherheitsmaßnahmen,** die den Sicherheitsdatenblättern der jeweiligen Mittel zu entnehmen sind.

Chemothermische Desinfektionsverfahren

Chemothermische Verfahren sind in der praktischen Anwendung den thermischen ähnlich, da sie ebenfalls in Verbindung mit Desinfektionsautomaten zum Einsatz kommen. Die desinfizierende Wirkung wird durch Desinfektionsmittel herbeigeführt, wobei durch Temperatureinwirkungen zwischen 40 °C und 60 °C kurze Einwirkzeiten erzielt werden. In früheren Zeiten wurden Steckbecken meist chemothermisch desinfiziert. Heutzutage finden chemothermische Verfahren in Pflegeeinrichtungen keine Anwendung mehr. Daher wird in diesem Buch auf chemothermische Verfahren nicht weiter eingegangen.

MERKE

Die thermische Desinfektion ist weit weniger Störfaktoren unterworfen als die chemische. Wann immer es sich anbietet, ist daher die thermische Desinfektion aufgrund ihrer hohen Wirksamkeit und Zuverlässigkeit zu bevorzugen.

5.3.3 Desinfektionsmittel

Zur Durchführung eines chemischen Desinfektionsverfahrens gibt es eine Reihe chemischer Substanzen, die mehr oder weniger geeignet sind, den Desinfektionsanspruch zu erfüllen. Hinsichtlich der **Wirkungsbereiche** gibt es jedoch erhebliche Unterschiede (➤ Tab. 5.2). Hinzu können weitere Anforderungen kommen, z. B. Ausschluss von Gesundheitsgefährdungen, Materialverträglichkeit, geringe Schaumentwicklung (bei maschineller Desinfektion), Geruchsneutralität, hohe Reinigungsleistung oder langanhaltende Wirkung (Remanenz). Desinfektionsmittel sind daher fast immer ausgeklügelte Mischungen verschiedener, einander ergänzender Substanzen, die für ganz spezielle Anwendungsgebiete und Wünsche ausgerichtet wurden.

Zuordnung von Desinfektionsmitteln

Desinfektionsmittel können drei verschiedenen Produktgruppen zugeordnet sein:

- **Medizinprodukte** (z. B. wenn es sich um ein Instrumentendesinfektionsmittel handelt)
- **Arzneimittel** (z. B. bei Haut- oder Händedesinfektionsmitteln)
- **Biozidprodukte** (z. B. bei Flächendesinfektionsmitteln).

Ein Händedesinfektionsmittel kann ein Biozidprodukt sein, wenn die darin enthaltenen Biozid-Wirkstoffe für Produkte für die menschliche Hygiene zugelassen sind. Wenn es aber verschreibungspflichtige Stoffe enthält und vorrangig für den medizinischen Einsatz bestimmt ist, wird es als Arzneimittel zugelassen. Bei Flächendesinfektionsmitteln handelt es sich meist um Biozidprodukte; wenn jedoch das Mittel herstellerseitig zur Desinfektion von Medizinprodukten vorgesehen ist, so gilt das Desinfektionsmittel als Zubehör für Medizinprodukte und wird somit auch als Medizinprodukt eingestuft.

Je nachdem, welcher Gruppe das Mittel zugeordnet wird, unterliegt es jeweils verschiedenen Gesetzen, Zulassungen und Prüfungen.

Tab. 5.2 Wirkungsbereiche von Desinfektions-Wirkstoffen [M119/M1099]

Wirkstoff	Wirkungsbereich					
	bakterizid	mykobakterizid	sporizid	levurozid fungizid*	begrenzt viruzid**	viruzid
Aldehyde						
Formaldehyd	++	++	++	+	++	+/-
Glutaraldehyd	++	++	++	+	++	+/-
Alkohole						
Ethanol, Propanol, Isopropanol	++	++	-	+	++	+/-
Phenol	++	++	-	+	++	+/-
Halogenabspalter						
Chlor	++	+	++	+	++	++
Peroxide						
Peressigsäure	++	++	++	++	++	++
Tenside						
Quartäre Ammoniumverbindungen (QAV)	++	-	-	++	++	+/-
Amphotere Verbindungen	++	+	-	++	++	+/-
Guanidine	++	-	-	+	++	+/-

++ sehr gute Wirkung + = gute Wirkung +/- = selektive Wirkung - = keine Wirkung
* Bei Präparaten mit einer fungiziden Wirkung ist auch eine levurozide Wirkung gegeben. Umgekehrt ist das jedoch nicht immer der Fall.
** Einige Präparate mit Wirkstoffen dieser Zuordnung sind auch gegen Noro-, Rota- und Adenoviren wirksam und somit dem Wirkungsbereich begrenzt viruzid Plus zuzuordnen.

In Europa und somit auch in Deutschland gelten die meisten Desinfektionsmittel als Biozidprodukte. Auch Desinfektionsmittel, die bislang anderen Produktgruppen zugeordnet wurden, gelten heute zunehmend als Biozidprodukte.

DEFINITION

Biozidprodukt Zubereitung, die einen oder mehrere biozide Wirkstoffe enthalten, die auf chemischem oder biologischem Wege (nicht aber mechanisch) Schadorganismen (z. B. potenziell pathogene Mikroorganismen) zerstört, unschädlich macht und Schädigungen durch Schadorganismen verhindert. Somit bezieht sich dieser Begriff nicht nur auf Desinfektionsmittel, sondern auch auf Schädlingsbekämpfungsmittel und andere Substanzen.

Wahl eines Desinfektionsmittels

Die Wahl eines geeigneten Desinfektionsmittels richtet sich vorrangig nach

- den zu vermutenden Erregern (Bakterien, Viren, Sporen etc.),
- dem Anwendungsgebiet (Hände, Flächen, Instrumente, Wäsche etc.),
- dem Einsatzbereich (Routine, Seuchenfall, Lebensmittelbereich etc.).

Für einen Überblick zur Auswahl geeigneter Desinfektionsmittel gibt es **Desinfektionsmittellisten**, an denen sich Fachpersonen orientieren können:

- **VAH-Liste**
  Der Verbund für angewandte Hygiene (VAH) veröffentlicht eine Liste mit Desinfektionsmitteln, Methoden und Einwirkzeiten für die routinemäßige Anwendung in Einrichtungen des Gesundheitswesens. Die dort aufgeführten Präparate wurden nach festgelegten Methoden begutachtet und zertifiziert.
- **IHO-Liste**
  Die Liste des Industrieverbandes Hygiene und Oberflächenschutz (IHO) enthält Aussagen bzw. Firmenangaben zur Viruzidie von Desinfektionsmitteln. Sie bietet eine Ergänzung zur VAH-Liste, da die VAH-Liste bei einigen Desinfektionsmitteln auf die Frage der Viruzidie keinen Bezug nimmt.

- **DVG-Liste**
  Die Liste der Deutschen veterinärmedizinischen Gesellschaft (DVG nennt geeignete Desinfektionsmittel, Methoden und Einwirkzeiten für den Lebensmittelbereich).
- **RKI-Liste**
  Das Robert Koch-Institut veröffentlicht eine Liste mit Desinfektionsmitteln, Methoden und Einwirkzeiten für den Seuchenfall und sollte daher nur auf Anordnung des Gesundheitsamtes Anwendung finden.

TIPPS & LINKS

Die VAH-Liste ist für all jene relevant, die sich beruflich mit der Auswahl und Zuordnung von Desinfektionsmitteln befassen. Seit einigen Jahren sind die Informationen dieser in gedruckter Form kostenpflichtigen Liste auch online kostenfrei verfügbar. Auf der Website https://vah-online.de/de/desinfektionsmittel-liste können sich interessierte Personen anmelden und danach gratis über Desinfektionsmittel informieren.

5.3.4 Überprüfung des Desinfektionserfolges bei maschinellen Desinfektionsverfahren

Das Zustandekommen einer Desinfektionsleistung kann durch viele **Einflüsse** in Frage gestellt werden. Bei maschinellen Verfahren sind dies z. B.

- Bedienfehler (z. B. Wahl ungeeigneter Programme, Fehlbeladung),
- Fehlprogrammierung (z. B. unzureichende Berücksichtigung der Wasserhärte),
- Fehldosierungen oder falsche Auswahl von Wirkstoffen,
- Unterschreitung von Temperaturen und/oder Einwirkzeiten,
- Unzureichende Mechanik (z. B. unzureichender Spüldruck),
- Verbleib von Rückständen bzw. Bindung von Wirkstoffen durch Rückstände.

Da eine unzureichende Leistungserbringung nicht immer offensichtlich ist und die genannten Einflüsse nicht zwangsläufig zu Fehlermeldungen der betreffenden Geräte führen, wird eine regelmäßige mikrobiologische bzw. messtechnische **Überprüfung** der Desinfektionsleistung bzw. des Desinfektionserfolges empfohlen. Unterschieden werden:

- messtechnische Überprüfung der Desinfektionsleistung mit **Datenaufzeichnungsgeräten** (Thermologger),
- mikrobiologische Überprüfung der Desinfektionsleistung mit Bioindikatoren,
- mikrobiologische Überprüfung des Desinfektionsergebnisses mit **Abdruckproben**,
- mikrobiologische **Untersuchung von Spülwasser.**

Zur Frage, welche dieser Verfahren in welchen Intervallen durchzuführen sind, geben die zuständigen Überwachungsbehörden vor Ort Auskunft.

MERKE

Auf die Ergebnisse maschineller Desinfektionsverfahren muss man sich verlassen können. Da die betreffenden Geräte einer Vielzahl von Einflüssen unterliegen, müssen sie daher im Rahmen der hygienebezogenen Qualitätssicherung intervallmäßig überprüft werden.

Messtechnische Überprüfung

Bei einer messtechnischen Überprüfung wird ein Thermologger verwendet (➢ Abb. 5.4a). Hierbei handelt es sich um ein programmierbares Aufzeichnungsgerät, welches innerhalb eines zuvor festgelegten Zeitraums einwirkende Temperaturen misst und speichert. Zur Messung durchläuft der Logger zusammen mit den zu desinfizierenden Gegenständen den gesamten Betriebsablauf des Gerätes. Nach der Entnahme kann der Logger mittels eines Computers ausgelesen werden, wonach die Berechnung des A0-Wertes erfolgt. Eine solche messtechnische Überprüfung eignet sich nur für thermische Desinfektionsverfahren.

Mikrobiologische Überprüfung mit Bioindikatoren

Hierbei verwendet man Prüfkörper, die zuvor mit einem Testkeim kontaminiert wurden und die ähnlich wie Logger dem Desinfektionsprozess zu Prüfzwecken beigegeben werden. Je nach Art des Desinfektionsgerätes handelt es sich bei den Prüfkörpern z. B. um kontaminierte Metallstreifen (für Geschirrspülmaschinen) oder Stoffläppchen (für Waschmaschinen). Nach erfolgter Desinfektion werden die Bioindikatoren steril entnommen und einem mikrobiologischen

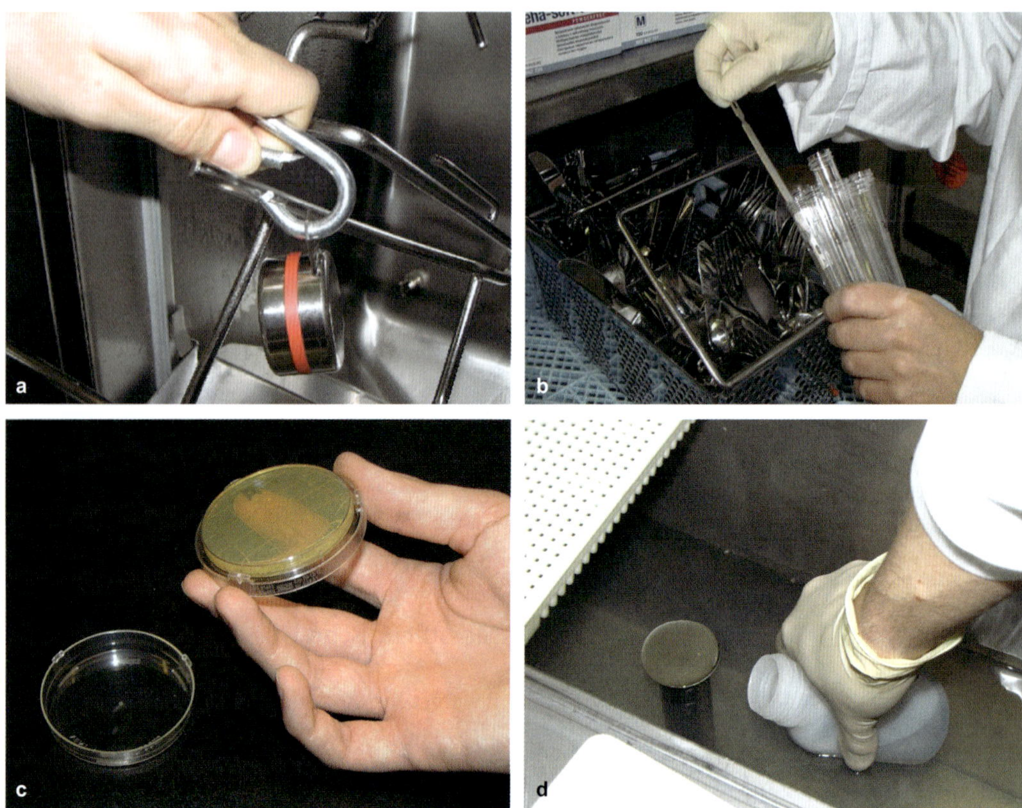

Abb. 5.4 Messtechnische Überprüfungsmöglichkeiten. a) Thermologger, der in Steckbeckenspülgerät eingehängt wird, b) Bioindikator, c) Abdruckplatten, d) Spülwasserprobe [M119/T1211]

Labor zugesandt, wo überprüft wird, ob und inwiefern sich der Testkeim noch nachweisen lässt. Bioindikatoren sind für jegliche maschinelle Desinfektionsverfahren geeignet (➤ Abb. 5.4b).

Mikrobiologische Überprüfung mittels Abdruckplatten

Während Logger und Bioindikatoren zusammen mit dem Desinfektionsgut den Desinfektionsprozess durchlaufen, kommen Abdruckplatten erst nach erfolgter Desinfektion zum Einsatz (➤ Abb. 5.4c). Hierbei werden sterile Nährböden auf eine desinfizierte Fläche gedrückt. Anschließend werden die Nährböden in einem mikrobiologischen Labor „bebrütet", um zu ermitteln, ob trotz Desinfektion eine Kontamination vorliegt. Abdruckuntersuchungen sind für jegliche Desinfektionsverfahren anwendbar.

Mikrobiologische Untersuchung von Spülwasser

Eine bekannte Fehlerquelle bei maschinellen Desinfektionsverfahren ist die Rekontamination bereits desinfizierter Gegenstände durch das letzte Spülwasser innerhalb der Programmabläufe von Spül- und Waschmaschinen. Daher wird bei der Überprüfung einer Desinfektionsleistung auch untersucht, ob und in welchem Maße sich Mikroorganismen im Spülwasser befinden (➤ Abb. 5.4d). Hierzu wird innerhalb des Programmablaufs eine Wasserprobe entnommen, zur Neutralisation desinfizierender Restsubstanzen mit einer Pufferlösung vermengt und zur Untersuchung in ein mikrobiologisches Labor geschickt.

Weiterführende Erläuterungen zur praktischen Durchführung von Desinfektionsverfahren:

Händehygiene ➤ Kap. 7.4

Routinemäßige Reinigungs- und Desinfektionsarbeiten ➤ Kap. 9

TIPPS & LINKS

Bei der Überprüfung des Desinfektionserfolges bei maschinellen Desinfektionserfahren kommen relativ simple Methoden zur Anwendung, die ggf. auch durch die Beschäftigten vor Ort durchgeführt werden können. Entsprechende Hintergrundinformationen und Anleitungen enthält die Informationsschrift „Überprüfung der Desinfektionsleistung hygienerelevanter Geräte in Alten- und Pflegeeinrichtungen", die das Niedersächsische Landesgesundheitsamt (NLGA) auf der Website www.pflegehygiene.nlga.niedersachsen.de (dort: Alten- und Pflegeheime/Informationsschriften) als pdf-Datei kostenfrei zum Download zur Verfügung stellt.

5.4 Sterilisation

Im Zusammenhang mit Sterilisationsmaßnahmen finden folgende Fachbegriffe Verwendung:

DEFINITION

Sterilisiergut Material, welches sterilisiert werden soll.
Sterilgut Material, welches sterilisiert worden ist.
Chargenzeit Gesamter zeitlicher Ablauf einer Sterilisation.
Abtötungszeit Zeit, in der die Keimabtötung erfolgt, also Teil der Chargenzeit.

5.4.1 Sterilisationsverfahren

Sterilisation mit trockener Hitze (Heißluft)

Sterilisation mit trockener Heißluft erfolgt bei Temperaturen zwischen 150–250 °C sowie Abtötungszeiten von 30–180 Minuten, abhängig von der Temperaturempfindlichkeit des Sterilisiergutes. Dadurch ist dieses Verfahren nur begrenzt anwendbar, da das Sterilisiergut eine hohe Temperaturstabilität haben muss.

Die Heißluftsterilisation hatte vor einigen Jahrzehnten noch einen hohen Stellenwert, entspricht aber heute nicht mehr dem aktuellen Stand von Wissenschaft und Technik.

Sterilisation durch Dampf (Autoklavierung)

Bei der Dampfsterilisation (Autoklavierung) wird das Sterilisiergut in einem geschlossenen Behältnis unter Luftabschluss (Vakuum) heißem, gespanntem (unter Druck stehendem) und gesättigtem (maximal feuchtem) Wasserdampf ausgesetzt (➤ Abb. 5.5). Sterilisiert wird mit 121 °C bei 20 Minuten oder mit 134 °C bei 5 Minuten Abtötungszeit. Die Abtötung wird durch das Kondensieren des Wasserdampfes an der Oberfläche des Sterilisiergutes erreicht.

Bei sachgemäßer und kontrollierter Durchführung erbringt dieses Verfahren die geforderte Qualität zuverlässig. Das Autoklavieren gilt somit grundsätzlich als **Methode der Wahl.** Daher muss bei der Beschaffung medizinisch-pflegerischer Artikel, für deren Aufbereitung eine Sterilisation vorgesehen ist, auf die Autoklavierbarkeit geachtet werden.

Zur Durchführung der Dampfsterilisation muss das Sterilisiergut sauber, desinfiziert, trocken und temperaturbeständig (mind. 121 °C) sein und sich in einer dafür geeigneten Verpackung (dampfdurchlässiges Papier, Vlies oder Container) befinden.

5

Weitere Sterilisationsverfahren

Durch **Filtration** können Mikroorganismen aus Flüssigkeiten und Gasen entfernt werden (Sterilfiltration). Zum Einsatz kommt diese Methode vor allem bei der Arzneimittelherstellung oder der Behandlung medizinischer Gase.

Die Sterilisation mit **Gamma-Strahlen** findet hauptsächlich in der Industrie zur Sterilisation von Einmalprodukten Anwendung.

Bei der **Plasmasterilisation** wird ein Gasgemisch mit einem Plasmagenerator ionisiert. Dieses Verfah-

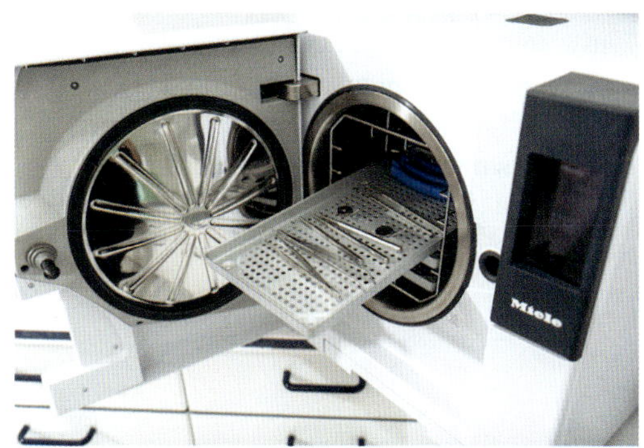

Abb. 5.5 Moderner kleiner Dampfsterilisator (Autoklav) zur Sterilisation chirurgischer Instrumente in einer Arztpraxis [V965]

ren erlaubt die Sterilisation bei niedrigen Temperaturen (60–70 °C). Dadurch kann sie bei temperaturempfindlichen Materialien (z. B. Kunststoffteile und medizinische Geräte) eingesetzt werden. Außerdem ist das Verfahren sehr effektiv bei der Inaktivierung problematischer Krankheitserreger wie Prionen (krankheitserregende Proteine).

Chemische Sterilisationsverfahren mit Substanzen wie Ethylenoxid, Formaldehyd oder Peressigsäure sind zur Sterilisation thermolabiler, nicht dampfsterilisierbarer Gegenstände vorgesehen.

5.4.2 Lagerung von Sterilgut

Transport und Lagerung dürfen das Sterilgut durch Verletzung oder Durchfeuchtung der Verpackung sowie durch Staubablagerungen nicht gefährden. Zum Schutz des Sterilgutes sollen folgende **Regeln** beachtet werden:

- Sterilgut soll grundsätzlich staubfrei, trocken und in Schubladen oder Schränken geschützt gelagert werden.
- Für „weiche" Verpackungen aus Papier, Folie oder Vlies eignen sich Sterilisierkörbe, in denen die verpackten Instrumente sterilisiert, transportiert und gelagert werden können. Sterilgut in „weichen" Verpackungen soll nicht übereinander gestapelt werden.
- Beim Einsortieren und bei der Entnahme gilt das „first in, first out"-Prinzip.

Sterilgut soll grundsätzlich möglichst bald verbraucht bzw. benutzt werden. Die maximalen Lagerzeiten richten sich nach der Verpackung und der Lagerung:

- Einfachverpackungen aus Papier, Folien, Beuteln usw. sollten aufgrund ihrer geringen mechanischen Belastbarkeit möglichst vermieden werden.
- Zweifach verpacktes Sterilgut, d. h. mit Innen- und Außenverpackung, ist bei geschützter Lagerung (Schubladen, geschlossene Schränke etc.) innerhalb von 6 Monaten, bei ungeschützter Lagerung (z. B. Regale) innerhalb von 48 Std. zu verbrauchen.
- Sterilgut in (unbeschädigten) Umverpackungen kann geschützt bis zu fünf Jahren gelagert werden.

5.4.3 Sterilisation und Qualität

Bei der Sterilisation wird ein hoher Anspruch an Keimfreiheit vertreten, der erfordert, dass der Sterilisationsvorgang und alle mit ihm in Zusammenhang stehenden Arbeitsschritte gemäß normativer Regelungen in festgelegten Arbeitsabläufen unter Aufzeichnung relevanter Parameter in gleichbleibender, gesicherter Qualität (validiert) erfolgen. Die Verpflichtung zur validierten Vorgehensweise ergibt sich aus dem Medizinprodukterecht-Durchführungsgesetz (MPDG) und der damit zusammenhängenden Medizinprodukte-Betreiberverordnung (MPBetreibV).

„Die Aufbereitung von bestimmungsgemäß keimarm oder steril zur Anwendung kommenden Medizinprodukten ist unter Berücksichtigung der Angaben des Herstellers mit geeigneten validierten Verfahren so durchzuführen, dass der Erfolg dieser Verfahren nachvollziehbar gewährleistet ist und die Sicherheit und Gesundheit von Patienten, Anwendern oder Dritten nicht gefährdet wird." (§ 8 Abs. 1 Satz 1 MPBetreibV)

In den Kliniken haben diese Forderungen dazu geführt, dass die Sterilisation aus dem stationären Alltag verschwunden ist und in spezialisierten Sterilisationsabteilungen durchgeführt wird. In Pflegeeinrichtungen finden Sterilisationen i. d. R. gar nicht mehr statt, weil die Erfüllung der genannten Forderungen mit einem ökonomisch nicht vertretbaren Aufwand verbunden ist.

KAPITEL

6 Rechtliche Grundlagen, Regelwerke und Organisation

Im Bereich der Hygiene gibt es zahlreiche externe Regelwerke in Form von Gesetzen, Verordnungen, Vorschriften oder Fachempfehlungen, die sicherstellen sollen, dass die Klienten und das Personal vor vermeidbaren Schädigungen geschützt werden. Die organisatorische Umsetzung dieser Regelungen verlangt von den Einrichtungen die Schaffung interner Regelwerke, die sich als eine Art Dienstanweisung an die Beschäftigten wenden.

In ➤ Kap. 6.1 werden die wichtigsten externen Regelwerke vorgestellt. Es folgen in ➤ Kap. 6.2 Ausführungen zur Verbindung von Hygiene und Recht. Das ➤ Kap. 6.3 befasst sich mit der innerbetrieblichen Hygieneorganisation und den internen Regelwerken. Auf die Rolle und die Aufgaben der hygienebeauftragten Pflegekraft wird in ➤ Kap. 6.4 detailliert eingegangen.

6.1 Rechtliche Grundlagen und externe Regelwerke

Für Pflegeeinrichtungen ergibt sich, ebenso wie für andere Einrichtungen des Gesundheitswesens, die Verpflichtung zur Infektionsprävention. Die entsprechenden Regelungen sind in Gesetzen, Verordnungen, Vorschriften und Empfehlungen zu finden. Nachfolgend werden themenübergreifende Vorgaben wie das Infektionsschutzgesetz (➤ Kap. 6.1.1), die Heimgesetze der Länder (➤ Kap. 6.1.2) und krankenhaushygienische Fachempfehlungen (➤ Kap. 6.1.3 und ➤ Kap. 6.1.4) vorgestellt und erläutert.

Themenspezifische Regelwerke sind den entsprechenden Unterkapiteln zugeordnet:

- Regelwerke des Arbeitsschutzes (➤ Kap. 7.1)
- Trinkwasserverordnung (➤ Kap. 8.2.1)
- Medizinprodukterecht (➤ Kap. 9.5.1)
- Regelungen zur Abfallentsorgung (➤ Kap. 10.1.1)
- Lebensmittelrecht (➤ Kap. 10.3.1).

TIPPS & LINKS

Das Bundesministerium der Justiz und für Verbraucherschutz und das Bundesamt für Justiz stellen auf der Website www.gesetze-im-internet.de nahezu das gesamte aktuelle Bundesrecht kostenlos im Internet bereit.
Über den Link https://justiz.de/onlinedienste/bundesundlandesrecht/index.php gelangen Sie zu den Gesetzestexten der Länder.

6.1.1 Infektionsschutzgesetz (IfSG)

Das Gesetz zur Verhütung und Bekämpfung von Infektionskrankheiten beim Menschen (Infektionsschutzgesetz, IfSG) ist am 01.01.2001 in Kraft getreten und wurde zwischenzeitlich mehrfach aktualisiert.

Zweck dieses Gesetzes ist es, übertragbaren Krankheiten beim Menschen vorzubeugen, Infektionen frühzeitig zu erkennen und ihre Weiterverbreitung zu verhindern.

Neben den Gesundheitsämtern erfährt auch das Robert Koch-Institut eine Aufgaben- und Kompetenzzuweisung durch das IfSG.

Das IfSG unterscheidet im Wesentlichen drei Gruppen von Einrichtungen:

- **Medizinische Einrichtungen** gemäß § 23, z. B. Krankenhäuser, Vorsorge- oder Rehabilitationseinrichtungen, aber auch ambulante Pflegedienste, die ambulante Intensivpflege in Einrichtungen, Wohngruppen oder sonstigen gemeinschaftlichen Wohnformen erbringen
- **Gemeinschaftseinrichtungen** nach § 33, z. B. Schulen oder Kindergärten, aber auch schulische Einrichtungen für behinderte Menschen
- **Weitere Gemeinschaftseinrichtungen** nach § 36, z. B. Obdachlosenunterkünfte, Justizvollzugsanstalten, (teil-)stationäre Pflegeeinrichtungen und teilweise auch ambulante Pflegedienste.

Diese Zuordnung entscheidet maßgeblich über die jeweiligen infektionshygienischen Regelungen, Pflichten und Kontrollen (➤ Tab. 6.1)

Tab. 6.1 Forderungen an Einrichtungen gemäß IfSG [M119/M1099]

	Medizinische Einrichtungen (§ 23)	Gemeinschaftseinrichtungen (§ 33)	Weitere Gemeinschaftseinrichtungen (§ 36)
• Surveillance	X		
• Hygieneplan	X	X	X
• Überwachung durch GA	X	X	(X)
• Durch Rechtsverordnungen der Länder geregelte Hygienemaßnahmen – Mindestanforderungen an Bau, Einrichtung, Betrieb – Hygienfachpersonal, Hygienekommission – Fort- und Weiterbildung, Schulung, Information – Erfassung, Dokumentation, Auswertung nos. Infektionen und Resistenzen (Surveillance) – Klinisch-mikrobiologische und klinisch-pharmazeutische Beratung der Ärzte (Antibiotic Stewardship)	X		(X)
• Spezielle Meldepflichten		X	(X)
• Amtlich angeordnete Zutrittsbeschränkungen		X	
• Impfstatuserhebung	X	X	X
• Ärztliches Zeugnis bzgl. Tuberkulose			X

6

Für Pflegeeinrichtungen sind darüber hinaus folgende Regelungen des IfSG besonders relevant:

- § 5 **Epidemische Lage von nationaler Tragweite**
  Betrifft Regelungen und Kompetenzzuweisungen für den Pandemiefall (z. B. COVID-19-Pandemie) (weitere Ausführungen ➤ Kap. 12.1.1).
- §§ 6–15 **Meldepflichten**
  Betrifft die Meldung bestimmter Erkrankungen, Krankheitserreger und Infektionsausbrüche an Behörden des Gesundheitsdienstes (weitere Ausführungen ➤ Kap. 12.1.3).
- §§ 24–36 **Kompetenzen und Vollmachten zuständiger Behörden im Infektionsfall**
  Betrifft Ermächtigungen, Ermittlungen, Unterrichtungspflichten, Schutz- und Absonderungsmaßnahmen, die durch Behörden veranlasst werden können.
- § 42 **Tätigkeits- und Beschäftigungsverbote** und § 43 **Belehrung, Bescheinigung des Gesundheitsamtes**
  Betrifft Regelungen zur Verhinderung von Infektionen, die durch Lebensmittel ausgehen können (weitere Ausführungen ➤ Kap. 10.3.1).

Je nach aktueller Sachlage bzw. im Falle von Pandemien oder Epidemien kann es zu kurzfristigen, teilweise befristeten Modifizierungen oder Ergänzungen des IfSG kommen. So wurde z. B. Ende 2021 über § 20a IfSG die Regelung eingeführt, dass ab dem 15.03.2022 das Personal in Pflegeeinrichtungen nachweisen muss, in Bezug auf COVID-19 entweder geimpft oder genesen zu sein.

Ferner ermächtigt das IfSG in § 17 die Bundesländer, in Rechtsverordnungen (Landesverordnungen) Gebote und Verbote zur Verhütung übertragbarer Krankheiten zu erlassen. Die sich hiervon ableitenden Rechtsnormen der Länder („Hygieneverordnungen") unterscheiden sich in den Inhalten erheblich, indem sie sich teilweise auf bestimmte Berufsgruppen beziehen und unterschiedliche Schwerpunkte setzen, z. B. Desinfektion, Überwachung, Abfallbeseitigung usw. Vorrangig richten sich diese Hygieneverordnungen an nicht-medizinisch Tätige, die berufs- oder gewerbsmäßig Tätigkeiten ausüben, bei denen Krankheitserreger über das Blut übertragen werden können (invasive Tätigkeiten). Pflegeeinrichtungen und -dienste sollten prüfen, ob die Hygieneverordnung ihres Bundeslandes auch für sie Vorgaben enthält.

ROBERT-KOCH-INSTITUT (RKI)

Das Robert-Koch-Institut (abgekürzt RKI) ist eine selbstständige Bundesoberbehörde, die als Nachfolgeorganisation des 1994 aufgelösten Bundesgesundheitsamtes fungiert. Als Einrichtung der öffentlichen Gesundheitspflege hat es die Gesundheit der Gesamtbevölkerung im Blick und ist eine zentrale Forschungseinrichtung der Bundesrepublik Deutschland.

6.1.2 Heimgesetzgebung

Bis zum Jahr 2006 regelte ein Heimgesetz (HeimG) bundeseinheitlich die Vorgaben für stationäre Pflegeeinrichtungen. Seit der Föderalismusreform im Jahr 2006 haben die einzelnen Bundesländer die Aufgabe, den ordnungsrechtlichen Teil der Heimgesetzgebung selbst zu regeln. Dazu gehören Fragen der Genehmigung des Betriebs von Heimen oder anderen Wohnformen für ältere, pflegebedürftige und behinderte Menschen, die personelle oder bauliche Ausstattung der Einrichtung sowie Sanktionen bei Nichteinhaltung der gesetzlichen Vorschriften.

Ein Teil dieser Regelungen betrifft auch Hygienefragen. Die einzelnen Nachfolger der Heimgesetze tragen in jedem Bundesland unterschiedliche Namen (➤ Tab. 6.2) und nehmen auch auf unterschiedliche Aspekte Bezug. Jede betreffende Einrichtung muss daher prüfen, ob und inwiefern sie die landesrechtlichen Vorgaben erfüllt. Für bauliche Belange gilt in den Bundesländern, die bisher keine landeseigene Regelung getroffen haben, weiterhin die vorher bundesweit geltende Heimmindestbauverordnung (HeimMindBauV).

Tab. 6.2 Heimgesetze der Länder [M119/M1099]

Bundesland	Gesetzesbezeichnung	vom
Baden-Württemberg	Wohn-, Teilhabe- und Pflegegesetz – WTPG	20.05.2014
Bayern	Pflege- und Wohnqualitätsgesetz – PfleWoqG	08.07.2008
Berlin	Wohnteilhabegesetz – WTG	03.06.2010
Brandenburg	Brandenburgisches Pflege- und Betreuungswohngesetz – BbgPBWoG	08.07.2009
Bremen	Bremisches Wohn- und Betreuungsgesetz -BremWoBeG	12.12.2017
Hamburg	Hamburgisches Wohn- und Betreuungsqualitätsgesetz – HmbWBG	15.12.2009
Hessen	Hessisches Gesetz über Betreuungs- und Pflegeleistungen – HGBP	07.03.2012
Mecklenburg-Vorpommern	Einrichtungenqualitätsgesetz – EQG M-V	17.05.2010
Niedersachsen	Niedersächsisches Gesetz über unterstützende Wohnformen – NuWG	29.06.2011
Nordrhein-Westfahlen	Gesetz zur Entwicklung und Stärkung einer demographiefesten, teilhabeorientierten Infrastruktur und zur Weiterentwicklung und Sicherung der Qualität von Wohn- und Betreuungsangeboten für ältere Menschen, Menschen mit Behinderungen und ihre Angehörigen – GEPA NRW	11.04.2019
Rheinland-Pfalz	Landesgesetz über Wohnformen und Teilhabe – LWTG	22.12.2009
Saarland	Saarländisches Wohn-, Betreuungs- und Pflegequalitätsgesetz – LHeimGS	06.05.2009
Sachsen	Sächsisches Betreuungs- und Wohnqualitätsgesetz – SächsBeWoG	12.07.2012
Sachsen-Anhalt	Wohn- und Teilhabegesetz Sachsen-Anhalt – WTG LSA	17.02.2011
Schleswig-Holstein	Selbstbestimmungsstärkungsgesetz – SbStG	17.07.2009
Thüringen	Thüringer Wohn- und Teilhabegesetz – ThürWTG	10.06.2014

6.1.3 Richtlinie für Krankenhaushygiene und Infektionsprävention der KRINKO

DEFINITION

KRINKO Kommission für Krankenhaushygiene und Infektionsprävention am Robert Koch-Institut. Sie setzt sich zusammen aus Mitgliedern des öffentlichen Gesundheitsdienstes, Krankenhaushygienikern und -hygienikerinnen und weiteren Fachpersonen. Ihre wesentliche Aufgabe wurde in § 23 IfSG festgelegt und besteht in der Erarbeitung von Empfehlungen zur Prävention nosokomialer Infektionen sowie zu betrieblich-organisatorischen und baulich-funktionellen Maßnahmen der Hygiene in Krankenhäusern und anderen medizinischen Einrichtungen.

Die KRINKO-Empfehlungen haben durch die Verbindung zu § 23 IfSG in Deutschland einen besonders hohen Stellenwert und sind auch für die Regelung der Hygiene in Pflegeeinrichtungen maßgeblich. Die KRINKO-Empfehlungen werden in sechs Bereiche unterteilt (genannt werden die jeweils wichtigen Empfehlungen für Pflegeeinrichtungen):

1. **Basishygiene**
   Betrifft die routinemäßig durchzuführenden Hygienemaßnahmen.
   - Händehygiene (2016)
   - Infektionsprävention bei übertragbaren Krankheiten (2015) (im ersten Teil dieser Empfehlung wird konkret auf die Elemente der Basishygiene Bezug genommen)
   - Aufbereitung von Medizinprodukten (2012)
2. **Device-assoziierte Infektionen und postoperative Wundinfektionen**
   Als „Devices" bezeichnet man invasive Zugänge wie Sonden oder Katheter. Sie haben innerhalb der Krankenhaushygiene einen hohen Stellenwert, weil sie mit relativ hohen Infektionsrisiken verbunden sind.
   - Katheterassoziierte Harnwegsinfektionen (2015)
   - Hygiene bei Punktionen und Infusionen (2011) und zugehöriger Kommentar (2021)
3. **Antibiotikaresistente Erreger und Clostridioides difficile**
   Betrifft den Umgang mit multiresistenten Erregern und *Clostridioides difficile,* die auch in Pflegeeinrichtungen verbreitet sind.
   - Hygienemaßnahmen bei *Clostridioides-difficile*-Infektion (CDI) (2018)
   - Prävention und Kontrolle von MRSA (2014)
4. **Infektionsprävention bei speziellen Patientengruppen**
   Gemeint sind Patientengruppen mit besonderen Dispositionen (z. B. Früh- und Neugeborene, aber auch Klienten von Pflegeeinrichtungen)
   - Infektionsprävention in Heimen (2005)
5. **Hygienefachpersonal**
   Hier finden sich Anforderungen und Aufgabenbeschreibungen für Krankenhaushygieniker, Hygienefachkräfte und anderes Hygienefachpersonal, aber auch für Hygienebeauftragte in Medizin und Pflege. Eine Bezugnahme ist jedoch nur für Krankenhäuser und andere medizinische Einrichtungen gegeben.
6. **Surveillance und Ausbruchsmanagement**
   Als Surveillance bezeichnet man innerhalb der Krankenhaushygiene die fortlaufende Erfassung und Auswertung nosokomialer Infektionen. Ein solches Vorgehen ist (bislang) für Pflegeeinrichtungen nicht vorgesehen.
   Auch die Ausführungen der KRINKO zum Management von Infektionsausbrüchen sind nicht an Pflegeeinrichtungen adressiert.

6.1.4 Weitere Regelwerke

Abgesehen von den erläuterten Regelwerken existieren weitere Vorgaben, die sich mit speziellen Themen wie Lebensmitteln, Abfällen, Medizinprodukten etc. befassen, die aber im Zusammenhang mit den jeweiligen Themen in den entsprechenden Kapiteln besprochen werden sollen.

Darüber hinaus gibt es noch zahlreiche hygienerelevante Empfehlungen unterschiedlicher Institutionen.

Empfehlungen der DGKH

Die Deutsche Gesellschaft für Krankenhaushygiene (DGKH) hat eine Sektion „Hygiene in der ambulanten und stationären Kranken- und Altenpflege/Rehabilitation", die zahlreiche Empfehlungen zur Hygiene in Pflegeeinrichtungen und -diensten erarbeitet hat.

Beispiele:

- Empfehlungen zur Kleidung und Schutzausrüstung für Pflegeberufe

- Empfehlungen in Bezug auf COVID-19
- Empfehlungen zum Umgang mit MRE-positiven Klienten (MRSA und MRGN)
- Empfehlungen zu Hygieneanforderungen beim Umgang mit Lebensmitteln in Krankenhäusern, Pflege und Rehabilitationseinrichtungen und neuen Wohnformen

Empfehlungen des NLGA

Das Niedersächsische Landesgesundheitsamt (NLGA) veröffentlicht Hygieneempfehlungen und Vorlagen für interne Regelwerke, die sich speziell an verschiedene außerklinische Einrichtungen und Dienste des Gesundheitswesens wenden.

Beispiele:

- Rahmenhygienepläne für unterschiedliche Pflegeeinrichtungen und -dienste
- Empfehlungen zur Qualifizierung hygienebeauftragter Pflegekräfte
- Empfehlungen zum Umgang mit MRE-positiven Klienten (MRSA und MRGN) auf der Website www.mre-netzwerke.niedersachsen.de

Empfehlungen der „Aktion Saubere Hände"

Bei der „Aktion Saubere Hände" (ASH) handelt es sich um eine nationale Kampagne zur Verbesserung der Compliance der Händedesinfektion (auch in Pflegeeinrichtungen). Der wissenschaftliche Beirat von „Aktion Saubere Hände" veröffentlicht u. a. hilfreiche Positionspapiere zu Fragen der Händedesinfektion.

Beispiele:

- Positionspapier zur Desinfizierbarkeit von Handschuhen
- Positionspapier zur Verwendung von Kitteltaschenflaschen

Normen

Normen sind spezielle Empfehlungen von Fachgesellschaften oder -ausschüssen, die sich vor allem mit technischen Details befassen. Im Bereich der Hygiene werden über Normen z. B. Details zur Sterilisation, zur Beschaffenheit von Persönlicher Schutzausrüstung oder zu den Anforderungen von Trinkwasseranlagen geregelt.

TIPPS & LINKS

Wer sich beruflich mit der Hygiene in Pflegeeinrichtungen befasst, kommt nicht umhin, sich eine entsprechende Linksammlung mit relevanten Rechtsnormen und Regelwerken aufzubauen. Hierfür stellt das Niedersächsische Landesgesundheitsamt (NLGA) unter dem Titel „Hygienekompass" eine Linkliste mit den wichtigsten externen Regelwerken für Alten- und Pflegeeinrichtungen, Tagespflegeeinrichtungen, ambulante Dienste und Intensiv-WGs als Download zur Verfügung: www.pflegehygiene.nlga.niedersachsen.de (dort: Rubrik/„Hygienekompass" auswählen).

6.2 Hygiene und Recht

6.2.1 Verbindlichkeit von Regelwerken

Je nach Ursprung haben übergeordnete Regelungen eine unterschiedliche Verbindlichkeit.

- **Gesetze** wie das Infektionsschutzgesetz, die für ganz Deutschland gelten sollen, werden in einem Gesetzgebungsverfahren vom Bundestag und Bundesrat verabschiedet und haben eine strikte Verbindlichkeit, die ggf. auch mit rechtlichen Sanktionen eingefordert werden kann. Auch die Bundesländer können Gesetze in einem eigenen Gesetzgebungsverfahren erlassen, die dann aber nur für das jeweilige Bundesland gelten.
- **Verordnungen** sind Teile eines Gesetzes, die detailliertere Bestimmungen zum Gesetzestext enthalten. Sie haben damit die gleiche Verbindlichkeit wie Gesetze.
- **Vorschriften** wie die Unfallverhütungsvorschriften sind rechtsautonome Normen, die Gesetzen und Verordnungen gleichwertig sind und deren Befolgung vom Herausgeber der jeweiligen Vorschrift erwartet wird. Somit hängt es von der Machtposition des Herausgebers ab, inwiefern die Einhaltung von Vorschriften eingefordert oder kontrolliert und die Missachtung mit Sanktionen belegt werden kann. Die Berufsgenossenschaft

verfügt als Herausgeber der Unfallverhütungsvorschriften gegenüber dem Arbeitgeber über diese Möglichkeiten.

- **Richtlinien, Normen oder Stellungnahmen von Experten(-gruppen)** stellen Empfehlungen dar, denen man sich zwar nicht verpflichtend anschließen muss. Die Rechtsprechung geht jedoch davon aus, dass den erhöhten Sorgfaltsanforderungen im Hygienebereich nur dann Genüge getan ist, wenn Bedingungen vorliegen, die dem Stand der Hygiene in jeder Hinsicht entsprechen. Der Stand der Hygiene ist wiederum Richtlinien, Normen und Stellungnahmen von Experten zu entnehmen. Wenn von einer Richtlinie abgewichen wird, ohne dabei einen mindestens gleichwertigen Standard zu erzielen, kann dies als Fahrlässigkeit ausgelegt werden.

MERKE
Die klientenbezogene Hygiene wird vorrangig über Fachempfehlungen geregelt; Hygiene im Rahmen des Arbeitsschutzes dagegen über Vorschriften.

6.2.2 Verteilung der Verantwortung

In Haftungsfragen wird zwischen Trägern, Vorgesetzten und Verrichtungsgehilfen (u. a. Pflegepersonal) unterschieden:

- Der **Träger** einer Einrichtung haftet für die zugesagten Leistungen des Heimvertrages und trägt die **Gesamtverantwortung.** Hierzu gehört neben der Schaffung baulicher und einrichtungstechnischer Voraussetzungen auch die Pflicht, ausreichendes und geeignetes Personal (Verrichtungsgehilfen) und Hilfsmittel zu stellen sowie Vorkehrungen gegen mögliche Gefahren zu treffen. Im Rahmen der Delikthaftung hat der Träger den Nachweis zu erbringen, dass er seine Mitarbeiter ordnungsgemäß ausgewählt, angeleitet und überwacht hat.
- **Vorgesetzte** haften zivilrechtlich für die ordnungsgemäße Personalauswahl sowie für deren Anleitung und Überwachung. Vorgesetzte können Arbeiten delegieren, also auf Verrichtungsgehilfen übertragen. Hierfür tragen sie eine **Anordnungsverantwortung**. Eine Anordnung setzt voraus, dass diejenige Person, der die Arbeit übertragen wird, aufgrund ihrer Ausbildung und Erfahrung in der Lage ist, sie sicher durchzuführen. Ggf. muss sich der Anordnende, z. B. bei der Übertragung von Injektionen, hiervon persönlich überzeugen.
- **Verrichtungsgehilfen** (auch: Erfüllungsgehilfen) führen Arbeiten durch, die an sie delegiert wurden und tragen dafür die **Durchführungsverantwortung**. Wer sich als Verrichtungsgehilfe nicht befähigt fühlt, eine an ihn delegierte Tätigkeit durchzuführen, muss dies gegenüber dem Anordnenden deutlich machen und die Arbeit ablehnen. Mangelnde Eigenprüfung und die Übernahme von Tätigkeiten, zu denen man eigentlich nicht befähigt ist, könnte sonst zu einem Übernahmeverschulden führen.

6.2.3 Haftung

Vertragliche Haftung

Basis des Verhältnisses zwischen dem Träger einer Pflegeeinrichtung und seiner Klienten ist der **Heimvertrag**. In diesem Vertrag werden insbesondere die Leistungen des Trägers beschrieben. Bezugspunkte sind die Unterkunft, die Verpflegung, die Betreuung und das Entgelt. In Pflegeeinrichtungen hat der Heimvertrag das Charakteristikum eines Dienstvertrages, in Wohneinrichtungen den eines Mietvertrages. Das Angebot der in diesem Vertrag genannten Leistung implementiert, auch ohne Nennung von Details, dass ihre Erbringung den aktuellen und durch Regelwerke vorgegebenen Qualitätsmaßstäben entspricht.

Bei ambulanten Pflegeeinrichtungen bildet der **Pflegevertrag** die Basis zwischen Pflegebedürftigem und Dienstleister. Der Vertrag regelt unter anderem die Art und den Umfang der Pflegeleistungen.

Hieraus ergibt sich die sogenannte vertragliche Haftung, deren Verletzung zu **zivilrechtlichen Konsequenzen** führen kann, die meist in finanzielle Forderungen münden.

Ordnungswidrigkeiten

Hygienemängel treten oft aufgrund von Kontrollen oder Begehungen zutage. Ein Verstoß gegen Gesetze und Vorschriften, ohne dass ein konkreter Schaden eingetreten ist, kann als Ordnungswidrigkeit geahndet werden, die von den aufsichtsführenden Behörden mit **verwaltungsrechtlichen Sanktionen** belegt werden kann.

Deliktische Haftung

Wenn es dagegen aufgrund von Hygienemängeln und anderem Fremdverschulden zum Schadensfall kommt, ist die deliktische Haftung abzuklären. Hier können neben zivilrechtlichen Konsequenzen auch **strafrechtliche Sanktionen** wirksam werden. Entscheidend ist, inwiefern eine Verletzung der Sorgfaltspflicht vorliegt und ob diese als leicht oder grob fahrlässig oder sogar als vorsätzlich einzustufen ist. Wenn es sich um grobe Fahrlässigkeit oder einen Vorsatz handelt bzw. wenn eine Betrachtung der etablierten Verhältnisse und/oder der vorliegenden Dokumentation einen solchen Rückschluss zulässt, tritt die sogenannte Beweislastumkehr in Kraft, bei welcher nicht der Klient die Schuld des Trägers, sondern der Träger seine Unschuld beweisen muss.

MERKE

Rechtliche Auseinandersetzungen in Bezug zur Hygiene einer Pflegeeinrichtung bzw. eines Pflegedienstes betreffen vorrangig die vertragliche Haftung. Für Hygienebeauftragte und Entscheidungsträger ist daher die genaue Kenntnis des Heimvertrages bzw. des Pflegevertrages unabdingbar.

6.3 Hygieneorganisation

6.3.1 Aspekte zur Gewährleistung einer guten Hygienequalität

Zur Gewährleistung einer guten Hygienequalität innerhalb einer Pflegeeinrichtung sind sehr unterschiedliche Aspekte zu berücksichtigen und regelnde Maßnahmen zu treffen:

- **Neu- und Umbauten, Renovierungen, Installationen** usw. sollen so erfolgen, dass Infektionsübertragungen entgegengewirkt wird.
- Die **Abfallentsorgung** muss die aktuellen Vorschriften und die Vorgaben der betreffenden Entsorgungsunternehmen berücksichtigen.
- Zur **Beschaffung und Wartung** hygienerelevanter Geräte, z. B. Steckbeckenspülen, ist entsprechendes Know-how notwendig.
- Die Herstellung und Verteilung von **Lebensmitteln** muss innerhalb eines Kontrollsystems gemäß den gesetzlichen Vorgaben erfolgen.
- Auch bei der Lagerung und Handhabung von **Arzneimitteln,** Sondennahrung usw. müssen Infektionsübertragungen ausgeschlossen werden.
- Die Vorbereitung, Durchführung und Nachbereitung **medizinisch-pflegerischer Maßnahmen** verlangt eine standardisierte und hygienisch sichere Arbeitsweise.
- Innerhalb des Personal- und Arbeitsschutzes müssen die Vorgaben der Unfallverhütungsvorschriften und weiterer Regelwerke zur **Arbeitssicherheit** berücksichtigt werden.
- Zur Intervention bei **Infektionszwischenfällen** sind neben kompetenten Ansprechpartnern standardisierte Organisationsfestlegungen notwendig.

6

6.3.2 Personelle Organisation

Die vorherige Aufstellung soll deutlich machen, dass Hygiene in Pflegeeinrichtungen nicht Sache eines einzelnen Mitarbeiters sein kann, welcher die gesamte Fach- und Entscheidungskompetenz in einer Person vereint, sondern in vielen Fällen die Koordination verschiedener Fachleute und/oder Entscheidungsträger erfordert. In größeren Institutionen empfiehlt sich hierzu die Schaffung eines **Hygiene-Arbeitskreises** oder einer **Hygienekommission** analog der Hygienekommission eines Krankenhauses. In kleineren Einrichtungen mag die Festlegung und Katalogisierung von Aufgaben und Zuständigkeiten sowie die Zuweisung von Kompetenzen, z. B. innerhalb von Stellenbeschreibungen, genügen, sodass nur in speziellen Fällen eine Teambildung notwendig ist.

TIPPS & LINKS

In der Empfehlung „Muster-Satzung für Hygienearbeitskreise" macht das Niedersächsische Landesgesundheitsamt (NLGA) Vorschläge für die Zusammensetzung, Organisation und Aufgaben von Hygienekommissionen und -arbeitskreisen in stationären Pflegeeinrichtungen. Sie ist als Download auf der Website www.pflegehygiene.nlga.niedersachsen.de verfügbar (dort: *Hygiene in Alten- und Pflegeheimen/Hygienepaket* wählen).

Beauftragte

Zumindest in größeren Pflegeeinrichtungen gibt es Mitarbeiter, die mit der Wahrnehmung besonderer Aufgaben beauftragt sind:

- **Sicherheitsbeauftragte** sind Mitarbeiter, die auf Kosten der jeweiligen Berufsgenossenschaft ein mehrtägiges Seminar besucht haben und neben ihrer Berufstätigkeit die Aspekte der Arbeitssicherheit beobachtend und beratend wahrnehmen.
- **Beauftragte für Medizinproduktesicherheit** sind gemäß § 6 der Medizinprodukte-Betreiberverordnung (MPBetreibV) zuverlässige Person mit medizinischer, naturwissenschaftlicher, pflegerischer, pharmazeutischer oder technischer Ausbildung. Sie nehmen in Pflegeeinrichtungen die Aufgaben einer Kontaktperson im Zusammenhang mit Meldungen über Risiken von Medizinprodukten sowie bei der Umsetzung von notwendigen korrektiven Maßnahmen wahr.
- **Hygienebeauftragte** in Pflegeeinrichtungen sind pflegerische Mitarbeiter, welche mit der zusätzlichen Aufgabe betraut sind, die Hygiene innerhalb ihrer Institution beratend zu fördern.

6

Externe Fachleute

In der Praxis ist auch der Einbezug externer Fachleute unabdingbar. Dies können z. B. folgende Personen sein:

- **Hausärzte,** die, wenn sie nicht zur betreffenden Einrichtung gehören und somit ohnehin Mitglied der Hygienekommission sind, als fester Ansprechpartner und Berater in hygienisch-medizinischen Fragen gewonnen werden sollten.
- **Vertragsapotheker,** d. h. Apotheker, die einen Vertrag mit dem Heimträger geschlossen haben, der die Versorgung der Heimbewohner mit Arzneimitteln und apothekenpflichtigen Medizinprodukten beinhaltet. Er ist u. a. Ansprechpartner für den hygienischen Umgang mit Medikamenten.
- **Krankenhaushygieniker**, d. h. Hygiene-Fachärzte, die z. B. bei baulichen Maßnahmen oder Infektionsausbrüchen beratend hinzugezogen werden sollten.
- **Hygienefachkräfte**, Pflegefachleute mit einer umfangreichen Zusatzausbildung, die in Krankenhäusern, z. B. bei der Erstellung von Hygieneplänen, bei der Durchführung mikrobiologischer Kontrollen oder der Schulung von Personal Hilfe leisten können.
- **Schädlingsbekämpfer**, welche die fachgerechte Erstellung und Durchführung eines Schädlingsbekämpfungplanes gewährleisten sollen.

6.3.3 Betriebsinterne Regelwerke

Unabhängig davon müssen die angesprochenen Aspekte in betriebsinternen Regelwerken wie dem Hygieneplan, den Reinigungs- und Desinfektionsplänen, den Abfallplan und weiteren Regelwerken verbindlich festgelegt werden:

- Ein **Hygieneplan** wird in § 36 IfSG (➤ Kap. 6.1.1) und in § 14 der BioStoffV (➤ Kap. 7.1.2) gefordert. Er enthält die internen Erkennungs-, Verhütungs- und Bekämpfungsmaßnahmen zum Infektionsschutz, mit dem Ziel, die Hygienequalität der Institution zu fördern und zu sichern. Hierbei kann es sich um Tabellen, Übersichten oder frei verfasste Standards handeln.
- Im Reinigungs- und **Desinfektionsplan** werden die fortlaufenden Reinigungs- und Desinfektionsmaßnahmen geregelt (➤ Kap. 9.1.2).
- Ein **Abfallplan** und **Wäschesortierplan** sollen darüber Aufschluss geben, welche Abfälle und welche Schmutzwäschesorten auf welche Weise entsorgt werden.
- Das **Selbstkontrollkonzept** (HACCP-Konzept) der Küche (➤ Kap. 10.3.5) soll die einwandfreie Herstellung und den hygienischen Umgang mit Lebensmitteln sichern.
- Der **Schädlingsbekämpfungsplan** soll in Verbindung mit einer fachlichen Betreuung eine systematische Schädlingsüberwachung und -bekämpfung gewährleisten.

MERKE

Für die Beschäftigten stellen interne Regelwerke stets eine Dienstanweisung dar. Zum einen muss gewährleistet sein, dass diesen Anweisungen Folge geleistet wird; zum anderen müssen interne Regelwerke so verfasst werden, dass man ihnen Folge leisten kann.

TIPPS & LINKS

Das Niedersächsische Landesgesundheitsamt stellt unter dem Titel „Hygienepaket" zahlreiche Vorlagen zur Schaffung interner Regelwerke auf der Website www.pflegehygiene.nlga.niedersachsen.de kostenfrei zur Verfügung (dort passende Rubrik und dann *Hygienepaket* wählen).

6.4 Ausbildung und Aufgaben von Hygienebeauftragten

Analog zu den hygienebeauftragten Pflegekräften in Krankenhäusern und anderen medizinischen Einrichtungen ist es auch in weiteren Einrichtungen des Gesundheitswesens sinnvoll, Hygienebeauftragte auszubilden und diese mit der besonderen Wahrnehmung des Hygieneaspektes zu betrauen. Sofern in der betreffenden Einrichtung medizinisch-pflegerische Maßnahmen erfolgen, ist es sinnvoll, wenn Hygienebeauftragte eine abgeschlossene Ausbildung in einem Pflegeberuf vorzuweisen haben.

6.4.1 Ausbildungs-Leitlinie der Deutschen Gesellschaft für Krankenhaushygiene (DGKH)

Bezüglich der Aufgaben, Ausbildungsinhalte und Ausbildungsdauer von **Hygienebeauftragten** gibt es zurzeit seitens der Behörden, Fachgesellschaften und Ausbildungseinrichtungen unterschiedliche Vorstellungen, zumal ein Konsens nur auf Länderebene möglich ist. Eine in diesem Zusammenhang häufig zitierte Stellungnahme ist in der bereits 2002 veröffentlichten und in 2012 überarbeiteten Leitlinie „Ausbildung von Hygienebeauftragten in Pflegeeinrichtungen und anderen betreuten gemeinschaftlichen Wohnformen" der Deutschen Gesellschaft für Krankenhaushygiene (DGKH) enthalten. Im Folgenden werden Passagen daraus, zum Teil auf das Wichtigste verkürzt, wiedergegeben:

- Zugangsvoraussetzungen sind eine abgeschlossene Berufsausbildung in einem Pflegeberuf und eine mind. zweijährige Berufsausübung in einer Pflegeeinrichtung.
- Als Ausbildungsumfang sind 200–300 Unterrichtsstunden mit folgenden Themen vorgesehen:
  - Grundlagen der Infektionskrankheiten und Mikrobiologie
  - Grundlagen der Hygiene
  - Grundlagen der Hygienetechnik
  - Spezielle Hygieneprobleme in Pflegeeinrichtungen
- Ferner beinhaltet der in dieser Leitlinie beschriebene Ausbildungslehrgang ein 2- bis 4- wöchiges Praktikum und eine Abschlussprüfung.
- In Einvernehmen mit dem Träger sind folgende Aufgaben wahrzunehmen:
  - Mitwirkung bei der Einhaltung der Regeln der Hygiene und Infektionsprävention durch regelmäßige Begehungen aller Bereiche, Überwachung von Pflegetechniken, Erstellung, Fortschreibung und Überwachung der Einhaltung von Hygiene- und Arbeitsplänen
  - Mitwirkung bei der Erkennung von nosokomialen Infektionen durch Aufzeichnung damit zusammenhängender Daten, Erstellung von Infektionsstatistiken und Mitarbeit bei epidemiologischen Untersuchungen
  - Unterrichtung von Verantwortlichen über Verdachtsfälle
  - Allgemeine und bereichsspezifische Beratung
  - Schulung und praktische Anleitung des Personals
  - Praktische Anleitung von in der Weiterbildung befindlichen Hygienebeauftragten
  - Mitwirkung bei der Auswahl hygienerelevanter Verfahren und Produkte
  - Mitwirkung bei der Planung funktioneller und baulicher Maßnahmen
- Die nach dieser Leitlinie ausgebildeten Hygienebeauftragten können als solche nur in Pflegeeinrichtungen beschäftigt werden, nicht aber in Krankenhäusern. Demgegenüber ist es für ausgebildete Hygienefachkräfte aufgrund ihrer sehr viel umfangreicheren Ausbildung durchaus möglich, Pflegeeinrichtungen zu betreuen.

6.4.2 Aufgaben und Rolle von Hygienebeauftragten

Wie die Ausbildung, so wird auch das Beschäftigungs- und Aufgabenfeld Hygienebeauftragter in der Praxis unterschiedlich gesehen. In den meisten Fällen ist seitens der Heimleitung nicht angedacht, die Position von zu Hygienebeauftragten ausgebildeten Pflegenden im Organigramm des Hauses zu ändern und damit auch nicht das Vorgesetztenverhältnis und die Weisungsbefugnis. Bei der Wahrnehmung der oben angedeuteten Aufgaben stehen jedoch Hygienebeauftragte in einem ungewohnt engen Kontakt zu innerbetrieblichen Entscheidungsträgern wie Heimleitung, Pflegedienstleitung, Hauswirtschaftsleitung, Hausmeister, Küchenchef etc. und zu außerbetrieblichen Institutionen wie Heimaufsicht, Medizinischer Dienst, Apotheken, Hausärzten oder Outsourcing-Unternehmen. Allen genannten Personen und Institutionen können Hygienebeauftragte durch eine bewusst unterstützte Wahrnehmung fachspezifischer Aufgaben eine wichtige Unterstützung bieten (➤ Tab. 6.3). Es ist da-

Tab. 6.3 Beispiele für hygienerelevante Aspekte der Leitungsbereiche und Möglichkeiten der Unterstützung durch den Hygienebeauftragten [M119/M1099]

Leitungspersonen	Hygienerelevante Aspekte	Unterstützung durch Hygienebeauftragten
Heimleitung	• Umgang mit Behörden, Ämtern etc. • Festlegung von Rahmenbedingungen gegenüber Fremdfirmen • Wahrnehmung der Gesamtverantwortung • Veranlassung von Bauten, Umbauten und Neuanschaffungen • Qualitätssicherung	• Erarbeitung von hauseigenen Hygieneplänen, Hygienestandards, Desinfektionsplänen etc. • Berichte über den Hygienestatus des Hauses • Statistische Erfassung und Auswertung bestimmter Infektions- und Kolonisationsfälle • Mitwirkung bei der Abklärung hygienerelevanter Regelungspunkte gegenüber außerhäusigen Institutionen • Organisation und Begleitung von behördlichen Begehungen • Beratung bei Vertragsgestaltungen, baulichen Maßnahmen und Neuanschaffungen hygienerelevanter Geräte, Einrichtungsgegenstände etc. • Betreuung des Hygienearbeitskreises
Pflegedienstleitung	• Infektionsprophylaxe bei medizinisch-pflegerischen Maßnahmen • Pflegerisches Management bei Infektionsausbrüchen • Aufbereitung medizinisch-pflegerisch genutzter Geräte, Instrumente oder Utensilien	• Erarbeitung von Hygieneplänen, Desinfektionsplänen und Hygienestandards des Pflegebereiches • Beratung bei der Erstellung von Pflegestandards • Beratung, Organisationsmitwirkung und Sicherung des Informationsflusses bei Infektionsausbrüchen • Begehung des Pflegebereiches • Auditieren medizinisch-pflegerischer Maßnahmen • Hygienebezogene Schulung des Pflegepersonals
Hauswirtschaftsleitung	• Einkauf von Desinfektions- und Reinigungsmittel • Organisation der Hausreinigung, Abfallbeseitigung • Wäscheaufbereitung	• Beratung bei der Auswahl von Desinfektions- und Reinigungsmitteln • Beratung bei der Erstellung von Abfall- und Wäscheentsorgungsplänen • Begehung der Wäscherei und Einrichtungen zur Abfallentsorgung • Auditieren der Arbeitsabläufe in der Wäscherei
Leiter der Haustechnik bzw. Hausmeister	• Wartung und Überprüfungen von hygienerelevanten Einrichtungen und Geräten • Bauliche Instandhaltung • Veranlassung eines Schädlingsmonitorings bzw. einer Schädlingsbekämpfung	• Einsichtnahme in Wartungspläne und deren hygienische Bewertung • Einsichtnahme in Pläne zum Schädlingsmonitoring und deren hygienische Bewertung • Durchführung von mikrobiologischen Geräteüberprüfungen
Küchenleitung	• Gewährleistung einer hygienegerechten Lebensmittelherstellung, -austeilung, -lagerung etc. • Erstellung und Management des HACCP-Konzeptes	• Beratung bei der Erstellung des HACCP-Konzeptes • Einsichtnahme in HACCP-Kontrollpläne und deren Bewertung • Begehung des Küchenbereiches • Auditieren der Arbeitsabläufe in der Küche

her unerlässlich, innerbetrieblich die Aufgaben, Kompetenzen und Befugnisse von Hygienebeauftragten in Form einer detaillierten Beschreibung verbindlich festzulegen und ihr/ihm entsprechende zeitliche Ressourcen und Arbeitsmittel, z. B. die zeitliche Nutzung eines EDV-Arbeitsplatzes mit Internetanschluss, bereitzustellen.

MERKE

Hygienebeauftragte sind in Pflegeeinrichtungen zwar erwünscht, aber in keiner Hinsicht vorgeschrieben. Das betrifft auch die Ausbildung und die Aufgaben von Hygienebeauftragten.

KAPITEL

7 Personalbezogene Hygiene

Die Hygiene in stationären Einrichtungen des Gesundheitswesens ist im Wesentlichen von der Sachkenntnis und der Disziplin des Personals abhängig. Dies trifft nicht nur im Sinne des Klientenschutzes, sondern auch im Sinne der Arbeitssicherheit zu.

In diesem Abschnitt wird die Personalhygiene als eine Art Sicherheitskultur angesehen, die sich in Regelwerken und Organisationsstrukturen (➤ Kap. 7.1), im äußeren Erscheinungsbild des Mitarbeiters (➤ Kap. 7.2), im sinnvollen Gebrauch von Arbeits- und Schutzkleidung (➤ Kap. 7.3) und vor allem in einer verlässlichen Händehygiene (➤ Kap. 7.4) widerspiegelt.

Auch wenn diesbezüglich gute Rahmenbedingungen geschaffen wurden, sind Verletzungen und nachfolgende Infektionen nicht ausgeschlossen. Neben Ausführungen über Infektionsgefahren am Arbeitsplatz werden in ➤ Kap. 7.5 Informationen über richtige Verhaltensweisen im Verletzungsfall und über Impfmöglichkeiten gegeben.

7.1 Regelwerke

Basierend auf der Sozialgesetzgebung gibt es in Deutschland zahlreiche Gesetze und Vorschriften zum Thema Arbeitsschutz. Hygienerelevant sind vor allem das Arbeitsschutzgesetz (➤ Kap. 7.1.1), die Biostoffverordnung (➤ Kap. 7.1.2), das Arbeitssicherheitsgesetz(➤ Kap. 7.1.3) und das DGUV-Vorschriften- und -Regelwerk (➤ Kap. 7.1.4).

7.1.1 Arbeitsschutzgesetz (ArbSchG)

DEFINITION

Arbeitsschutz Der Begriff „Arbeitsschutz" bezieht sich laut ArbSchG auf „... *Maßnahmen zur Verhütung von Unfällen bei der Arbeit und arbeitsbedingten Gesundheitsgefahren einschließlich Maßnahmen der menschengerechten Gestaltung der Arbeit."* (§ 2 Abs. 1 ArbSchG)

Arbeitssicherheit Der Begriff „Arbeitssicherheit" ist in der Praxis geprägt worden und wird sowohl zur Beschreibung eines Zieles (Zustand der „sicheren Arbeit"), zur Eingrenzung von Aufgabeninhalten (Sicherheitstechnik, menschengerechte Gestaltung der Arbeit) oder zur organisatorischen Abgrenzung von Zuständigkeiten (Arbeitssicherheitsabteilung, Referat für Arbeitssicherheit etc.) verwendet. Die „Arbeitssicherheit" kann somit als Ziel und der „Arbeitsschutz" als Bündel von Aufgaben und Maßnahmen zu dessen Erreichung verstanden werden."

Arbeitsmedizin Fachgebiet der Medizin, das sich in der Forschung, Lehre und Praxis mit der Untersuchung, Bewertung, Begutachtung und Beeinflussung der Wechselbeziehungen zwischen Anforderungen, Bedingungen und Organisation der Arbeit sowie dem Menschen, seiner Gesundheit, seiner Arbeits- und Beschäftigungsfähigkeit und seinen Krankheiten befasst.

Die Belange des Arbeitsschutzes werden in Deutschland durch das „Gesetz über die Durchführung von Maßnahmen des Arbeitsschutzes zur Verbesserung der Sicherheit und des Gesundheitsschutzes der Beschäftigten bei der Arbeit" (Arbeitsschutzgesetz, ArbSchG) geregelt, wobei es sich um die Umsetzung der Europäischen Richtlinie 89/391 EWG handelt. Ziel des Gesetzes ist es, die Gesundheit aller Beschäftigten durch Maßnahmen des Arbeitsschutzes zu sichern und zu verbessern.

Das ArbSchG wendet sich vorrangig an den **Arbeitgeber** und verpflichtet ihn u. a.,

- durch eine Beurteilung der für die Beschäftigten mit ihrer Arbeit verbundenen Gefährdung zu ermitteln, welche Maßnahmen des Arbeitsschutzes erforderlich sind (Gefährdungsbeurteilung),

- die erforderlichen Maßnahmen des Arbeitsschutzes unter Berücksichtigung der Umstände zu treffen, die Sicherheit und Gesundheit der Beschäftigten bei der Arbeit beeinflussen,
- die Arbeit so zu gestalten, dass eine Gefährdung für das Leben sowie die physische und die psychische Gesundheit möglichst vermieden und die verbleibende Gefährdung möglichst geringgehalten wird,
- die Maßnahmen auf ihre Wirksamkeit zu überprüfen und erforderlichenfalls sich ändernden Gegebenheiten anzupassen,
- für eine geeignete Organisation zu sorgen und die erforderlichen Mittel bereitzustellen,
- den Beschäftigten geeignete Anweisungen zu erteilen,
- das Ergebnis der Gefährdungsbeurteilung, die von ihm festgelegten Maßnahmen des Arbeitsschutzes und das Ergebnis ihrer Überprüfung zu dokumentieren.

Weitere Vorgaben des ArbSchG wenden sich an die **Beschäftigten,** die verpflichtet sind,

- nach ihren Möglichkeiten sowie gemäß der Unterweisung und Weisung des Arbeitgebers für ihre Sicherheit und Gesundheit bei der Arbeit Sorge zu tragen,
- Arbeitsmittel sowie Schutzvorrichtungen und die ihnen zur Verfügung gestellte Persönliche Schutzausrüstung bestimmungsgemäß zu verwenden,
- dem Arbeitgeber oder dem zuständigen Vorgesetzten jede von ihnen festgestellte unmittelbare erhebliche Gefahr für die Sicherheit und Gesundheit sowie jeden an den Schutzsystemen festgestellten Defekt unverzüglich zu melden.

Ergänzt wird das ArbSchG durch eine Reihe von **Verordnungen,** wie z. B. die Arbeitsstättenverordnung (ArbStättV) oder die Gefahrstoffverordnung (GefStoffV). Bezogen auf die Hygiene in Einrichtungen des Gesundheitswesens ist vor allem die Biostoffverordnung (BioStoffV) relevant.

7.1.2 Biostoffverordnung und TRBA 250

Die **Biostoffverordnung** (BioStoffV) regelt die Maßnahmen zum Schutz von Sicherheit und Gesundheit der Beschäftigten im Umgang mit Biologischen Arbeitsstoffen (Biostoffen). Sie gilt für sehr unterschiedliche Branchen und Arbeitsbereiche.

DEFINITION

Biostoffe sind im Wesentlichen Mikroorganismen, Zellkulturen sowie Endo- und Ektoparasiten, die beim Menschen die Gesundheit schädigende Wirkungen auslösen können. In Pflegeeinrichtungen stehen in Zusammenhang mit Biostoffen potenziell infektiöse Materialien wie Körperflüssigkeiten (z. B. Blut oder Speichel) oder Körperausscheidungen (z. B. Fäkalien oder Urin) im Vordergrund.

Wie die Biostoffverordnung in Einrichtungen des Gesundheitswesens umzusetzen ist, regelt vorrangig die **TRBA 250.** Das Kürzel TRBA steht für „Technische Regeln für Biologische Arbeitsstoffe“, die Nummer dahinter spezifiziert den jeweiligen Tätigkeitsbereich. Die TRBA 250 bezieht sich also explizit auf „Biologische Arbeitsstoffe im Gesundheitswesen und in der Wohlfahrtspflege“. Die Frage der Zuständigkeiten und Kompetenzen im Zusammenhang mit der Umsetzung der BioStoffV wird durch die TRBA 200 geregelt.

Sowohl die BioStoffV als auch die TRBA 250 wendet sich in ihren Forderungen und Aussagen an den Arbeitgeber. Ihm werden in diesen Regelwerken folgende Aufgaben zugewiesen:

- Durchführung einer **Gefährdungsbeurteilung**. Erfasst und beurteilt wird,
  - welche Tätigkeiten von den Beschäftigten ausgeübt werden,
  - welche Biostoffe dabei erfahrungsgemäß vorkommen können und welcher von vier Risikogruppen sie zuzuordnen sind
  - mit welchen Übertragungswegen dabei zu rechnen ist.
- Zuordnung von **Schutzstufen**. Basierend auf den Ergebnissen der Gefährdungsbeurteilung wird festgelegt, welche von vier Schutzstufen anzuwenden sind. Bei nichtmedizinischen Einrichtungen sind i. d. R. die Schutzstufen 1 und 2 zutreffend.
- Veranlassung von **Schutzmaßnahmen**. Welche Maßnahmen des Arbeitsschutzes vor Ort zu ergreifen sind, richtet sich nach den zuvor festgelegten Schutzstufen. Maßnahmen der Schutzstufe 1 sind **Mindestschutzmaßnahmen**, die von jeder Einrichtung des Gesundheitswesens einzuhalten sind und zu denen ggf. Maßnahmen entsprechend der Schutzstufe 2 hinzukommen.

- Erstellung von **Betriebs- und Arbeitsanweisungen**. Welche Maßnahmen des Arbeitsschutzes in welcher Situation erfolgen sollen, entnehmen die Beschäftigten den Betriebs- und Arbeitsanweisungen, die seitens des Arbeitgebers auf Basis der anzuwendenden Schutzstufen erstellt wurden (➤ Abb. 7.1).
- **Unterweisung** der Beschäftigten. Beschäftigte, die Tätigkeiten mit biologischen Arbeitsstoffen ausführen, müssen anhand der Betriebsanweisung und des Hygieneplans über die auftretenden Gefahren und über die Schutzmaßnahmen mündlich unterwiesen werden. Die Unterweisung ist u. a. vor Aufnahme der Tätigkeiten und danach mindestens jährlich durchzuführen.

DEFINITION

Betriebsanweisungen Schriftliche, arbeitsplatz- und tätigkeitsbezogene Anordnungen des Arbeitgebers für den korrekten und sicheren Umgang mit Arbeitsmitteln und gefährlichen Stoffen (z. B. Biostoffen). Sie gelten i. d. R. für ein Bündel von Tätigkeiten (z. B. pflegerische Handlungsabläufe).

Arbeitsanweisungen Vorgaben für eine bestimmte Tätigkeit (z. B. Umgang mit scharfen kontaminierten Abfällen).

MERKE

Die TRBA 250 ist in der Praxis das wichtigste Dokument zur Infektionsprävention im Rahmen des Arbeitsschutzes. Die meisten Fragestellungen zur Personalhygiene lassen sich über dieses Regelwerk beantworten.

Mindestschutzmaßnahmen

Die anzuwendenden Maßnahmen bei Tätigkeiten der Schutzstufe 1 werden unter Punkt 4.1 TRBA 250 erläutert und dort als Mindestschutzmaßnahmen bezeichnet. Bezug genommen wird auf folgende Regelungspunkte:

- Einrichtung von Handwaschplätzen
- Hygienische Händedesinfektion, wobei überall dort, wo eine Händedesinfektion erforderlich ist, Desinfektionsmittelspender bereitzustellen sind
- Hautschutz und -pflege, wobei u. a. auf die Notwendigkeit eines Hautschutzplans hingewiesen wird
- Schaffung bzw. Vorhandensein von leicht zu reinigenden und Reinigungs- bzw. desinfektionsmittelbeständigen Oberflächen
- Schaffung bzw. Vorhandensein eines Hygieneplans
- Verbot des Konsums von Nahrungs- und Genussmitteln an Arbeitsplätzen, an denen die Gefahr einer Kontamination durch biologische Arbeitsstoffe besteht
- Verbot von Schmuck und künstlichen Fingernägeln bei Tätigkeiten, die eine hygienische Händedesinfektion erfordern
- Schaffung bzw. Vorhandensein einer vom Arbeitsplatz getrennten Umkleidemöglichkeit
- Grundlegender Umgang mit diagnostischen Proben
- Schutzmaßnahmen bei Tätigkeiten der Schutzstufe 2.

Weitere Schutzmaßnahmen

Die der Schutzstufe 2 zugeordneten Maßnahmen sind zusätzlich zu den Mindestschutzmaßnahmen zu ergreifen. Details enthält Punkt 4.2 der TRBA 250. Bedeutsam für Einrichtungen des Gesundheitswesens sind folgende Regelungspunkte:

- Notwendigkeit desinfektionsmittelbeständiger Oberflächen
- Beschaffenheit von und Umgang mit Toiletten
- Prävention von Nadelstichverletzungen, mit Ausführungen zur Notwendigkeit von Sicherheitsgeräten (Sicherheitskanülen) und zur sachgerechten Entsorgung von gebrauchten spitzen oder scharfen Instrumenten (wie Kanülen oder Lanzetten)
- Bereitstellung und Einsatz Persönlicher Schutzausrüstung, wobei der Arbeitgeber die Pflicht der Bereitstellung und der Beschäftigte die Pflicht der Benutzung hat
- Beschaffenheit von und Umgang mit Schutzkleidung, Schutzhandschuhen, Augen- und Gesichtsschutz und Atemschutz.

Maßnahmen der Schutzstufen 3 und 4 kommen in nichtmedizinischen Einrichtungen nur in außergewöhnlichen Situationen zur Anwendung (z. B. COVID-19 oder offene Lungentuberkulose).

TIPPS & LINKS

Das Niedersächsische Landesgesundheitsamt (NLGA) beschreibt in der Informationsschrift „Umsetzung der BioStoffV in stationären Pflegeeinrichtungen" auf verständliche Weise, wie die Forderungen der BioStoffV und der TRBA 250 einfach umgesetzt werden können.

Verantwortlich: | Stand:

Unterschrift:

Betriebsanweisung

nach § 14 BioStoffV

Seniorenheim

Inkontinenzversorgung, Hilfe bei Toilettengängen, Wäschewechsel verschmutzter Wäsche

GEFAHRENBEZEICHNUNG

Es muss vor allem mit Infektionserregern gerechnet werden, die Erkrankungen des Magen-Darm-Traktes auslösen können, exemplarisch sind hier Noroviren, *Campylobacter* spp. und *Clostridium difficile* zu nennen. Daneben können andere über Körperausscheidungen übertragbare Infektionserreger, wie Hepatitis-A-Virus, eine Gefährdung darstellen.
Die genannten Erreger sind alle in Risikogruppe 2 eingestuft.

GEFAHREN FÜR DEN MENSCHEN

Die Übertragung der Erreger kann durch Kontakt mit Stuhl/Urin oder kontaminierten Gegenständen oder Wäsche wie Steckbecken, Bettwäsche erfolgen.

SCHUTZMASSNAHMEN UND VERHALTENSREGELN

- Bereitgestellte Arbeitskleidung (60°C waschbar) tragen – ist mit Kontaminationen zu rechnen, so ist die geeignete Schutzkleidung (Einmalkittel; flüssigkeitsdichte Schürze) zu verwenden.
- Zum Sammeln kontaminierter Arbeitskleidung und Schutzkleidung stehen Behältnisse zur Verfügung.

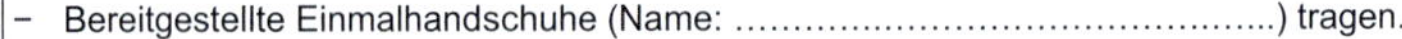

- Bereitgestellte Einmalhandschuhe (Name: ....) tragen.

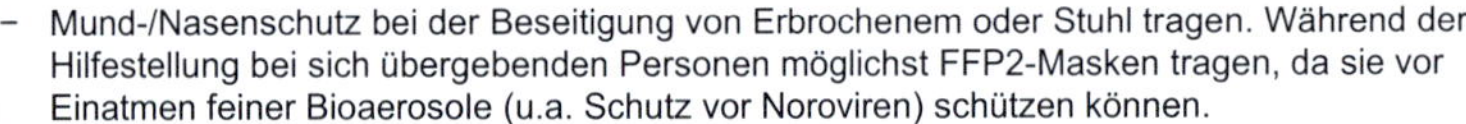

- Mund-/Nasenschutz bei der Beseitigung von Erbrochenem oder Stuhl tragen. Während der Hilfestellung bei sich übergebenden Personen möglichst FFP2-Masken tragen, da sie vor Einatmen feiner Bioaerosole (u.a. Schutz vor Noroviren) schützen können.
- Aufgefundene spitze, scharfe Arbeitsgeräte sind in den gekennzeichneten, durchstichsicheren Behältern zu sammeln.

Beachten Sie den Hygiene- und Hautschutzplan:

- Händedesinfektionsmittel verwenden! Achtung: viruzides Produkt (Name: ....) bei Norovirusinfektionen benutzen!
- Schmuck/Ringe an Händen und Unterarmen sind bei diesen Tätigkeiten nicht erlaubt!
- Verunreinigte/kontaminierte Haut waschen; insbesondere wenn mit Sporenbildnern wie *Clostridium difficile* zu rechnen ist.
- Zum Abtrocknen Einmal-(Papier-)handtücher verwenden, Hautschutz und -pflegemittel einsetzen.
- Reinigung und Desinfektion von Arbeitsflächen, bei Norovirusinfektionen hierzu bereitgestelltes Produkt (Name: ....) verwenden!
- Desinfektionsmittel: Einwirkzeiten beachten; sprühen vermeiden!
- Angebotene arbeitsmedizinische Vorsorge beachten!

Die Nahrungs- und Genussmittel dürfen nur in den Pausenräumen gelagert und zu sich genommen werden.

VERHALTEN IM GEFAHRFALL

Nach Verunreinigung/Kontamination betroffene Stellen desinfizieren, grobe Verschmutzungen mit Einmaltuch vorher aufnehmen.
Bei Bedarf weitere Schutzmaßnahmen treffen. Vorgesetzten benachrichtigen!

ERSTE HILFE

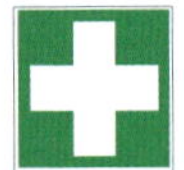

Durchgangsarzt: .... Betriebsarzt: ....

Vorkommnisse im Verbandbuch dokumentieren.

Notruf / Rettungsleitstelle: (0) 112

SACHGERECHTE ENTSORGUNG

Möglicherweise kontaminierte Materialien in Mülleimern mit Deckeln und ausreichend stabilen Plastiksäcken sammeln. Anschließend direkt im Hausmüll entsorgen.

Abb. 7.1 Beispiel für eine Betriebsanweisung gemäß § 14 BioStoffV [W1175]

7.1.3 Arbeitssicherheitsgesetz (ASiG)

Das „Gesetz über Betriebsärzte, Sicherheitsingenieure und andere Fachkräfte für Arbeitssicherheit" (Arbeitssicherheitsgesetz, ASiG) bestimmt, dass der Unternehmer zur Unterstützung seiner Aufgaben auf dem Gebiet des Arbeitsschutzes und der Unfallverhütung Betriebsärzte und Fachkräfte für Arbeitssicherheit zu bestellen hat. Im Einzelnen wird festgelegt, welche Aufgaben diese Personen haben, welchen Anforderungen sie genügen müssen, wie sie miteinander, mit sonstigen Beauftragten des Arbeitgebers und mit dem Betriebsrat zusammenarbeiten sollen und dass ein Arbeitsschutzausschuss (ASA) zu bilden ist:

- **Fachkräfte für Arbeitssicherheit (Sifa)** sind in der Regel Ingenieure (**Sicherheitsingenieure**), Techniker (**Sicherheitstechniker**) oder Meister (**Sicherheitsmeister**) mit einer besonderen Ausbildung in Sicherheitstechnik. Ihre vorrangige Aufgabe besteht in der Beratung von Arbeitgebern in Fragen des Arbeitsschutzes und der Unfallverhütung. Sie werden von Einrichtungen des Gesundheitswesens meist nur punktuell zur Abklärung bestimmter Sachfragen, z. B. im Rahmen von Neu- oder Umbauten, hinzugezogen.
- **Betriebsärzte** sind Mediziner, die eine Zusatzausbildung im Bereich der Arbeitsmedizin haben. Ihre Aufgaben liegen hauptsächlich in der Beratung, Untersuchung und weiteren arbeitsmedizinischen Betreuung der Mitarbeiter. Unabhängig von der Größe der Einrichtung muss stets eine betriebsärztliche Betreuung gesichert sein.
- **Sicherheitsbeauftragte** sind Beschäftigte, die auf Kosten der jeweiligen Berufsgenossenschaft ein mehrtägiges Seminar besucht haben und neben ihrer Berufstätigkeit die Aspekte der Arbeitssicherheit beobachtend und beratend wahrnehmen.
- **Arbeitsschutzausschuss** (ASA): Arbeitgeber mit mehr als 20 Beschäftigten müssen in ihrem Betrieb einen Arbeitsschutzausschuss bilden. Er setzt sich zusammen aus dem Unternehmer, den oben genannten Fachpersonen und Vertretern des Betriebsrates. Der ASA soll im Wesentlichen die im Arbeitsschutz und der Unfallverhütung befassten Funktionsträger zusammenbringen, um über die Angelegenheiten des Arbeitsschutzes zu beraten.

7.1.4 DGUV-Vorschriften- und -Regelwerk

Die Deutsche Gesetzliche Unfallversicherung (DGUV) und die ihr zugeordneten Berufsgenossenschaften und Unfallkassen haben als Unfallversicherungsträger den gesetzlichen Auftrag, mit allen geeigneten Mitteln für die Verhütung von Arbeitsunfällen, Berufskrankheiten und arbeitsbedingten Gesundheitsgefahren zu sorgen (Maßnahmen des Arbeitsschutzes und der Arbeitssicherheit). Dazu haben die Unfallversicherungsträger ein umfassendes Vorschriften- und Regelwerk (Unfallverhütungsvorschriften, Regeln, Informationen und Grundsätze) zur Unterstützung der Unternehmer und Versicherten bei der Wahrnehmung ihrer Pflichten im Bereich Sicherheit und Gesundheit erarbeitet. Innerhalb dieses Vorschriften- und Regelwerks werden auch arbeitsschutzhygienische Regelungen vorgegeben.

Für Einrichtungen des Gesundheitsdienstes sind vor allem folgende Teile des DGUV-Vorschriften- und -Regelwerkes von Interesse:

- DGUV-Vorschrift 1 (vormals BGV A1): **„Grundsätze der Prävention"**
  Allgemeine Unfallverhütungsvorschriften
- DGUV-Vorschrift 2 (vormals BGV A2): **„Betriebsärzte und Fachkräfte für Arbeitssicherheit"**
  Vorgaben zur Beauftragung, den Aufgaben und den Einsatzzeiten von Betriebsärzten und Fachkräften für Arbeitssicherheit, abgestimmt auf die Beschäftigtenanzahl der Einrichtungen
- TRBA 200: **„Anforderungen an die Fachkunde nach Biostoffverordnung"**
  Kompetenzzuweisungen in Bezug auf die Umsetzung der BioStoffV, insbesondere für die Durchführung der Gefährdungsbeurteilung und bei der Übertragung bestimmter Tätigkeiten auf fachkundiges Personal mit geeigneter Berufsausbildung und Berufserfahrung
- TRBA 250: **„Biologische Arbeitsstoffe im Gesundheitsdienst und in der Wohlfahrtspflege"**
  Konkrete Vorgaben zur Umsetzung der BioStoffV in Pflegeeinrichtungen und -diensten
- DGUV-Information 212–017: **„Allgemeine Präventionsleitlinie Hautschutz"**
  Erläuterung von hautschädigenden Faktoren und Regeln zur Prävention von Hautschädigungen

TIPPS & LINKS

In der Regel sind Beschäftigte im Gesundheitswesen in der „Berufsgenossenschaft für Gesundheitsdienst und Wohlfahrtspflege" (BGW) versichert. Die Internetplattform der BGW www.bgw-online.de ist daher die vorrangige Anlaufstelle für Fragen und Belange des Arbeitsschutzes in Einrichtungen des Gesundheitswesens.

7.2 Äußeres Erscheinungsbild

Unabhängig vom jeweiligen Arbeitsplatz wird ein ordentliches und sauberes Erscheinungsbild der Beschäftigten vorausgesetzt, da dieses nicht nur das hygienische Selbstverständnis der Einrichtung widerspiegelt, sondern auch zum Wohlbefinden und zum Sicherheitsgefühl des Klienten beiträgt. Für direkt am und mit dem Klienten arbeitende Personen gilt:

- Die Hände sollen in einem gepflegten Zustand sein.
- Die Indikationen und Durchführungsanweisungen zur Händereinigung und Händedesinfektion sind einzuhalten.
- An Händen und Unterarmen dürfen beim Umgang mit Klienten keine Schmuckstücke oder Uhren getragen werden. Das Tragen von Nagellack ist i. d. R. nicht zulässig.
- Es ist darauf zu achten, dass langes Haar nicht in den Arbeitsbereich herabhängt.
- Mitarbeiter, die Krankheitserreger ausscheiden, müssen hierüber ihren Vorgesetzten informieren, der daraufhin zur Abklärung weiterer Maßnahmen Kontakt mit dem betriebsärztlichen Dienst aufnimmt.
- Es ist eigenverantwortlich darauf zu achten, dass sich die während des Dienstes getragene Kleidung in einem sauberen Zustand befindet und gemäß den Festlegungen für Arbeits-, Bereichs- und Schutzkleidung getragen, gewechselt und der Aufbereitung übergeben wird.

7.3 Arbeits- und Schutzkleidung

Beim beruflichen Umgang mit Klienten kommen Pflegende zwangsläufig mit Biostoffen in Kontakt, wodurch die Verwendung von Arbeits- und Schutzkleidung notwendig wird.

7.3.1 Arbeitskleidung

Als „Arbeitskleidung" (auch: „Berufskleidung" oder „Dienstkleidung") bezeichnen die TRBA 250 *„Kleidung, die anstelle oder in Ergänzung der Privatkleidung bei der Arbeit getragen wird"*, ohne dass damit eine spezielle Schutzfunktion verbunden wäre (womit nicht gemeint ist, dass sie keine Schutzfunktion haben kann). Arbeitskleidung in Form von Kitteln, Kasacks oder Overalls dient zum einen dazu, Berufsangehörige als solche kenntlich zu machen, zum anderen auch zum Schutz der Privatkleidung vor Verunreinigungen im Rahmen der Berufstätigkeit.

Bezüglich der Ausstattung von Beschäftigten mit Arbeitskleidung fehlen verbindliche Vorgaben. Jedoch wird in Punkt 4.2.7 der TRBA 250 verlangt, dass der Arbeitgeber kontaminierte Arbeitskleidung desinfizierend aufbereiten muss. Kontaminierte Arbeitskleidung darf daher zum Waschen nicht mit nach Hause genommen werden.

Verbindliche Vorgaben fehlen auch zur Beschaffenheit und zum Wechsel der Arbeitskleidung. Erwartet wird, dass die Arbeitskleidung

- aus Baumwoll-Mischgewebe, Mikrofaser oder Kunststoff besteht,
- bei Bedarf flüssigkeitsabweisend oder -dicht ist,
- für eine chemo-thermische oder thermische desinfizierende Aufbereitung geeignet ist,
- ein Wechsel sofort nach einer Kontamination und nach Beendigung der Tätigkeit erfolgt.

7.3.2 Schutzkleidung und Persönliche Schutzausrüstung

Schutzkleidung und Persönliche Schutzausrüstung (PSA) dient in Pflegeeinrichtungen dazu, die Pflegenden vor Gefahren wie Infektion, Allergisierung oder

Verletzung zu schützen. Man spricht von **„Barrieremaßnahmen“**: *„Die persönliche Schutzausrüstung (PSA) bildet eine mechanische Barriere zwischen dem Träger und seiner Umgebung. Daher dient ihr Einsatz nicht nur dem Schutz des Personals, sondern auch dazu (bei sachgerechter Anwendung und Entsorgung), die Weiterverbreitung von Krankheitserregern zu verhindern.“* (KRINKO 2015)

Welche Art von Schutzkleidung bzw. Persönlicher Schutzausrüstung in welchen Situationen zu verwenden ist, basiert einerseits auf den Vorgaben des DGUV-Vorschriften- und -Regelwerkes, wie z. B. der TRBA 250, und den hygienebezogenen Fachempfehlungen, z. B. die der KRINKO. Pflegende orientieren sich jedoch an den für sie geltenden Betriebs- und Arbeitsanweisungen, die gemäß den Ergebnissen der Gefährdungsbeurteilungen vor Ort vom Arbeitgeber erstellt wurden (➤ Kap. 7.1.2).

MERKE

Im Gegensatz zur Arbeitskleidung sind die Indikationen und ist die Beschaffenheit von Schutzkleidung und PSA über die TRBA 250 und weitere Regelwerke des Arbeitsschutzes klar vorgegeben.

DEFINITION

Persönliche Schutzausrüstung (PSA) *„... ist jede Ausrüstung, die dazu bestimmt ist, von den Beschäftigten benutzt oder getragen zu werden, um sich gegen eine Gefährdung für ihre Sicherheit und Gesundheit zu schützen.“* (PSA-Benutzungsverordnung)

Schutzkleidung bezeichnet Kleidung, die Rumpf, Arme oder Beine schützt (z. B. ein langärmliger Schutzkittel).

HINWEIS

Im folgenden Textabschnitt wird auf einige Normen verwiesen, wobei auf die zugehörigen Jahreszahlen verzichtet wurde und stets die jeweils gültige Fassung gemeint ist.

In Pflegeeinrichtungen findet folgende Schutzkleidung bzw. Persönliche Schutzausrüstung Anwendung:

- **Mund-Nasen-Schutz-Maske** (MNS-Maske) (➤ Abb. 7.2a) zum Schutz des Gegenübers bzw. des Personals vor Kontakten bzw. Tröpfchenübertragungen, z. B. beim Absaugen von Atemwegssekreten. Geeignet sind mehrlagige medizinische MNS-Masken gemäß DIN EN 14683.
- **FFP-Maske** (Partikelfiltrierende Halbmaske, FFP = Filtering Face Piece), auch als Atemschutzmaske bezeichnet (➤ Abb. 7.2b), zum Schutz der Beschäftigten vor infektiösen Aerosolen, z. B. bei der Pflege im Zusammenhang mit COVID-19. FFP-Masken gibt es in drei Abstufungen, wobei die Stufe FFP3 die geringste Gesamtleckage bzw. höchste Schutzwirkung aufweist. Pflegeeinrichtungen benötigen i. d. R. FFP2-Masken gemäß DIN EN 149:2001+. Der Hauptunterschied zwischen MNS- und FFP-Masken besteht in den dichtsitzenden Rändern der FFP-Masken auf der Gesichtshaut, was dazu führt, dass bei sachgerechter Anwendung Feinstäube oder Aerosole nicht an den Maskenrändern vorbei inhaliert werden.
- **Faceshield** (➤ Abb. 7.2c) als Schutz des Gesichts vor verspritzten Tröpfchen
- **Schutzbrille** (➤ Abb. 7.2d) zum Schutz der Augen vor infektiösen oder anderweitig schädigenden Substanzen, z. B. beim Umfüllen oder Auffüllen von Reinigungsmitteln, gemäß DIN EN 166.
- **Flüssigkeitsdichte Schürze** (➤ Abb. 7.2e) zum Schutz der Arbeitskleidung vor Nässe sowie vor infektiösen oder anderweitig schädigenden Substanzen, z. B. bei der Pflege inkontinenter Klienten.
- **Langärmliger Schutzkittel** aus Textil oder Einmalmaterial (➤ Abb. 7.2f und g), um Arbeitskleidung bei Eingriffen oder Pflegemaßnahmen vor direktem Kontakt mit Blut, Sekreten, Exkreten oder mit anderen kontaminierten Materialien zu schützen, z. B. bei der Pflege von infektiösen Klienten. Geeignet sind Schutzkittel gemäß DIN EN 14126.
- **Haarschutzhaube** (➤ Abb. 7.2h) zum Schutz der Umgebung vor herabfallenden Haaren und Schuppen, z. B. bei der Herstellung von Lebensmitteln.
- **Schutzhandschuhe** (➤ Abb. 7.2i) aus Latex, Nitril oder anderen Materialien zum Schutz des Personals vor Nässe sowie vor Biostoffen und ggf. vor anderen schädigenden Substanzen, z. B. beim Umgang mit Fäkalien oder bei der Arbeit mit Flächendesinfektionsmitteln. Als Persönliche Schutzausrüstung zum Schutz vor Biostoffen sind Schutzhandschuhe gemäß DIN EN 420 und DIN EN 374 geeignet. Auch Haushaltshandschuhe, die vor Feuchtigkeit und Chemikalien schützen

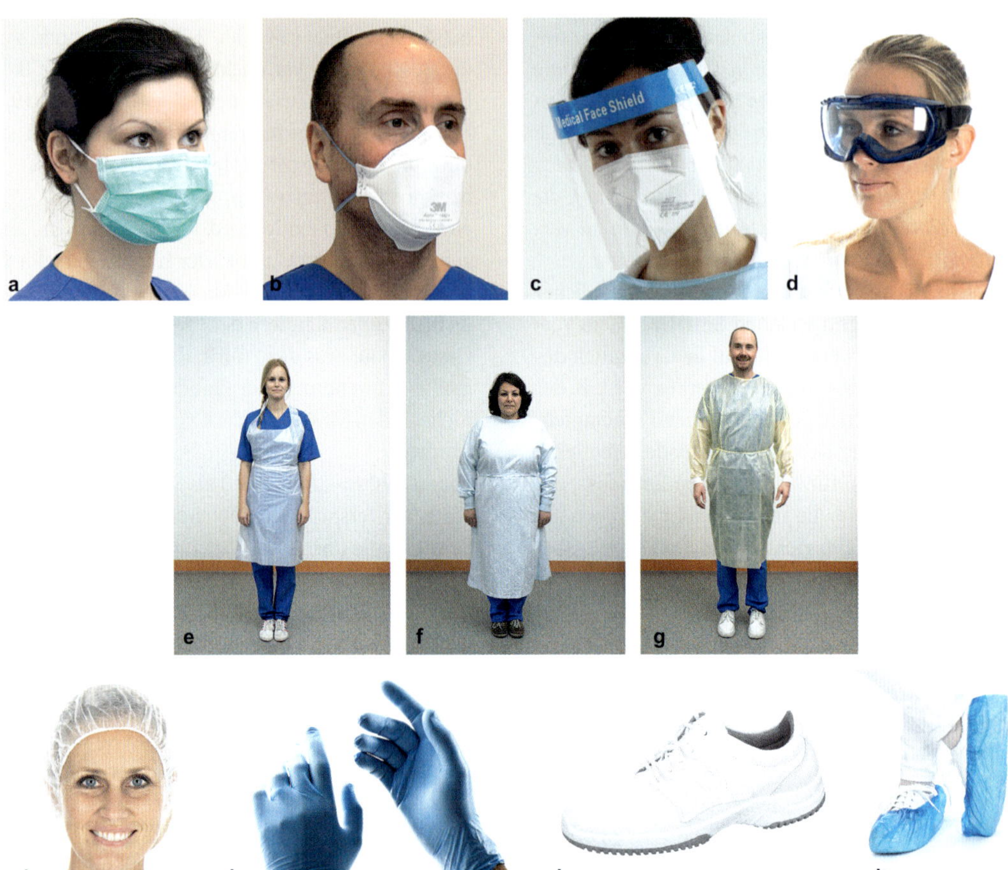

Abb. 7.2 Verschiedene Arten der Schutzkleidung a) Mund-Nasen-Schutz [K115] b) FFP2-Maske [K115] c) Faceshield (hier in Kombination mit FFP2-Maske) [U398] d) Schutzbrille [V966, Franz Mensch GmbH] e) wasserdichte Plastikschürze [K115] f) waschbarer Schutzkittel aus Stoff mit langen Ärmeln und Ärmelbündchen [K115] g) Einmal-Schutzkittel aus feuchtigkeitsabweisendem Material [K115] h) Haarschutzhaube [V966, Franz Mensch GmbH] i) Schutzhandschuhe [J812-015] j) Sicherheitsschuh (Schutz vor Feuchtigkeit und rutschhemmed) [V967] k) Schuhüberzieher (wasserdicht, aber rutschgefährdend) [V966, Franz Mensch GmbH]

sollen, gelten als Schutzhandschuhe und sollten den Anforderungen der DIN EN 374 entsprechen.

- **Fußschutz** (➤ Abb. 7.2j und k) durch Sicherheitsschuhe oder Schuhüberzieher zum Schutz der Füße vor Nässe, z. B. beim Duschen von Klienten, sowie infektiösen oder anderweitig schädigenden Substanzen. Die Anforderungen und Indikationen eines Fußschutzes werden in der DGUV-Regel 112–991 „Benutzung von Fuß- und Knieschutz“ ausführlich behandelt.

TIPPS & LINKS

Die Deutsche Gesellschaft für Krankenhaushygiene (DGKH) erläutert in ihrer Empfehlung „Kleidung und Schutzausrüstung für Pflegeberufe aus hygienischer Sicht“ die Indikationen zum Tragen von Arbeits- und Schutzkleidung und nimmt auch auf die erforderlichen Eigenschaften Bezug: https://www.krankenhaushygiene.de/informationen/fachinformationen/empfehlungen-der-dgkh/

7.3.3 Umgang mit Schutzkleidung und PSA

Die Barrierewirkung von Schutzkleidung bzw. PSA verlangt einen sachgerechten, eingeübten Umgang. Dies soll u. a. in den gesetzlich vorgeschriebenen

Unterweisungen (➤ Kap. 7.1.2) vermittelt werden. Besonders erklärungsbedürftig ist die korrekte Handhabung von Schutzkitteln, Mund-Nasen- und Atemschutzmasken sowie Handschuhen.

Allgemeine Regeln

Beim Umgang mit Schutzkleidung und PSA sind folgende Regeln zu beachten:

- Welche Schutzkleidung und PSA in welcher Situation verwendet werden soll, wird in erster Linie durch die Betriebs- und Arbeitsanweisungen vor Ort vorgegeben.
- Das Tragen von PSA erfolgt stets situations- und (im Rahmen der Pflege und Betreuung) strikt klientenbezogen. Schutzkleidung oder PSA wird also kurz vor der Maßnahme angelegt und unmittelbar nach erfolgter Maßnahme bzw. Situation wieder abgelegt. Sie wird nicht übergreifend von Klient zu Klient verwendet.
- Einmalmaterial wird nach Gebrauch direkt am Ort der Verwendung als kontaminierter Abfall entsorgt (➤ Kap. 10.1.3).
- Die Entsorgung von PSA erfolgt stets am Ort ihres Gebrauchs.
- Nach dem Tragen von Schutzkleidung bzw. PSA ist eine Händedesinfektion erforderlich.

Handhabung von Schutzkitteln

Zusätzlich zu den allgemeinen Regeln gilt:

- Wiederverwendbare Materialien wie textile Schutzkittel werden personengebunden verwendet.
- Nach Gebrauch werden sie vor Ort als kontaminierte bzw. infektiöse Schmutzwäsche in ein feuchtigkeitsbeständiges Behältnis (Wäschesack für kontaminierte bzw. infektiöse Wäsche) abgeworfen und einem desinfizierenden Waschverfahren zugeführt.

Handhabung von Mund-Nasen-Schutz (MNS) und FFP-Masken

Bei der Verwendung von MNS- und FFP-Masken ist zu beachten:

- Das größte Problem bei Verwendung von MNS- oder FFP-Masken sind Leckagen durch schlechten Sitz. Daher muss gewährleistet sein, dass die Maske am Kinn, im Wangenbereich und an der Nase dicht sitzt. Sind um den Kopf laufende Gummis vorhanden, dann muss der obere Gummi oberhalb der Ohren sitzen, der untere Gummi hinter dem Nacken, die Nasenbügel müssen sorgfältig anmodelliert werden.
- MNS- und FFP-Masken sind nach Gebrauch sowohl innen, als auch außen kontaminiert. Beide Artikel sind daher nicht zur Mehrfachverwendung vorgesehen und sollen nach dem Tragen als kontaminierter Abfall entsorgt werden. In Ausnahmefällen, wenn Masken nicht in ausreichender Menge verfügbar oder zu beschaffen sind, ist eine Mehrfachverwendung zulässig. Dabei ist darauf zu achten, dass zwischen den Benutzungen die Masken trocken und geschützt vor Kontamination aufbewahrt werden. Masken sind bei Durchfeuchtung zu ersetzen. Die Schutzwirkung der Masken basiert u. a. auch darauf, dass das Material elektrostatisch aufgeladen ist und dadurch abweisend für Mikroorganismen wirkt. Bei Durchfeuchtung geht die elektrostatische Aufladung und damit die Schutzwirkung verloren.
- FFP-Masken, vor allem FFP3-Masken, sind oft mit einem Ausatemventil ausgestattet. Dieses Ventil ermöglicht dem Träger, ungehindert auszuatmen, was angesichts des hohen Atemwiderstandes von FFP-Masken eine Erleichterung ist. Wenn jedoch andere Personen vor den Aerosolen des FFP-Trägers geschützt werden sollen, ist so ein Ventil kontraindiziert, weil dadurch Mikroorganismen in die Umgebung freigesetzt werden können.
- Wenn MNS- oder FFP-Masken von Klienten benutzt werden sollen (z. B. bei COVID-19), muss gewährleistet sein, dass der erhöhte Atemwiderstand für den Klienten tolerabel ist. Bei Asthmatikern oder COPD-Patienten kann das in Frage stehen.

Handhabung von Handschuhen

Im Zuge medizinisch-pflegerischer Tätigkeiten gibt es für das Tragen von Handschuhen drei grundsätzliche Gründe:

1. Schutz des Personals vor Biostoffen und anderen schädigenden Substanzen, mit denen das Per-

sonal während der Arbeit über Materialien, Flächen oder Klienten in Kontakt gerät. Hierbei sind „**Schutzhandschuhe**" erforderlich, die als PSA einzustufen sind und den Normen DIN EN 420 und DIN EN 374 entsprechen sollen (unsteril).
2. Schutz des Klienten vor Biostoffen, die vom Personal ausgehen können, also „**Medizinische Handschuhe** zum einmaligen Gebrauch" gemäß DIN EN 455 (steril oder unsteril).
3. Kombination von Grund 1. und 2., also „**Dual-Use-Handschuhe**" gemäß DIN EN 420 und 374 und DIN EN 455 (steril oder unsteril).

Bei der Nutzung von Handschuhen sind folgende Regeln zu beachten:

- In jedem Fall muss der Handschuh geeignet sein, seinen Zweck zu erfüllen, sodass er bei der Arbeit nicht reißt, kein Wasser in die Stulpe läuft, keine allergischen Reaktionen auftreten und auch eine vernünftige Passform vorhanden ist.
- Langes Tragen von Handschuhen und damit verbundene starke Feuchtigkeit durch Handschweißbildung kann zu Hautschädigungen führen. Daher sollen Handschuhe ausschließlich für den Zeitraum der Indikation getragen werden. Wenn dennoch eine Gefährdung besteht, sind flüssigkeitsabsorbierende textile **Unterziehhandschuhe** zu verwenden.
- Handschuhe sind nicht als absolut dicht zu betrachten. Feine **Leckagen** und mögliche Kontaminationen beim Ausziehen der Handschuhe machen es nötig, sich nach dem Tragen von Handschuhen die Hände zu desinfizieren.
- Eine **Desinfektion von Handschuhen** mit einem Händedesinfektionsmittel ist prinzipiell möglich, sollte aber nur in Ausnahmefällen erfolgen. Sie verlangt, dass die Handschuhe entsprechend chemikalienbeständig sind.

Zum Vorgehen beim An- und Ausziehen steriler Handschuhe ➤ Abb. 7.3 und ➤ Abb. 7.4.

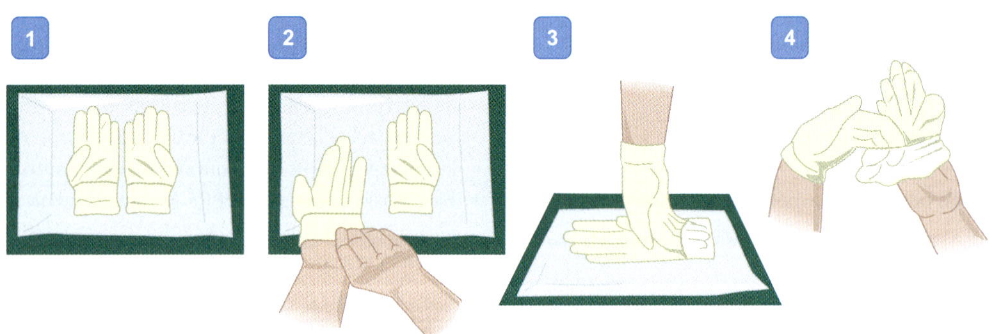

Abb. 7.3 Anziehen steriler Handschuhe [L157]. Um sich alleine sterile Handschuhe anzuziehen, werden sie aus der Verpackung genommen und mit dem Einpackpapier so hingelegt, dass die Stulpen nach vorn zeigen. (1) Ein Handschuh wird mit einer Hand an der Stulpe angefasst und über die andere Hand gezogen. (2) Die behandschuhte Hand greift nun unter die Stulpe des anderen Handschuhs (3) und zieht ihn über die unbehandschuhte Hand (4)

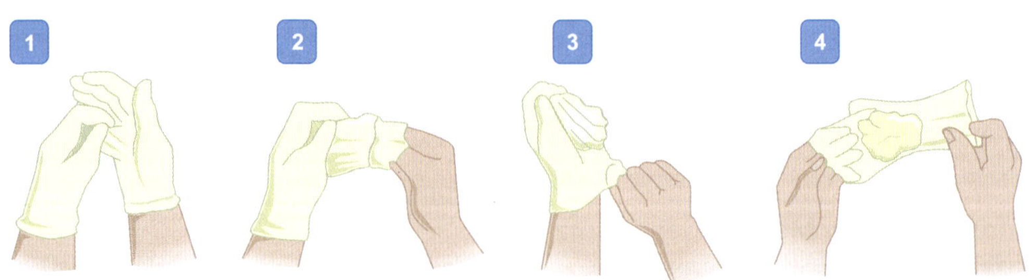

Abb. 7.4 Ausziehen steriler Handschuhe [L157]. Um die kontaminierten Handschuhe wieder auszuziehen, greift eine Hand in die Innenfläche der anderen Hand (1), hebt ihn an, zieht ihn ab (2) und hält ihn fest. Die unbehandschuhte Hand fasst nun unter die Stulpe der behandschuhten Hand (3) und zieht ihn ebenfalls ab, sodass am Ende der Handschuh umgekrempelt ist und den anderen in sich behält. (4)

7.4 Händehygiene

Die weitaus meisten Infektionen werden durch Handkontakte übertragen. Es kann also nicht verwundern, dass es kaum eine Hygienemaßnahme gibt, die so viel nachweisbare Effizienz vorweisen kann wie die Händehygiene.

Die Händehygiene verfolgt zum Schutz der Klienten *und* der Beschäftigten folgende **Ziele:**

- Über **Kontaminationsvermeidung** soll erreicht werden, dass durch das Tragen von Schutzhandschuhen mögliche Übertragungswege und Kontakte mit gesundheitsschädigenden Substanzen unterbunden werden (➤ Kap. 7.3.3).
- Durch das **Händewaschen** sollen Verschmutzungen der Hände beseitigt werden (➤ Kap. 7.4.1).
- Die **Händedesinfektion** soll die Zahl der an den Händen befindlichen Keime drastisch reduzieren oder beseitigen (➤ Kap. 7.4.2).
- Durch die **Handpflege** sollen sich die Hände in einem intakten, gepflegten Zustand befinden, um einem möglichen Eindringen von Krankheitserregern (z. B. Nagelwalleiterung) entgegenzuwirken (➤ Kap. 7.4.3).

Der **Verzicht auf Hand- und Armschmuck,** inkl. Eheringe und Uhren, beim Umgang mit zu pflegenden Klienten ist obligatorisch, um die genannten Ziele erreichen zu können.

7.4.1 Händewaschen

Das Reinigen der Hände, also das **Händewaschen** ist eine Reinigungsmaßnahme, die bei einer Verschmutzung bzw. vermutlichen Verschmutzung der Hände durchzuführen ist.

Gemäß TRBA 250 gehört es zu den Mindestschutzmaßnahmen, den Beschäftigten leicht erreichbare **Handwaschplätze** (➤ Abb. 7.5) zur Verfügung zu stellen, also Handwaschbecken (1) mit fließendem warmen und kalten Wasser, berührungslos bedienbaren Armaturen (2), Spendern für Hautreinigungsmittel (3) und Einmalhandtücher (5). Ergänzend hierzu können Händedesinfektionsmittelspender (4), ein geschlossenes Abwurfbehältnis (6) für die Einmalhandtücher, eine Ablage für Hautschutzcremes (7) und eine Anleitung (8) zur korrekten Durchführung des Händewaschens bzw. der Händedesinfektion hinzukommen.

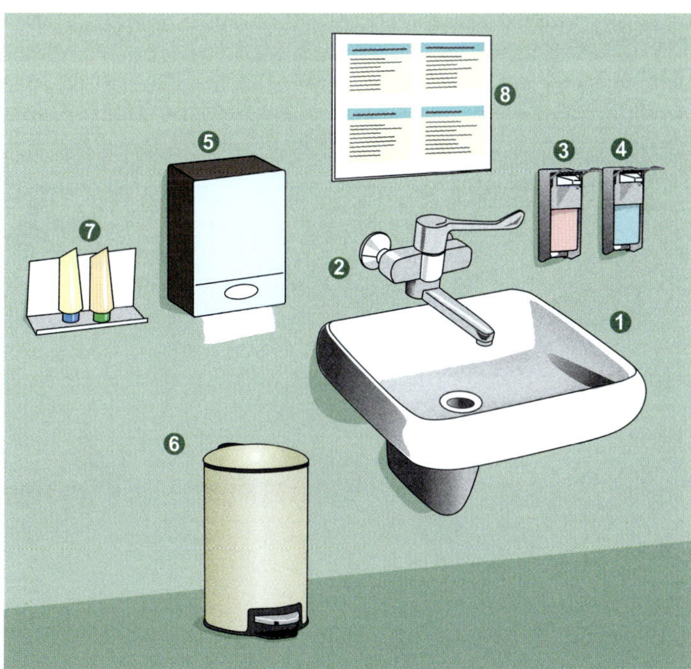

Abb. 7.5 Korrekt ausgestatteter Handwaschplatz [L157]

Indikationen

Typische Indikationen für das Händewaschen:

- Bei sichtbarer Verschmutzung sofort
- Vor der Nahrungsaufnahme bzw. vor der Essensverteilung
- Nach dem Toilettengang und nach dem Naseputzen.

Um der Bildung von Keimpotenzialen entgegenzuwirken, sollen zum Händewaschen in Einrichtungen des Gesundheitswesens keine Stückseifen und auch keine konventionellen Textilhandtücher verwendet werden.

Durchführung

Die Durchführung gestaltet sich einfach:

- Die Hände unter fließendem Wasser anfeuchten
- Seifenlotion aus Spender mittels Unterarm entnehmen (1 Hub)
- Die Handflächen und Handrücken, Fingerzwischenräume und Fingerspitzen einseifen
- Gründliches Einschäumen der Hände für mindestens 20–30 Sekunden
- Die Hände unter fließendem Wasser abwaschen
- Anschließend die Hände mit einem Einmaltuch abtrocknen.

7.4.2 Händedesinfektion

DEFINITION

Händedesinfektion Eine mikrobizide Maßnahme, bei der ein alkoholisches Desinfektionsmittel in die Hände eingerieben wird, um die Hände in einen Zustand zu versetzen, in welchem sie nicht mehr infizieren können. Unterschieden wird:

Hygienische Händedesinfektion Eine schnell und unkompliziert durchzuführende Maßnahme (i. d. R. 30 Sek. Einwirkzeit) zur Infektionsprophylaxe im medizinisch-pflegerischen Alltag.

Chirurgische Händedesinfektion Eine gründliche Maßnahme (vorheriges Waschen der Hände, Einwirkzeit abhängig von Produktdeklarierung, meist mind. 90 Sek.), die vom Personal vor der Durchführung eines operativen Eingriffs durchgeführt wird.

Im Folgenden wird der Begriff „Händedesinfektion" stets im Sinne der Hygienischen Händedesinfektion verwendet.

Indikationen

Die **Händedesinfektion** findet überall dort Anwendung, wo die Keimbesiedelung der Hände des Personals Klienten gefährden könnte oder wenn anzunehmen ist, dass eine Kontamination der Hände mit Biostoffen stattgefunden hat. Die WHO spricht von den „5 Momenten" der Händedesinfektion (➤ Abb. 7.6):

Immobile Bewohner und Bewohnerinnen

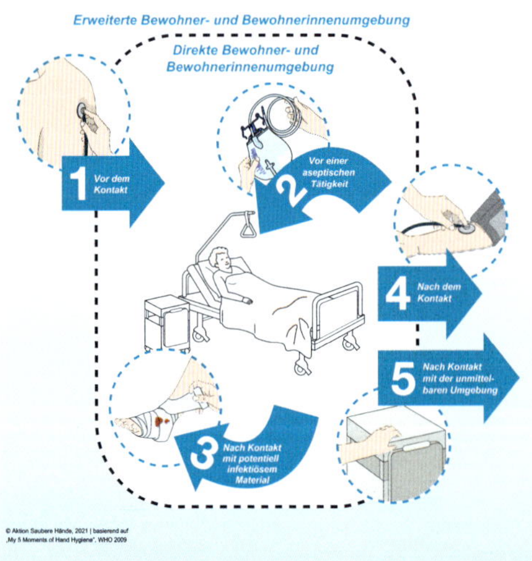

Mobile Bewohner und Bewohnerinnen

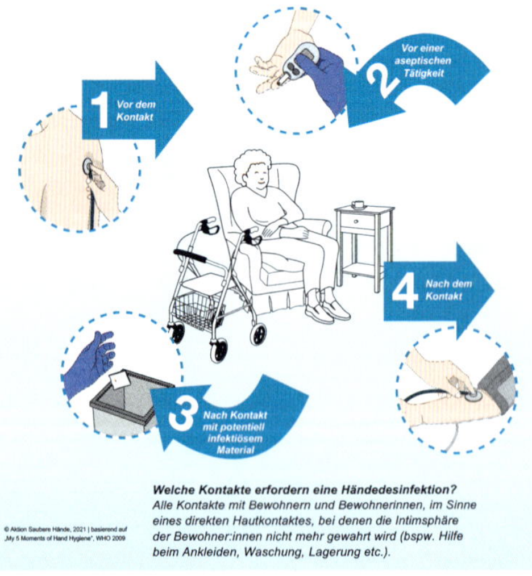

Abb. 7.6 Die fünf Indikationen der Händedesinfektion a) bei immobilen und b) bei mobilen Klienten [W953]

1. Vor Klientenkontakt
2. Vor einer aseptischen Tätigkeit (Verbandwechsel, Katheterisierung, Injektion, Applizierung von Augentropfen etc.)
3. Nach Kontakt mit potenziell infektiösem Material (Urin, Speichel, Blut etc.) bzw. mit potenziell kontaminierten Flächen. Dies gilt auch dann, wenn während des Kontaktes Schutzhandschuhe getragen wurden
4. Nach Klientenkontakt
5. Nach Kontakt mit der unmittelbaren Klientenumgebung.

Wenn es sich um mobile Klienten handelt, entfällt die fünfte Indikation.

Wenn es sich bei den Klienten um medizinisch-pflegerisch zu versorgende Personen handelt, stellen sich die Indikationen differenziert so dar, wie in ➢ Tab. 7.1 angegeben.

Wenn die **Hände mit potenziell infektiösen Substanzen verschmutzt** sind, ist die Indikation für beide Maßnahmen gegeben. In diesem Fall soll zunächst der

Tab. 7.1 Typische Situationen mit Indikationen für die hygienische Händedesinfektion in medizinisch-pflegerischen Bereichen [H228-003]

Indikation	Beispielsituationen	Erläuterung	Kommentar
VOR direktem Patientenkontakt	Patient waschen, Puls und Blutdruck messen, auskultieren, palpieren, Physiotherapie usw.	Unmittelbar vor dem direkten Patientenkontakt	Direkter Patientenkontakt ist immer als Kontakt mit Haut, Schleimhäuten oder Wunden definiert.
VOR aseptischen Tätigkeiten	Vor jedem Kontakt mit nicht intakter Haut und Wunden, zwischen Entfernen des alten und Anlegen des neuen Verbands, Injektionen und Punktionen, Konnektion/Diskonnektion geschlossener Systeme (Gefäßkatheter-, Drainage- oder Beatmungssysteme), Vorbereiten von Parenteralia, Kontakt mit Schleimhäuten, z.B. Mund- und Zahnpflege, Zubereiten und Verabreichen von Sondennahrung	Vor jeder Manipulation an Devices, falls Handschuhe getragen werden, Desinfektion der behandschuhten Hand [Einschränkungen s. im Original], Wechsel von besiedelten/unreinen zu nicht besiedelten/reinen Bereichen	Manipulation immer im Sinne von Diskonnektion bzw. Eröffnen geschlossener Systeme, z.B. vom Urogenitalbereich zur Mundschleimhaut
NACH Kontakt mit potenziell infektiösem Material (Körperflüssigkeiten usw.)	Nach Kontakt mit Schleimhäuten, Aspiration von und Umgang mit Blut und jeder Art von Sekreten, Wundversorgung, Entfernen von Verbänden, Anlage/Absaugen und Entfernen von endotrachealen Tuben usw.	Nach dem Ausziehen der Handschuhe, nach Kontakt mit Körperflüssigkeiten, Schleimhäuten, nicht intakter Haut oder Wundverbänden, Wechsel von besiedelten zu unbesiedelten Körperbereichen	Waschen in der Urogenitalregion oder Entsorgung kontaminierter Wäsche kann in diese Indikationsgruppe eingruppiert werden.
NACH direktem Patientenkontakt	Patient waschen, Puls und Blutdruck messen, auskultieren, palpieren, Physiotherapie	Unmittelbar nach dem direkten Patientenkontakt	Haut-, Schleimhaut- oder Wundkontakt
NACH Kontakt mit der direkten Patientenumgebung	Wechsel der Bettwäsche, Einstellung der Tropfgeschwindigkeit am Infusionssystem, Kontakt zu Monitoren, Rechnern und Medizingeräten, Kontakt zum Bett und Nachtschrank sowie mit persönlichen Gegenständen des Patienten	Kontakt mit Oberflächen und Gegenständen in der unmittelbaren Patientenumgebung	Dazu gehören auch das Beatmungsgerät und für die Dauer der Dialyse das Dialysegerät

Quelle: „Händehygiene in Einrichtungen des Gesundheitswesens" (KRINKO, 2016)

7

grobe Schmutz an Ort und Stelle mit einem Desinfektionsmittel-getränkten Einmaltuch entfernt werden, dann die Hände desinfiziert und erst dann gewaschen werden, um eine Kontamination der Umgebung zu vermeiden.

MERKE
Bei der Händedesinfektion ist die Einhaltung der Indikationen maßgeblich. Es kommt nicht darauf an, sich „regelmäßig" die Hände zu desinfizieren, sondern genau in dem Moment, in dem es notwendig ist.

Händedesinfektionsmittel

Zur Händedesinfektion verwendet man Alkohol in Form von Ethanol, Isopropanol und n-Propanol. Alkohole haben den Vorteil einer sehr schnellen, breiten und hautverträglichen Wirksamkeit. Begleitsubstanzen können in Form von Rückfettern, Farbstoffen und Duftstoffen vorhanden sein. Händedesinfektionsmittel werden in Form von Lösungen oder Gels angeboten, wobei deren Anwendungen unterschiedlich sein können. Hierbei sind die Gebrauchsanweisungen des jeweiligen Herstellers in jedem Fall zu beachten.

Händedesinfektionsmittel sind für alle mikrobiziden **Wirkungsbereiche** mit Ausnahme von „sporizid" erhältlich (➤ Kap. 5.3.1). Orientierung bei der Auswahl eines geeigneten Händedesinfektionsmittels leistet die VAH-Liste (➤ Kap. 5.3.3). Unterschiede gibt es vor allem in der Wirksamkeit gegenüber Viren: Alle alkoholischen Desinfektionsmittel sind gegen behüllte Viren gut wirksam (Wirkungsbereich „begrenzt viruzid"), viele auch gegen die Erreger viraler Durchfallerkrankungen (Wirkungsbereich „begrenzt viruzid Plus"), aber nur wenig gegen weitere unbehüllte Viren (Wirkungsbereich „viruzid").

Neben einer möglichst breiten und zuverlässigen Wirksamkeit ist von einem Händedesinfektionsmittel auch eine gute **Hautverträglichkeit** einzufordern. Grundsätzlich ist davon auszugehen, dass die Händedesinfektion hautverträglicher ist als das Händewaschen. Wenn das Mittel Begleitsubstanzen wie Farb- und Duftstoffe enthält oder wenn es sich um ein viruzides Mittel handelt, kann es dennoch zu Unverträglichkeiten bzw. allergischen Reaktionen kommen, die ärztlicherseits abgeklärt und dem Betriebsarzt gemeldet werden sollen. Wenn tatsächlich eine Händedesinfektionsmittel-Unverträglichkeit besteht, können **hypoallergene Händedesinfektionsmittel** verwendet werden, die von Farb- und Duftstoffen frei sind.

Wenn **Hauterkrankungen** die Durchführung einer Händedesinfektion behindern oder gar unmöglich machen, muss die weitere Vorgehensweise vorzugsweise mit dem Betriebsarzt abgeklärt werden.

7

Durchführung

Durch eine sachgerechte Durchführung (Methode) der Händedesinfektion muss gewährleistet werden, dass alle Hautpartien der Hand für die Dauer der erforderlichen Einwirkzeit (i. d. R. 30 Sek., Herstellerangaben beachten!) mit dem Mittel benetzt sind:

- Grundsätzliche Voraussetzung für eine korrekte Durchführung ist der Verzicht auf Handschmuck, künstliche Fingernägel und Nagellack.
- Es werden mind. 3 ml Desinfektionsmittel benötigt (entspricht 2 Hübe aus dem Spender).
- Die Hände sollen vor der Benetzung mit dem Desinfektionsmittel trocken sein.
- Das Mittel ist so einzureiben, dass alle Hautpartien der Hand Berücksichtigung finden und dass auch die Fingerspitzen, der Daumen und auch Handgelenke benetzt werden (➤ Abb. 7.7, ➤ Abb. 7.8). Wenn davon auszugehen ist, dass auch die Unterarme kontaminiert wurden, sind

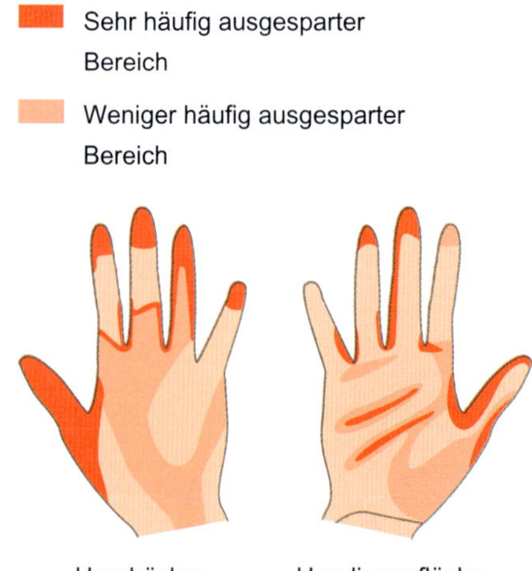

Abb. 7.7 Typische Wirkungslücken bei der Händedesinfektion [L138]

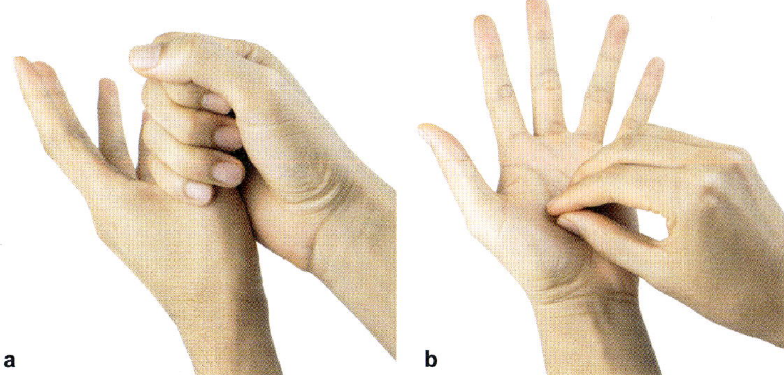

Abb. 7.8 Einbezug der Fingerspitzen und der Daumenpartie bei der Händedesinfektion [U120]

auch diese unter Anwendung einer größeren Menge mit einzubeziehen.
- Während der gesamten Einwirkzeit (i. d. R. 30 Sek.) müssen die Hände feucht gehalten werden. Ggf. muss erneut Desinfektionsmittel genommen werden.

Handhabungssysteme

Grundsätzlich gibt es die Möglichkeit, zur Entnahme von Händedesinfektionsmitteln **Händedesinfektionsmittelspender** oder **Kitteltaschenflaschen** zu verwenden. Spender sind allein schon aus Kostengründen zu bevorzugen, haben aber den gravierenden Nachteil einer mangelnden Verfügbarkeit, zumal es aus Gründen des Unfallschutzes meist nicht möglich ist, Spender in Klientenzimmern etc. zu installieren. In den meisten Einrichtungen des Gesundheitswesens wird es also notwendig sein, sowohl Spender als auch Kitteltaschenflaschen zu verwenden (> Tab. 7.2).

Spender sollten vorhanden sein
- in Wohnbereichszentralen,
- in Funktionsräumen (Pflegearbeitsraum, Spülraum etc.),
- mobil an Pflegearbeitswagen und Wäschesammlern.

Da Spender mit der Zeit verschmutzen, muss eine regelmäßige desinfizierende Aufbereitung nach Angaben des Herstellers gesichert sein. Ferner ist darauf zu achten, dass keine Unfallgefahren durch Desinfektionsmittelreste auf Fußböden entstehen.

Darüber hinaus sollen Pflegende und ggf. auch Beschäftigte der Hauswirtschaft über eigene Kitteltaschenflaschen verfügen. Die Verwendung von Kitteltaschenflaschen bedingt, dass
- die Beschäftigten in die korrekte Handhabung eingewiesen sind (> Abb. 7.9),
- keine Wiederbefüllung der Flaschen erfolgt,
- die Flaschen nur personenbezogen verwendet (alle Beschäftigten haben eine je eigene Flasche) und vom Besitzer sauber gehalten werden.

MERKE

Zu einer effizienten Hygiene gehört in Pflegeeinrichtungen die unbedingte Verfügbarkeit von Händedesinfektionsmitteln, zu dessen Gewährleistung i. d. R. eine Kombination der verschiedenen Handhabungssysteme notwendig ist.

Tab. 7.2 Vor- und Nachteile von Spenderflaschen vs. Kitteltaschenflaschen [M119/M1099]

	Spender	Kitteltaschenflaschen
Vorteile	• Hygienisch sichere Entnahme • Sichere Dosierung (2 Hübe = 3 ml) • Wirtschaftlicher als Kitteltaschenflaschen	• Immer zur Hand • Daher häufigere Nutzung • Schutz vor unbefugtem Zugriff
Nachteile	• U. U. Probleme mit alkohol-abhängigen und dementen Klienten • Nicht immer dort verfügbar, wo das Mittel benötigt wird • Spender müssen installiert und regelmäßig aufbereitet werden	• Flaschen werden mit der Zeit schmutzig • Teurer als Spenderflaschen • Handhabungsfehler sind leichter möglich, als bei Spendern

7

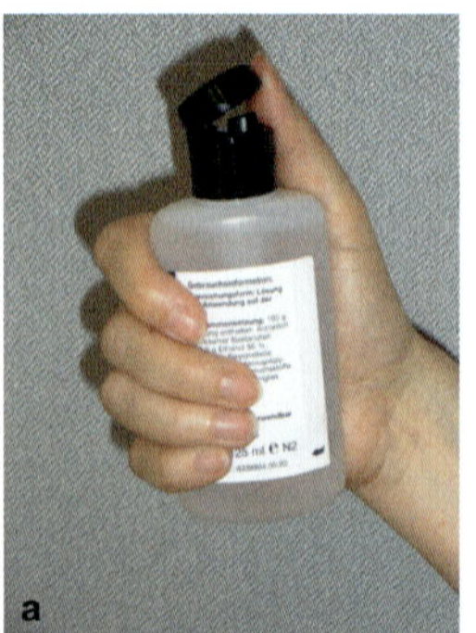
a
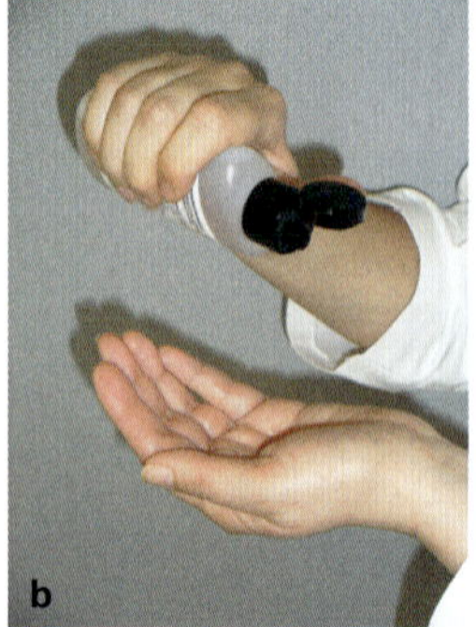
b
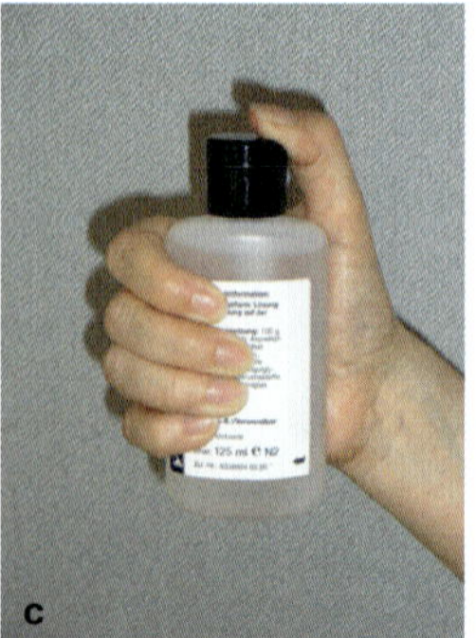
c
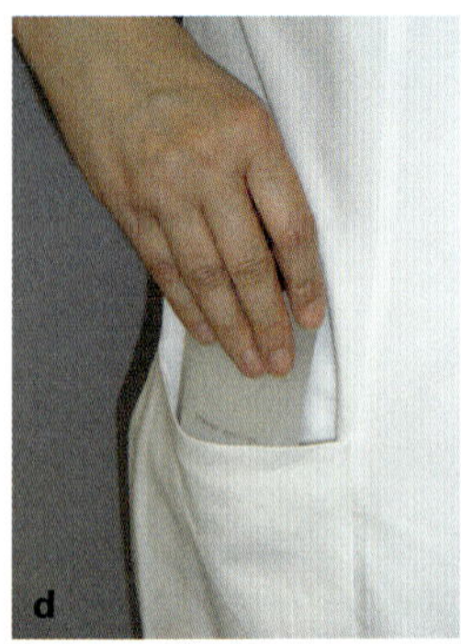
d

Abb. 7.9 Korrekte Handhabung von Kitteltaschenflaschen [M119/T1211]
1. Rechtshänder nehmen die Desinfektionsmittelflasche mit der rechten Hand aus der Kitteltasche und klappen mit dem Daumen derselben Hand den Verschluss hoch.
2. Sie geben das Desinfektionsmittel in die hohle linke Hand …
3. … und klappen den Verschluss mit dem Daumen der rechten Hand wieder herunter.
4. Sie deponieren die verschlossene Flasche wieder in die Kitteltasche und desinfizieren sich anschließend Hände.

Qualitätssicherung

Der hohen Bedeutung der Händedesinfektion in Einrichtungen des Gesundheitswesens muss auch seitens der Qualitätssicherung Rechnung getragen werden. Hier bieten sich folgende Möglichkeiten an:

- Systematisches **Audit,** indem ein Auditor in regelmäßigen Abständen vor Ort und während der pflegerischen bzw. hauswirtschaftlichen Arbeit die Einhaltung der Händehygiene durch Beobachtung registriert und dokumentiert.
- Elektronische Händedesinfektions-Erinnerungs- und -**Erfassungssysteme,** indem automatische und mit den Spendern in Verbindung stehende Systeme die Desinfektionsfrequenz und den persönlichen Verbrauch der Beschäftigten messen.
- **Messung** des Händedesinfektionsmittelverbrauchs, indem der Verbrauch in ml fortwährend gemessen und ausgewertet wird.
- Regelmäßige **Schulung und Unterweisung,** indem im Rahmen der gesetzlich vorgeschriebenen Unterweisungen des Arbeitsschutzes (➤ Kap. 7.1.2), der innerbetrieblichen Fortbildung und anlassbezogen (z. B. bei Neuaufnahme eines MRSA-kolonisierten Klienten) die Händehygiene thematisiert und geschult wird.

Welche dieser Maßnahmen für die betreffende Einrichtung angemessen und umsetzbar sind, ist vom Fachpersonal und den Entscheidungsträgern vor Ort zu entscheiden (abgesehen von den Pflichtschulungen).

TIPPS & LINKS

Die „Aktion Saubere Hände" (ASH) ist eine nationale Kampagne zur Verbesserung der Compliance der Händedesinfektion in deutschen Pflegeeinrichtungen und wird vom Bundesministerium für Gesundheit unterstützt. Die ASH stellt u. a. Alten- und Pflegeeinrichtungen und ambulanten Diensten kostenfreie Schulungsmaterialien zur Händehygiene zur Verfügung und ermöglicht die Teilnahme an Datenerhebungen und Auswertungen zum Händedesinfektionsmittelverbrauch.

7.4.3 Handpflege und Hautschutz

Hautschäden an den Händen können den Effekt, dass Hände als Keimpotenzial in Erscheinung treten, wesentlich verstärken. Chronische Hautschäden (z. B. in Form einer Abnutzungsdermatose oder eines allergischen Ekzems) bringen die Gefahr der Berufsunfähigkeit mit sich. Insofern sollte jeder Pflegende ein hohes Interesse daran haben, die Hände vor Irritationen zu schützen.

Die häufigsten Gründe für **Hautirritationen im beruflichen Umfeld** sind:

- Häufiges Waschen anstelle von Händedesinfektion, häufiges Arbeiten im feuchten Milieu
- Gewohnheitsmäßiger Gebrauch von Handbürsten für die Handfläche und den Handrücken
- Gewohnheitsmäßiges Tragen flüssigkeitsdichter Handschuhe außerhalb der Indikationen
- Handkontakt mit sensibilisierenden Stoffen, z. B. Flächendesinfektionsmitteln.

Neben der Vermeidung dieser Faktoren empfiehlt sich der Gebrauch von Handpflegemitteln und Schutzcremes. Dabei eignen sich **Öl-in-Wasser-Produkte,** die schnell einziehen und keinen Fettfilm hinterlassen, zur routinemäßigen Hautpflege zwischendurch. Hingegen sind **Wasser-in-Öl-Produkte,** die einen dünnen Fettfilm hinterlassen, als Schutzcreme vor Arbeiten mit Wasserkontakt indiziert.

Wenn Mittel zum Hautschutz und zur Handpflege beruflicherseits benötigt werden (gemäß Gefährdungsbeurteilung), muss der Arbeitgeber geeignete Präparate kostenfrei, ortsnah und ausreichend zur Verfügung stellen.

TIPPS & LINKS

Gemäß TRBA 250 muss der Arbeitgeber das Thema „Hautpflege und Hautschutz" über einen **Hautschutzplan** regeln. Geeignete Hautschutz- und Händehygienepläne stellt die Website www.bgw-online.de für 26 Berufsgruppen als PDF-Dokument zur Verfügung.

7.5 Persönlicher Infektionsschutz am Arbeitsplatz

Von den vielfältigen Möglichkeiten arbeitsbedingter Schädigungen im Gesundheitsdienst (z. B. innerhalb des Berufes erworbene Infektionserkrankungen, Allergien und Hautschäden, weitere Schäden durch Gefahrstoffe, Rückenschäden und psychische Gesundheitsbeeinträchtigungen) soll in diesem Rahmen allein auf den Infektionsaspekt eingegangen werden.

7.5.1 Infektionsgefahren am Arbeitsplatz

Dadurch, dass Pflegende tagtäglich Kontakt mit kontaminierten Materialien und infektiösen Klienten haben können, sind sie auch möglichen Infektionsgefahren ausgesetzt:

- **Hämatogen übertragbare Erkrankungen** wie Hepatitis B oder C sowie die Ansteckung mit HIV, die vor allem durch Verletzungen mit spitzen oder scharfen blutkontaminierten Gegenständen wie Kanülen oder Blutzucker-Lanzetten (sog. „Sharps") übertragbar sind.
- Bei **fäkal-oralen Übertragungen** stellen vor allem die Erreger viraler Gastroenteritiden (Noro-, Rota- oder Hepatitis-A-Viren) ein Risiko dar.
- Ferner sind auch **aerogene Übertragungen** von Influenza-, Tuberkulose- oder COVID-19-Erreger möglich.
- Eine besondere Infektionsgefahr für Pflegende besteht bei **Skabies** (Krätze), da in diesem Fall die meist kurzärmlige Arbeitskleidung eine Infektionsübertragung durch Hautkontakt begünstigt.
- Darüber hinaus können Pflegende durch berufliche Kontakte mit **multiresistenten Infektionserregern** (MRSA, MRGN etc.) kolonisieren, indem sie berufliche direkte und indirekte Kontakte mit entsprechend kolonisierten Klienten haben.

Durch eine indikations- und sachgerechte Verwendung von PSA und Schutzkleidung in Verbindung mit einer verlässlichen Händehygiene wird diesen Übertragungsmöglichkeiten entgegengewirkt.

Darüber hinaus sind zum Infektionsschutz des Personals weitere **Maßnahmen** notwendig. Hierzu zählt bzw. zählen

- Sachgerechte Entsorgung von „Sharps" (➤ Kap. 7.5.2)
- Verwendung von Sicherheitsgeräten (➤ Kap. 7.5.3)
- Impfangebote (➤ Kap. 7.5.4)
- Geregelte Vorgehensweisen im Verletzungsfall (➤ Kap. 7.5.5).

MERKE

Der Schutz vor hämatogen übertragbaren Erkrankungen ist eines der großen Themen des infektionspräventiven Arbeitsschutzes. Es gibt daher zu diesem Thema eine Reihe verbindlicher Vorgaben, deren Umsetzung auch in Pflegeeinrichtungen verbindlich ist.

7.5.2 Entsorgung von „Sharps"

DEFINITION

Sharps "Spitze oder scharfe Abfälle in Form benutzter Kanülen, Lanzetten, Skalpelle etc. Sharps sind dem Abfallschlüssel AS 180101 zuzuordnen und verlangen bei ihrer Entsorgung spezielle Anforderungen.

Verletzungen mit Sharps, sogenannte „Nadelstichverletzungen", kommen in medizinisch-pflegerischen Berufen relativ häufig vor, vorwiegend im Zusammen-

7

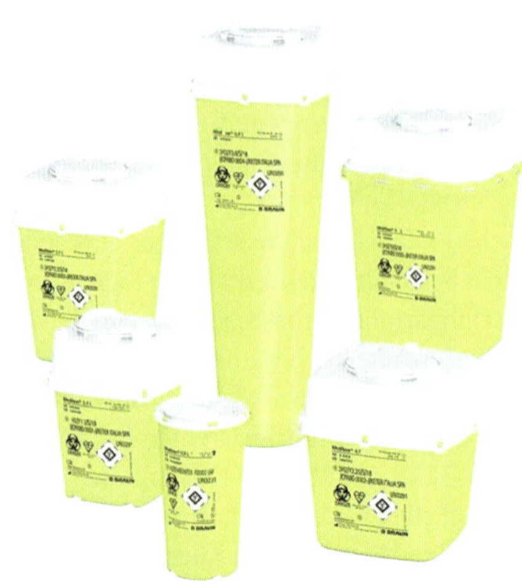

Abb. 7.10 Geeignete Behältnisse für die Entsorgung von Sharps [U223]

hang mit Injektionen, Punktionen, Blutentnahmen, Blutzuckermessungen und vergleichbaren Tätigkeiten. Sie können schwerwiegende Folgen nach sich ziehen, beispielweise Hepatitis C oder AIDS.

Zur Prävention von Nadelstichverletzungen sind daher bei der **Entsorgung** von Sharps folgende Regeln zu beachten:

- Sharps müssen sofort nach Gebrauch und direkt am Tätigkeitsort in ein geeignetes, stich- und bruchfestes Einmalbehältnis entsorgt werden (➤ Abb. 7.10).
- Jegliches Nachstopfen von Kanülen in bereits volle Entsorgungsbehältnisse ist besonders gefährlich und daher untersagt.
- Untersagt ist auch das Wiederaufsetzen von Schutzkappen (Recapping) nach Gebrauch, weil es bei diesem Vorgang besonders häufig zu Verletzungen kommt.
- Volle Behältnisse sind so zu verschließen, dass ein unbeabsichtigtes Öffnen nicht möglich ist. Geeignete Behältnisse sind so konstruiert, dass sich der Deckel nicht mehr ablösen lässt, wenn er zuvor fest heruntergedrückt wurde.
- Die Entsorgung der verschlossenen Behältnisse kann dann zusammen mit dem Restmüll erfolgen (➤ Kap. 10.1).

7.5.3 Verwendung von Sicherheitsgeräten

DEFINITION

Sicherheitsgeräte Arbeitsgeräte wie Kanülen, Lanzetten etc. mit Sicherheitsmechanismen, die bewirken, dass nach Gebrauch keine oder eine geringere Gefahr von Stich- und Schnittverletzungen besteht, um Nadelstichverletzungen seltener zu machen.

Sicherheitsgeräte wie Sicherheitskanülen oder -lanzetten verfügen über unterschiedliche Mechanismen, die dafür sorgen, dass sich Pflegende nach Gebrauch nicht verletzen können (➤ Abb. 7.11). Da diese Mechanismen z. T. erklärungsbedürftig sind, ist die Verwendung von Sicherheitsgeräten Gegenstand einer Unterweisung.

Gemäß Punkt 4.2.5 der TRBA 250 ist die Verwendung von Sicherheitsgeräten vorgeschrieben; somit besteht ein Anrecht darauf, dass Kanülen oder Lanzetten mit einem Sicherheitsmechanismus verschrieben werden.

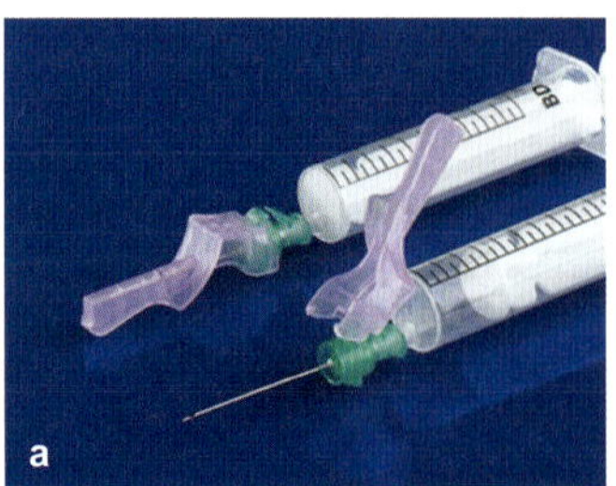

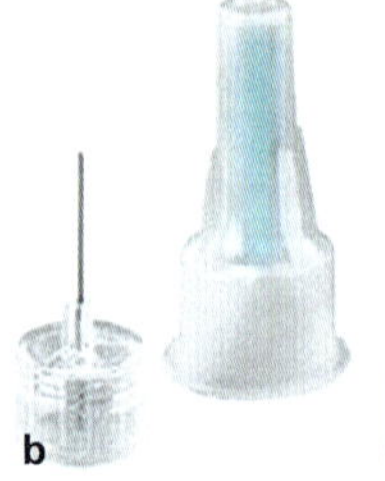

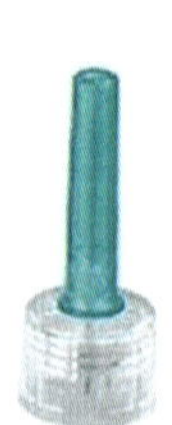

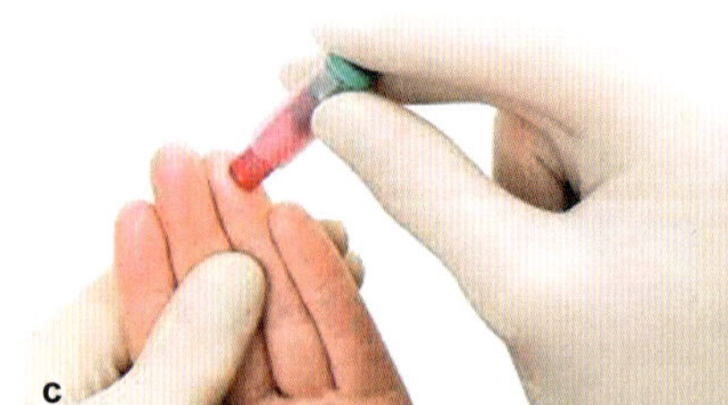

Abb. 7.11 Sicherheitsgeräte [U223]. a) Sicherheitskanüle, b) Sicherheitspenkanüle, c) Sicherheitslanzette

7

7.5.4 Impfungen

Ein wichtiger Bestandteil der arbeitsmedizinischen Vorsorge ist das Angebot und die Durchführung von Impfungen gegen Erreger, die im beruflichen Kontext Infektionen auslösen können.

Bei gegebener beruflicher Infektionsgefährdung muss den Beschäftigten eine Immunisierung kostenlos angeboten werden, sofern geeignete Impfstoffe zur Verfügung stehen. Die Beurteilung dessen, ob und welche Gefährdung vorhanden ist, ob eine Immunität gegen bestimmte Infektionserreger vorliegt und ob ein Impfschutz nötig ist, obliegt dem jeweiligen Betriebsarzt. Dieser ist an Vorgaben der Unfallversicherungen (DGUV-Vorschrift 6 – Arbeitsmedizinische Vorsorge), der TRBA 250 und der Ständigen Impfkommission am Robert-Koch-Institut (STIKO) gebunden. Innerhalb dieser Regelwerke wird Betriebsmedizinern dennoch ein gewisser Entscheidungsspielraum gelassen. Bei Beschäftigten im Gesundheitswesen steht der Schutz gegen Hepatitis B im Vordergrund.

Für medizinisch-pflegerische Mitarbeiter der Pflegebereiche werden in der Regel folgende **Impfempfehlungen** gegeben:

- Die übliche **Grundimmunisierung** bezüglich Tetanus, Polio und Diphtherie sollte bestehen. Bei evtl. Impflücken ist der Hausarzt zu kontaktieren.
- Eine ausreichende Immunisierung gegen **Hepatitis B** wird für medizinisch-pflegerisches Personal als unabdingbar betrachtet. Der Neubeginn einer aktiven Hepatitis-B-Impfung erfolgt nach dem Schema 0, 1, 6 Monate. Bei nachgewiesener Schutzwirkung sollten alle 10 Jahre Auffrischungsimpfungen vorgenommen werden.
- Ggf. kann auch eine Immunisierung gegen **Hepatitis A** (Übertragung durch infektiöse Fäkalien) und **Varizellen** (aerogene Übertragung von Windpocken) für medizinisch-pflegerisches Personal als sinnvoll erachtet werden.
- Seit dem Jahr 2021 wird medizinisch-pflegerischen Mitarbeitern auch eine Impfung gegen **COVID-19** angeboten.
- Einige Arbeitgeber bieten saisonal **Grippeschutzimpfungen** für alle Mitarbeiter an, was vor allem in Alten- und Pflegeeinrichtungen ausgesprochen sinnvoll ist.
- Eine Impfung gegen **Tuberkulose** (BCG-Impfung) wird im Gesundheitsdienst nur in speziellen Fällen vorgenommen; eine allgemeine Empfehlung gibt es hierzu nicht. Ein Grund ist das schlechte Verhältnis zwischen Impfschutz und Impfkomplikationen.

Impfempfehlungen für Klienten ➤ Kap. 13.1

TIPPS & LINKS

Die hier aufgeführten Impfempfehlungen unterliegen einem ständigen Wandel. Aktuelle Informationen bekommen Sie über die ständige Impfkommission am Robert-Koch-Institut (STIKO): https://www.rki.de/DE/Content/Kommissionen/STIKO/Empfehlungen/Impfempfehlungen_node.html oder über die Berufsgenossenschaft für Gesundheitsdienst und Wohlfahrtspflege: www.bgw-online.de. Detaillierten Ausführungen zur HBV-Impfung nach Exposition siehe STIKO-Empfehlungen: https://www.rki.de/DE/Content/Infekt/Impfen/ImpfungenAZ/HepB/HepB.html

7.5.5 Verhalten im Verletzungsfall

Erste-Hilfe-Maßnahmen

Sollte es zu einer Nadelstichverletzung oder einer vergleichbaren Verletzung gekommen sein, sind folgende Maßnahmen durchzuführen:

- Bei **Stich- oder Schnittverletzung:** Desinfektion der Wunde (10 Minuten), z. B. Anlage eines ständig mit Hautdesinfektionsmittel getränkten Tupfers (evtl. Stich-/Schnittkanal spreizen, um Wirkung des Mittels in der Tiefe zu erleichtern).
- Bei **Kontamination des Auges:** Sofortige gründliche Spülung des Auges mit reichlich, am besten fließendem Leitungswasser.
- Bei **Kontamination der Mundhöhle:** Ausspucken, dann sofortige Spülung mit reichlich Leitungswasser.
- Bei **Kontamination vorgeschädigter Haut:** Sofortige ausgiebige Spülung und Desinfektion (10 Minuten).

Weitere Maßnahmen

Über die Erste-Hilfe-Maßnahmen hinaus sollte noch Folgendes beachtet werden:

- Über das genaue Vorgehen im Verletzungsfall muss vor Ort eine entsprechende Arbeitsanweisung vorhanden sein. Im Zuge dessen sollte auch

7

ermittelt worden sein, welche Durchgangsärzte und HIV-Zentren in Frage kommen (inkl. Telefonnummern).

- Jede Verletzung oder Kontamination des Auges, der Mundhöhle oder vorgeschädigter Haut innerhalb der Dienstzeit ist ein Arbeitsunfall und soll als solcher dokumentiert („Verbandbuch") und behandelt werden.
- Im Verletzungs- oder Kontaminationsfall soll im Normalfall innerhalb von 24 Stunden Kontakt mit einem Durchgangsarzt aufgenommen werden.
- Bei konkretem Verdacht auf eine HIV-Übertragung soll innerhalb von 2 Stunden Kontakt mit einem HIV-Zentrum aufgenommen werden, um über eine entsprechende Behandlung (Postexpositionsprophylaxe) entscheiden zu können.

DEFINITION

Durchgangsarzt (D-Arzt) ist ein Facharzt für Orthopädie und/oder Unfallchirurgie mit Zusatzbezeichnung „Spezielle Unfallchirurgie", der von den Landesverbänden der Deutschen Gesetzlichen Unfallversicherung (DGUV) eine besondere Zulassung erhalten hat. Er ist für die Durchführung der Behandlung nach Arbeitsunfällen und Wegeunfällen zuständig.

TIPPS & LINKS

Die DGUV stellt für die Recherche nach Durchgangsärzten unter https://www.dguv.de/de/datenbanken/index.jsp eine Auflistung mit Suchfunktion zur Verfügung.

KAPITEL

8 Umgebungsbezogene Hygiene

Die Schaffung und der Erhalt einer hygienisch sicheren baulichen und einrichtungstechnischen Umgebung ist ein weiterer Eckpfeiler in der Hygiene stationärer Pflegeeinrichtungen.

Das ➤ Kap. 8.1 beschreibt, wie durch eine den Hygieneansprüchen genügende Bausubstanz, durch die Unterscheidung reiner, unreiner und neutraler Räume, die Einrichtung sachgerecht ausgestatteter Handwaschbecken und durch die sachgemäße Kontrolle und Wartung haustechnischer Einrichtungen Gefährdungen minimiert werden. Ein besonders hervorzuhebender Punkt ist die im ➤ Kap. 8.2 abgehandelte Wasserversorgung, an die in der Trinkwasserverordnung hohe Anforderungen gestellt werden.

TIPPS & LINKS

Die Heimgesetzgebung (➤ Kap. 6.1.2) ist seit dem Jahr 2006 Ländersache. Bis dahin war das Heimgesetz (HeimG) für alle Bundesländer geltend und ergänzend hierzu auch die HeimMindBauV. Inzwischen haben die meisten Bundesländer Themen und Inhalte der HeimMindBauV in ihre Heimgesetzgebung integriert und z.T. auch modifiziert. Die HeimMindBauV ist somit nur für die Länder gültig, die eine solche Gesetzesintegration bislang noch nicht vorgenommen haben. Im Rahmen von Bauvorhaben oder Umgestaltungen ist es daher wichtig, sich mit der Heimgesetzgebung des jeweiligen Bundeslandes detailliert vertraut zu machen und frühzeitig Kontakt mit den Behörden (Heimaufsicht und Gesundheitsamt) aufzunehmen. Eine Übersicht über die Heimgesetzgebung der deutschen Bundesländer mit Links zu mitgeltenden Verordnungen ist auf der Internetseite der Bundesinteressenvertretung für alte und pflegebetroffene Menschen e.V. (BIVA-Pflegeschutzbund) verfügbar: https://www.biva.de/service/gesetze/laender-heimgesetze/

8.1 Bauliche Anforderungen an Pflegeeinrichtungen

8.1.1 Regelwerke

Heimmindestbauverordnung

Die Heimmindestbauverordnung (HeimMindBauV) findet Anwendung auf „*Einrichtungen, die dem Zweck dienen, ältere Menschen oder pflegebedürftige oder behinderte Volljährige aufzunehmen, ihnen Wohnraum zu überlassen sowie Betreuung und Verpflegung zur Verfügung zu stellen oder vorzuhalten*" (§ 1 HeimG). Sie nennt für die bauliche Raumaufteilung sowie für die Einrichtung und Ausstattung von Pflegeeinrichtungen entsprechende Anforderungen. Ihre Themenschwerpunkte bestehen jedoch in der Verhütung von baulich bedingten Unfällen und Sicherung der Wohnqualität von Heimbewohnern.

RKI-Richtlinie

Die „Richtlinie für Krankenhaushygiene und Infektionsprävention" des Robert Koch-Institutes (RKI) hat ihren Ursprung im Jahr 1976 und wurde damals von einer Kommission des damaligen Bundesgesundheitsamtes (BGA) unter dem Titel „Richtlinie für die Erkennung, Verhütung und Bekämpfung von Krankenhausinfektionen" verfasst. Bis Anfang der 2000er-Jahre war die Richtlinie der Vorläufer der heutigen KRINKO-Empfehlungen. Die im Zeitverlauf nach und nach ergänzten Empfehlungen wurden der Richtlinie damals als Anlagen beigefügt. Diese sogenannten „Alt-Anlagen" aus der Zeit vor 1997 sind heute noch als eine Art Sammelband verfügbar und werden teilweise auch noch herangezogen, wenn keine aktuelleren Regelungen vorliegen. Empfehlungen nach 1997 sind ebenfalls noch einzeln verfügbar, haben heute aber keine Gültigkeit mehr bzw. wurden durch aktuellere KRINKO-Empfehlungen ersetzt. In den „Alt-Anlagen“ finden sich unter Kapitel 4.2.1. die *„Anforderungen der Hygiene an Aufenthalts- und Umkleideräume“* und unter 4.3.1. die *„Anforderungen an die Hygiene und bauliche Gestaltung von Pflegeeinheiten“*. Die Inhalte dieser beiden Kapitel sind auch auf Pflegeeinrichtungen bedingt übertragbar und werden von Gesundheitsämtern im Rahmen der infektionshygienischen Überwachung auch heute noch herangezogen.

TRBA 250

Bezüglich des Arbeitsschutzes werden in den **TRBA 250** punktuell auch Forderungen an den Bau und die Einrichtung von pflegerischen Einrichtungen erhoben.

Innerhalb der **Mindestschutzmaßnahmen** (Schutzstufe 1 ➤ Kap. 7.1.2) sind dies:

- Leicht erreichbare **Handwaschplätze** mit fließendem warmen und kalten Wasser
- Ausstattung mit **Händedesinfektionsmittelspendern** (unabhängig von den Handwaschplätzen)
- Verwendung von **Oberflächen** (Fußböden, Arbeitsflächen, Oberflächen von Arbeitsmitteln), die leicht zu reinigen sind und beständig gegen die verwendeten Reinigungsmittel und gegebenenfalls Desinfektionsmittel
- Schaffung getrennter **Umkleidemöglichkeiten**, sofern Arbeitskleidung erforderlich ist.

Ggf. kommen bei Schutzstufe 2 bzgl. Bau und Einrichtung zwei **erweiterte Anforderungen** hinzu:

- **Desinfektionsmittel-beständige Oberflächen,** wie Arbeitsflächen, Fußböden, Flächen eingebauter Einrichtungen etc.
- **Getrennte Toiletten** für Beschäftigte und Klienten.

Weitere relevante Regelwerke

Weitere hygienebezogene Anforderungen an Bau und Einrichtung sind speziellen Regelwerken wie der Arbeitsstättenverordnung (ArbStättV) und zugehöriger Technischer Regeln für Arbeitsstätten (ASR), denen der Lebensmittelhygiene und diversen Normen zu entnehmen, die z. B. auf die Beschaffenheit von Wasserleitungen oder raumlufttechnischen Anlagen Bezug nehmen.

8.1.2 Allgemeine Anforderungen an Bau und Einrichtung

Der Standort einer Pflegeeinrichtung sollte lärmgeschützt, lufthygienisch unbedenklich und frei von Altlasten sein.

Bausubstanz

Die Bausubstanz muss grundsätzlich intakt sein. Schimmelbildung, abgeblätterter Putz, ungenügend abgedichtete Kabelschächte, rissige, abgelöste Fußleisten oder feuchte Wände bzw. Fußbodenbeläge leisten dem Schädlings- und Schimmelbefall (Aspergillosegefahr) Vorschub (➤ Kap. 3.4.5 und ➤ Kap. 8.1.4) und müssen daher umgehend beseitigt bzw. saniert werden. Unzulänglichkeiten dieser Art lassen sich vermeiden, wenn für eine kontrollierte, planmäßige **Instandhaltung** gesorgt ist.

Anforderungen an Bewohnerzimmer

Die HeimMindBauV legt für die Zimmer von Klienten in Alten- und Pflegeeinrichtungen klare Anforderungen fest.

- Wohnschlafräume als Einzelzimmer müssen eine **Größe** von mind. 12 m^2 oder als Zweibettzimmer mind. 18 m^2 vorzuweisen haben.
- Es muss eine unmittelbare **Erreichbarkeit** der Bewohnerzimmer von einem Flur gegeben sein, der den Heimbewohnern, dem Personal und den Besuchern allgemein zugänglich ist.
- Bewohnerzimmer sollten zumindest mit einem **Waschtisch** mit kaltem und warmem Wasser ausgestattet sein. Üblich sind aber heutzutage zimmerzugehörige Sanitäranlagen („Nasszellen“) inkl. Dusche und WC.
- Räume, in denen Pflegebedürftige untergebracht sind, müssen mit einer **Rufanlage** ausgestattet sein, die von jedem Bett aus bedient werden kann.
- Wohn-, Schlaf- und Sanitärräume müssen im Notfall von außen **zugänglich** sein.
- Zu fordern ist ferner eine bettengerechte **Türbreite,** eine zugfreie **Belüftung,** eine ausreichende blendfreie **Beleuchtung** und ausreichender **Sonnenschutz.**

TIPPS & LINKS

Die freie Zugänglichkeit alkoholischer Desinfektionsmittel, aber auch anderer Chemikalien, stellt eine potenzielle Gefahr für Alkoholiker und verwirrte Klienten dar. Dieser Faktor ist bei der Ausstattung und Einrichtung von Wohnräumen und weiteren Bereichen zu berücksichtigen, die für Klienten frei zugänglich sind. Somit ist es i. d. R. nicht möglich, Bewohnerzimmer mit Händedesinfektionsmittelspendern auszustatten. Das Bundesinstitut für Risikobewertung (BfR) hat zur konkreten Umsetzung entsprechender Sicherheitsmaßnahmen die Informationsschrift „Hinweise für Pflegekräfte" verfasst und als Download zur Verfügung gestellt: https://www.bfr.bund.de/cm/350/hinweise_fuer_pflegekraefte.pdf

Anforderungen an weitere Räumlichkeiten und deren Ausstattung

Die HeimMindBauV legt außerdem Anforderungen fest für weitere Räumlichkeiten wie Gemeinschaftsräume und Therapieräume oder auch Leichenräume, sofern keine kurzfristige Überführung von Leichen sichergestellt ist.

- **Flure,** die von Heimbewohnern benutzt werden, müssen an beiden Seiten Handläufe vorweisen, dürfen innerhalb eines Geschosses keine oder nur mit Rampen versehene Stufen haben und müssen mit einer Nachtbeleuchtung versehen sein. Flure zu den Pflegeplätzen müssen so bemessen sein, dass auf ihnen bettlägerige Bewohner transportiert werden können.
- In Einrichtungen, in denen bei regelmäßiger Benutzung durch die Bewohner mehr als eine Geschoßhöhe zu überwinden ist oder in denen Rollstuhlbenutzer in nicht stufenlos zugänglichen Geschossen untergebracht sind, muss mindestens ein **Aufzug** vorhanden, der den Bedürfnissen der Bewohner entspricht.
- Für jeweils bis zu 20 Bewohner muss im gleichen Gebäude mindestens eine **Badewanne** oder eine **Dusche** zur Verfügung stehen.
- Den RKI-Altanlagen ist zu entnehmen, dass **Fußbodenbeläge** in Bewohnerbereichen rutschfest und desinfizierbar sein sollen.

Bereichsunterscheidung

Um vor allem indirekte Kontaktübertragungen einzuschränken, wird in Bereichen der Pflege, der Unterbringung, der Küche oder der Wäscherei eine Einteilung der Räumlichkeiten in **reine, unreine und neutrale Seiten** (➤ Abb. 8.1, ➤ Abb. 10.6) behördlicherseits erwartet und ist im Lebensmittelbereich vorgeschrieben (➤ Tab. 10.4).

	Vorbereitung medizinisch-pflegerischer Maßnahmen	Lagern, Stellen und Vorbereiten von Medikamenten	Lagerung von Sterilgut und/oder Frischwäsche	Lagerung und Vorbereitung von Lebensmitteln	Aufbereitung von Instrumenten und Pflegeutensilien	Entsorgung von Fäkalien und Sekreten	Lagerung von kontaminierten Abfällen und/oder Schmutzwäsche
Reinräume							
Reine Pflegearbeitsräume	X	X	X				
Stationszimmer		X	X				
Diagnostik- und Therapieräume	X	X	X				
Bereichsküche				X			
Reine Lagerräume			X				
Unreine Räume							
Unreine Arbeitsräume					X	X	X
Unreine Lagerräume							X
Neutrale Räume							
Flure, Eingangsbereiche, Aufenhaltsräume							
Bewohner- bzw. Patientenzimmer							

Abb. 8.1 Arbeitsaufgaben in reinen und unreinen Räumen eines Pflegebereiches [M119]

8.1.3 Haustechnische Einrichtungen

Neuanschaffung und Bestandsschutz

Haustechnische Einrichtungen wie Wasserversorgungsanlagen, Klima- und Lüftungsanlagen, Steckbeckenspülen, Geschirrspülstraßen usw. müssen den in Normen und Fachempfehlungen vorgegebenen aktuellen Stand von Wissenschaft und Technik entsprechen. Dies insbesondere, wenn es sich um Neuanschaffungen und/oder Medizinprodukte handelt. Für alte Anlagen und Einrichtungen besteht evtl. ein Bestandsschutz (sofern er in den Rechtnormen erwähnt wird), der zwar von Neubeschaffungen oder Umrüstungen, nicht aber von der Verantwortlichkeit im Schadensfall entbindet.

Wartung und Prüfung

Jede haustechnische Einrichtung soll in regelmäßigen Abständen gewartet und überprüft werden. Im Bereich der Hygiene sind dies, sofern vorhanden:

- Warm- und Kaltwasserversorgung, Einrichtungen zur Wasserenthärtung usw., die nach Vorgaben der Trinkwasserverordnung (TrinkwV) betrieben werden müssen (➤ Kap. 8.2).
- Steckbeckenspülautomaten, Geschirrspülmaschinen oder Wäschewaschmaschinen, die mittels Prüfkörper, Bioindikatoren oder Thermologger untersucht werden können (➤ Kap. 5.3.4).
- Klima- und Lüftungsanlagen, die in normativ festgelegten Abständen (DIN 1946–6) gewartet und überprüft werden müssen. Hier bietet sich ein Wartungsvertrag mit der Herstellerfirma an.
- Die mikrobiologische Untersuchung desinfizierter Flächen (sogenannte „Abdruckuntersuchung") ist in nichtmedizinischen Einrichtungen des Gesundheitswesens nur auf besondere Veranlassung (z. B. Infektionsausbruch) indiziert.

Details für die Prüfungen sind den jeweiligen Verordnungen und Technischen Regelwerken zu entnehmen.

8.1.4 Hygieneforderungen bei Baumaßnahmen

Neu - und Umbaumaßnahmen können vor allem für alte und abwehrgeschwächte Personen ein schwer kalkulierbares Infektionsrisiko darstellen, wenn durch das Aufkommen von Baustaub und Bauschutt Aspergillen (➤ Kap. 3.4.5) freigesetzt und eingeatmet werden. Um dieser Gefahr vorzubeugen, sind einige organisatorische Vorkehrungen zu treffen.

Information

Vor Baubeginn müssen der Haustechniker, die Pflegedienstleitung oder die/der Hygienebeauftragte, die Leitung des Reinigungs- bzw. Hausdienstes, die Stationsleitungen und auch die Klienten der betroffenen Abteilungen über Planung, Beginn, Umfang und Dauer der Maßnahme informiert sein. Zur Abklärung von Detailfragen und zur Analyse der Gefährdungssituation ist die Hinzuziehung eines beratenden Krankenhaushygienikers sinnvoll. Die Zuständigkeiten für die Sicherungsmaßnahmen sollten im Vorfeld festgelegt werden.

Staub- und Emissionsschutz

Vor Beginn der Baumaßnahmen müssen Vorkehrungen zur Staub- und Emissionsreduktion getroffen werden. Hierzu gehört das fugendichte Abtrennen von Baubereichen mit Schutzfolien oder -wänden und das Besprengen mit Wasser. Klima- und Lüftungsanlagen müssen zeitweilig stillgelegt und fugendicht abgeklebt werden.

Ferner muss die Wegeführung entsprechend geändert und müssen bei unzureichender Emissionsbegrenzung betroffene Klienten evakuiert werden. Wenn ein Durchgang durch Baubereiche mit Staub- und Schuttentwicklung unvermeidbar ist, müssen die betreffenden Personen eine Atemschutzmaske tragen. Für die Dauer der Baumaßnahme ist eine mindestens tägliche Feuchtreinigung der Baustelle und ggf. der angrenzenden Bereiche notwendig. Es ist abzuklären, für welche Bereiche der Hausdienst und für welche Bereiche die Bauabteilung bzw. Fremdfirma zuständig ist.

Handwerker müssen sich auf den betreffenden Bereichen an- und abmelden und sind ggf. in Hygieneregeln von der/dem Hygienebeauftragten oder der Stationsleitung einzuweisen.

8.2 Wasserversorgung

8.2.1 Regelwerke

Trinkwasserverordnung

DEFINITION

Trinkwasser Laut TrinkwV (§ 3) definiert als Wasser,
- welches zum Trinken, zum Kochen oder zur Zubereitung von Speisen und Getränken, also als Lebensmittel, bestimmt ist,
- welches zur Körperpflege und -reinigung dient,
- welches zur Reinigung von Gegenständen verwendet wird, welche bestimmungsgemäß mit Lebensmitteln in Berührung kommen, z. B. beim Geschirrspülen,
- welches zur Reinigung von Gegenständen benutzt wird, die bestimmungsgemäß nicht nur vorübergehend mit dem menschlichen Körper in Berührung kommen. Dementsprechend gehört auch Wasser zum Wäschewaschen dazu.

Die Anforderungen an und die Überprüfung von Trinkwasser wird vorrangig durch die **Trinkwasserverordnung** (TrinkwV) geregelt. Eine zentrale Aussage der TrinkwV (§ 4) lautet:

„*Trinkwasser muss so beschaffen sein, dass durch seinen Genuss oder Gebrauch eine Schädigung der menschlichen Gesundheit insbesondere durch Krankheitserreger nicht zu besorgen ist. Es muss rein und genusstauglich sein. Diese Anforderung gilt als erfüllt, wenn bei der Wassergewinnung, der Wasseraufbereitung und der Wasserverteilung mindestens die allgemein anerkannten Regeln der Technik eingehalten werden und das Trinkwasser den Anforderungen der §§ 5 bis 7a entspricht.*" (Anmerkung: Die §§ 5–7a beziehen sich auf Parameter und Grenzwerte.)

Die TrinkwV bezieht sich auf die
- Beschaffenheit des Trinkwassers,
- Aufbereitung und Desinfektion von Trinkwasser,
- Pflichten des Unternehmers und des sonstigen Inhabers einer Wasserversorgungsanlage,
- Überwachung durch das Gesundheitsamt.

Zur TrinkwV gehören drei Anlagen, welche die mikrobiologischen Parameter, die chemischen Parameter und die Indikatorparameter präzisieren. Als Indikatorparameter bezeichnet man Messwerte, die zwar keine obligatorische Gesundheitsschädigung darstellen, aber auf Mängel der Trinkwasserqualität hindeuten.

DEFINITION

Wasserversorgungsanlagen **Betriebe** (wie Wasserwerke, Wassergewinnungs- und -verteilungsanlagen) und deren zugehörige **Leitungsnetze,** welche Wasser in größeren Mengen an Abnehmer (wie Haushalte) abgeben. Außerdem **Trinkwasserinstallationen** (z. B. in Haushalten, Pflegeeinrichtungen etc.), die sich beim Abnehmer befinden.

Trinkwasserinstallationen Die Gesamtheit der Rohrleitungen, Armaturen und Geräte, die sich zwischen dem Punkt des Wasserverbrauchs und dem Übergabepunkt an den Verbraucher befinden – also innerhalb des betreffenden Gebäudes alles vom Punkt der Wasseranlieferung bis zu jedem einzelnen Wasserhahn.

Weitere Regelwerke

Um die Forderungen der TrinkwV zu erfüllen, bedarf es der Einhaltung von „anerkannten Regeln der Technik", die sich in diversen Normen, Richtlinien und Arbeitsblättern widerspiegeln:
- **DIN- und EN-Normen**
  - DIN 2000/*Leitsätze für Anforderungen an Trinkwasser, Planung, Bau, Betrieb und Instandhaltung der Versorgungsanlagen*
  - DIN EN 1717/*Schutz des Trinkwassers vor Verunreinigungen in Trinkwasser-Installationen und allgemeine Anforderungen an Sicherungseinrichtungen zur Verhütung von Trinkwasserverunreinigungen durch Rückfließen*
- **VDI-Richtlinien** (Verein Deutscher Ingenieure)
  - VDI/DVGW 6023/*Hygiene in Trinkwasser-Installationen*
- **DVGW-Arbeitsblätter** (Deutscher Verein des Gas- und Wasserfaches)
  - DVGW-Arbeitsblatt W551 *Technische Maßnahmen zur Minderung des Legionellenwachstums in Neuanlagen*

8.2.2 Wasserhärte

Aus den im Trinkwasser vorhandenen Mineralien Calcium und Magnesium entstehen bei Erhitzung und der Ausgasung von Kohlendioxid schwer lösliche Calcium- und Magnesiumcarbonate. Diese führen zu Ablagerungen in wasserverarbeitenden und -führenden Geräten (z. B. in Waschmaschinen) oder behindern dort die Reinigungswirkung. Je mehr solcher Substanzen im Wasser vorhanden sind, umso „härter" ist das Wasser.

Gemessen wird die Wasserhärte in „Grad Deutscher Härte" (°dH) oder in mmol Calciumcarbonat/Liter, wobei drei Härtebereiche unterschieden werden (➤ Tab. 8.1).

Tab. 8.1 Wasserhärtebereiche nach mmol/Liter Calciumcarbonat und Grad Deutscher Härte [M119/M1099]

Härtebereich	mmol Calciumcarbonat pro Liter	Grad Deutscher Härte
weich	< 1,5 mmol	<8,4°dH
mittel	1,5–2,5 mmol	8,4–14°dH
hart	> 2,5 mmol	> 14°dH

Je geringer der Härtebereich des Wassers ist, umso geeigneter ist es für die maschinelle Verarbeitung und für die Reinigung. Mit technischen Mitteln können dem Wasser unerwünschte Ionen entzogen werden, um es „weicher" und damit maschinengeeigneter zu machen. Dies ist bei **destilliertem Wasser** (teilenthärtet) und **vollentsalztem Wasser** (VE-Wasser, vollenthärtet) der Fall. Ein Anspruch auf mikrobielle Reinheit ist damit nicht verbunden und nur bei **Sterilwasser** gegeben.

8.2.3 Hygiene und Trinkwasser

Trinkwasser wird in Einrichtungen des Gesundheitswesens in unterschiedlicher Weise verwendet:

- Wasser zum Trinken und zur Zubereitung von Getränken
- Wasser im Rahmen der Körperwaschung einschließlich Duschen
- Wasser zum Aufbereiten, Spülen und Nachspülen von Medizinprodukten (z. B. Steckbecken)
- Wasser zur Herstellung von Lösungen (z. B. Reinigungslösung)
- Wasser zum Anfeuchten der Mundhöhle bei bettlägerigen Klienten, Zähneputzen etc.

Es muss daher gesichert sein und aktiv dafür gesorgt werden, dass von Trinkwasser keine Infektionsgefahr ausgeht.

Laut TrinkwV soll Trinkwasser frei von Krankheitserregern sein und muss noch eine Reihe weiterer Parameter erfüllen. Die Einhaltung dieser Vorgaben verlangt, dass der Unternehmer einer Wasserversorgungsanlage mikrobiologische und weitere Untersuchungen durchführen bzw. veranlassen muss. Die behördliche Überwachung obliegt dem örtlichen Gesundheitsamt.

Es ist also davon auszugehen, dass Trinkwasser im Regelfall hohen Qualitätsansprüchen genügt. Dennoch kann es innerhalb des weitverzweigten Leitungsnetzes, in Warmwasserbereitern und an Wasserstrahlreglern („Perlatoren") schnell zur Besiedelung des Trinkwassers mit feuchtigkeitsliebenden Erregern, z. B. *Legionella pneumophila* oder *Pseudomonas aeruginosa*, kommen. Sie lassen vor allem bei stark abwehrgeschwächten Klienten ernstzunehmende Infektionen wie Pneumonien bzw. Wund- und Harnwegsinfektionen befürchten.

MERKE

Eine Überschreitung der Legionellen-Grenzwerte im Trinkwasser kann in Pflegeeinrichtungen zu Problemen führen, deren Lösung mit immensen Kosten verbunden sein kann.

Hygieneregeln zum Umgang mit Trinkwasser

Für den Umgang mit Trinkwasser sind daher folgende Hygieneregeln einzuhalten:

- Die Konstruktion eines Leitungsnetzes soll durch eine entsprechende **Isolierung** Kaltwasserleitungen vor Erwärmung und Warmwasserleitungen vor Abkühlung schützen, stagnierendes Wasser vermeiden und einen ausreichenden Wasseraustausch gewährleisten. Überflüssige Wasserzapfstellen sollten daher konsequent zurückgebaut werden.
- In Pflege- und Funktionsbereichen sollen Waschbecken keine **Wasserstrahlregler und Überläufe**

aufweisen, da beide Vorrichtungen zur Verkeimung neigen.

- **Stehendes Wasser** ist zu vermeiden. Daher sollen alle Wasserzapfstellen möglichst engmaschig (eine Stagnation > 72 Stunden ist zu vermeiden) durchgespült werden. Duschköpfe sollen auf den Boden gelegt werden, damit das Wasser aus dem Schlauch laufen kann.

TIPPS & LINKS

Das Durchspülen selten genutzter Wasserzapfstellen gehört zu den wichtigsten, aber auch lästigen Maßnahmen der Legionellenprophylaxe in stationären Einrichtungen des Gesundheitswesens. Um den Aufwand in einem angemessenen Rahmen zu halten, empfiehlt es sich, eine Liste mit den zu spülenden Wasserzapfstellen anzulegen und die betreffenden Wasserhähne zu kennzeichnen. Ferner sollte mit dem zuständigen Gesundheitsamt abgeklärt werden, wie häufig und mit welcher Methodik die Wasserhähne zu spülen sind. Unabhängig davon sollte das Durchspülen mit einer Liste bzw. einem Spülprotokoll dokumentiert werden.

Auf der Website www.pflegehygiene.nlga.niedersachsen.de (dort: „Hygiene in Alten- und Pflegeheimen"/„Hygienepaket für Alten- und Pflegeheime") finden Sie Listen zur Erstellung einer Übersicht durchspülungspflichtiger Wasserzapfstellen und zur Dokumentation der Durchspülungen.

Sanierungsmöglichkeiten

Wenn in einer Einrichtung festgestellt wird, dass Legionellen oder andere krankheitserzeugende Mikroorganismen in einem nicht vertretbaren Maße vorhanden sind, bieten sich folgende Sanierungsmöglichkeiten an, deren Einsatz im Detail über die Trinkwasserverordnung und die anerkannten Regeln der Technik geregelt wird (➤ Tab. 8.2).

Tab. 8.2 Sanierungsmöglichkeiten bei Mikroorganismenbefall der Trinkwasseranlagen [M119/M1099]

Wirkungsmechanismus	Maßnahme	Nachteil
Thermische Desinfektion	Leitungsnetz wird auf eine Temperatur von mehr als 65 °C aufgeheizt	Verletzungsgefahr, Belastung der Rohre
Chemische Desinfektion	Dem Wasser werden Chlor oder Kupferionen beigemengt	Das veränderte Wasser entspricht unter Umständen nicht mehr den Vorgaben der Trinkwasserverordnung
Desinfektion mit UV-Licht	Wasser wird durch eine spezielle Apparatur geleitet und mit UV-Strahlen desinfiziert	Geringe Wirkung
Bauliche Sanierung	Stichleitungen werden entfernt und Leitungen neu verlegt	Hohe Kosten
Filtrierung	Wasserhähne werden mit Filtern versehen	Die Filter müssen regelmäßig ausgetauscht werden (i. d. R. 1–2 Monate, Herstellerangaben beachten!), was hohe Kosten verursacht

KAPITEL

9 Routinemäßige Reinigungs- und Desinfektionsarbeiten

Routinemäßig durchzuführende Reinigungs- und Desinfektionsarbeiten sollen vor allem indirekten Kontaktübertragungen (➤ Kap. 2.2.2) entgegenwirken.

➤ Kap. 9.1 stellt die Regelwerke vor und erklärt die Organisation routinemäßiger Reinigungs- und Desinfektionsmaßnahmen. Anschließend wird in ➤ Kap. 9.2 die Durchführung der Hausreinigung erläutert. ➤ Kap. 9.3 beschäftigt sich mit der Flächendesinfektion, den Mitteln, ihrem Gebrauch und ihrer Dosierung. ➤ Kap. 9.4 befasst sich mit der Bettenaufbereitung, ➤ Kap. 9.5 mit der Aufbereitung von Medizinprodukten und den Regelungen des Medizinprodukterechts.

9.1 Regelwerke und Organisation

9.1.1 KRINKO-Empfehlungen

Vorgaben zur Durchführung routinemäßiger Reinigungs- und Desinfektionsarbeiten liefern folgende **KRINKO-Empfehlungen:**

- *„Infektionsprävention in Heimen"* (2005), ➤ Kapitel 5.3 (Medizinprodukte und Pflegeartikel) und 5.4, maßgeblich für nichtmedizinische Einrichtungen des Gesundheitswesens.
- *„Anforderungen an die Hygiene bei der Reinigung und Desinfektion von Flächen"* (2004), wobei sich diese Empfehlung vorrangig an Krankenhäuser und andere medizinische Einrichtungen wendet.
- *„Infektionsprävention im Rahmen der Pflege und Behandlung von Patienten mit übertragbaren Krankheiten"* (2015), ➤ Kapitel 2.3 (Flächendesinfektion) und 2.6.1 (Bettenhygiene und Bettwäsche). Auch diese Empfehlung ist vor allem für medizinische Einrichtungen gedacht.
- Gemeinsam mit dem BfArM (Bundesinstitut für Arzneimittel und Medizinprodukte): *„Anforderungen an die Hygiene bei der Aufbereitung von Medizinprodukten"* (2012), wobei sich diese Empfehlung vor allem auf semikritische und kritische Medizinprodukte bezieht, die aber in nichtmedizinischen Einrichtungen des Gesundheitswesens i. d. R. nicht aufbereitet werden.

9.1.2 Pläne, Standards und Dokumentation

Welche Reinigungs- und Desinfektionsmaßnahmen in der Einrichtung konkret durchzuführen sind, muss entsprechenden Plänen und Standards vor Ort entnehmbar sein:

- **Reinigungs- und Desinfektionspläne,** die an relevanten Stellen (z. B. in Funktionsräumen) aushängen
- **Leistungskataloge und -vereinbarungen** des internen oder externen Reinigungsdienstes
- **Aufbereitungsstandards,** z. B. zur geregelten Aufbereitung von Medizinprodukten.

Im Zusammenhang mit Medizinprodukten sollen Aufbereitungsmaßnahmen dokumentiert werden. Inwiefern auch weitere Reinigungs- und Desinfektionsmaßnahmen zu dokumentieren sind, liegt im Ermessen der Entscheidungsträger vor Ort und den kontrollierenden Behörden.

TIPPS & LINKS

Reinigungs- und Desinfektionspläne werden meist kostenfrei von den Herstellern der verwendeten Mittel als Serviceleistung angeboten, enthalten aber häufig Angaben, die für die jeweilige Einrichtung unangebracht oder unzutreffend sind. Ein typisches Beispiel sind Planinhalte zur Instrumentenaufbereitung, obwohl dies in der betreffenden Einrichtung nicht stattfindet. In anderen Fällen sieht der Plan eine Desinfektionsmaßnahme vor, obwohl eine Reinigung angemessener wäre. Es kann sich also lohnen, vorgefertigte Pläne zu ändern oder sich eigene Reinigungs- und Desinfektionspläne zusammenzustellen. Auf der Website www.pflegehygiene.nlga.niedersachsen.de (dort: „Hygiene in Alten- und Pflegeheimen"/„Hygienepaket für Alten- und Pflegeheime") wird eine geeignete und editierfähige Vorlage im .docx-Format zur Verfügung gestellt.

9.1.3 Arbeitsschutz

Reinigungs- und Desinfektionsmaßnahmen können mit Schädigungen wie Allergien, Dermatosen oder Augenverletzungen verbunden sein. Als Grundlage zur Festlegung der Arbeitsschutzmaßnahmen sollen daher zu jedem verwendeten Reinigungs- oder Desinfektionsmittel drei Dokumente vorhanden und für die Beschäftigten jederzeit zugänglich sein:

- **Produktbeschreibungen**, in welchen Eigenschaften, Anwendbarkeit, Dosierung und ggf. das Wirkungsspektrum des Mittels beschrieben wird.
- **Sicherheitsdatenblätter**, denen alle sicherheitsrelevanten Details entnehmbar sind.
- **Betriebsanweisungen,** aus denen hervorgeht,
  - mit welchen Gefahren die Verwendung des Mittels verbunden ist,
  - welche Schutzmaßnahmen und Verhaltensregeln zu beachten sind,
  - wie man sich im Gefahrfall verhalten soll,
  - welche Erste-Hilfe-Maßnahmen im Gefahrfall zu ergreifen sind und
  - wie das Mittel sachgerecht zu entsorgen ist.

Um die Betriebsanweisungen sinnvoll verwenden zu können, müssen diese an die Gegebenheiten vor Ort angepasst werden.

9

Die in den Sicherheitsdatenblättern und den Betriebsanweisungen genannte **Persönliche Schutzausrüstung** (PSA) muss in geeigneter Ausführung und ausreichender Anzahl an den relevanten Orten verfügbar sein. I. d. R. wird es sich um desinfektionsmittelbeständige Schutzhandschuhe für den Gebrauch des Mittels und um Schutzbrillen für den Umgang mit Desinfektionsmittelkonzentraten handeln (z. B. bei der Herstellung von Lösungen).

Den Beschäftigten sind die Inhalte der Betriebsanweisungen und der sachgemäße Gebrauch der PSA in **Unterweisungen** bei Aufnahme der Tätigkeit und danach jährlich zu vermitteln.

9.2 Hausreinigung

9.2.1 Indikation und Maßnahmen

In der KRINKO-Empfehlung „Infektionsprävention in Heimen" wird der Anspruch vertreten, dass unter infektionspräventiven Gesichtspunkten dafür zu sorgen ist, dass Flächen sauber und trocken sein müssen. Somit ist in nichtmedizinischen Einrichtungen des Gesundheitswesens die Flächenreinigung die Regel und die Flächendesinfektion besonderen Situationen vorbehalten (➤ Kap. 9.3.1).

Die Hausreinigung umfasst in stationären nichtmedizinischen Einrichtungen des Gesundheitswesens bei arbeitstäglicher Durchführung typischerweise folgende Maßnahmen:

- Reinigung der **Bewohnerzimmer,** d. h. reinigendes Wischen von glatten Böden, Tischen, Nachttischen und Stühlen, reinigendes Abwischen der Waschbecken und sonstigen Sanitäreinrichtungen, Reinigung der Toilette.
- Reinigung der **Funktionsräume,** d. h. reinigendes Wischen von glatten Böden, reinigendes Abwischen der Waschbecken und sonstigen Sanitäreinrichtungen, äußerliche Reinigung der Steckbeckenspülen, Auffüllen von Spendern.
- Reinigung der **Flur- und Eingangsbereiche,** d. h. Saugen von Auslegware (sofern vorhanden), reinigendes Wischen von glatten Böden und Griffleisten.

Hierbei ist zu beachten, dass bei der Reinigung von Fußböden, Wänden, Türen und Mobiliar die Gefahr besteht, durch direkte und indirekte Kontakte potenzielle Krankheitserreger zu verschleppen und Allergene und Staub aufzuwirbeln. Daher sind bei der Durchführung von Reinigungsarbeiten gegenlenkende Maßnahmen zu beachten.

9.2.2 Reinigung der Fußböden

Obwohl es nur auf besondere Veranlassung notwendig ist, Fußböden zu desinfizieren, müssen Fußböden in von Klienten genutzten Bereichen dennoch für den Bedarfsfall desinfektionsmittelbeständig sein (➤ Kap. 7.1.2). Feucht zu reinigende und fugenlos verlegte Linoleum- oder PVC-Fußböden werden daher in Einrichtungen des Gesundheitswesens bevorzugt. Laminat- und Parkettböden weisen feine Fugen auf, was die Desinfizierbarkeit in Frage stellt. Das Verlegen von Teppichböden ist zwar möglich, jedoch muss auch hier die Desinfizierbarkeit gesichert sein.

Zur Reinigung glatter Böden hat sich im professionellen Bereich die sogenannte **„Halbnass-Einstufen-Methode"** durchgesetzt. In dem hierfür konstruierten Reinigungswagen (➤ Abb. 9.1) befinden sich in einem Vorratskorb feuchte Wischmöppe, die in eine Mopphalterung am unteren Ende einer Wischstange gespannt werden und mit denen in Schlangenlinien der betreffende Raum gewischt wird. Der halbfeuchte Fußboden trocknet in kurzer Zeit; der gebrauchte Mopp kommt in einen Abwurfbehälter. Um eine Keimverschleppung von einem Zimmer ins andere zu vermeiden, wird für jedes Zimmer ein separater vorgetränkter Mopp verwendet. Die sogenannte „Zwei-Eimer-Methode", bei welcher sich in einem Eimer Reinigungslösung und in dem anderen Eimer klares Spülwasser befindet, gilt in Einrichtungen des Gesundheitswesens als hygienisch unsicher und überholt.

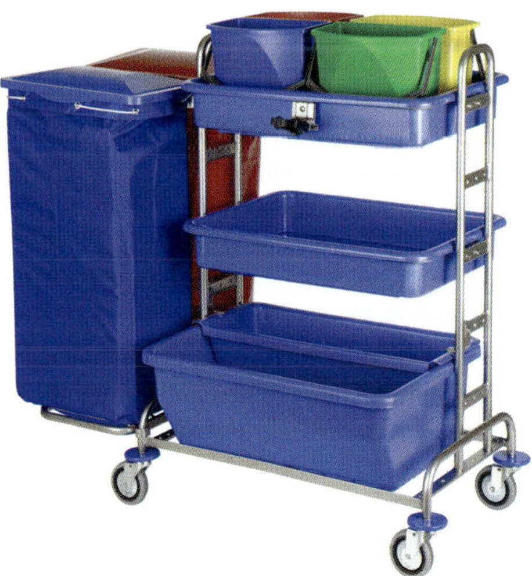

Abb. 9.1 Moderner Reinigungswagen [V968]

In jedem Fall ist darauf zu achten, dass bei nassen Fußböden entsprechende **Sicherheitsmaßnahmen** wie Hinweisschilder und ggf. Absperrungen getroffen werden.

Staubsaugen, speziell das Klopfsaugen kann leicht zur Feinstverteilung von Staub, aber auch von Allergenen wie Milbenkot oder Mikroorganismen, z. B. Aspergillen, führen. Wenn möglich, sollte daher das Staubsaugen vermindert oder ganz unterlassen werden. Anderenfalls sollen Staubsauger mit wirkungsvollen Staubfiltern, sog. „HEPA-Filtern" (High Efficiency Particulate Air Filter) ausgestattet sein. Wenn möglich sollten sich Klienten während des Saugens außerhalb des betreffenden Zimmers aufhalten.

9.2.3 Reinigung des Inventars

Zur **Reinigung des Inventars** sind zur Vermeidung von Keimverschleppungen gesonderte Reinigungstücher

- für das Mobiliar
- für Waschbecken, Duschen, Kacheln und
- für den WC-Bereich

zu verwenden.

Die Reinigung der WC-Innenseite soll ausschließlich mit

- Toilettenbürste und
- WC-Reiniger

erfolgen.

Bewohnerzimmer werden in der folgenden **Reihenfolge** gereinigt:

1. Mobiliar
2. Sanitär
3. WC.

Analog zu den Mopps bei der Fußbodenreinigung geht man auch bei der Reinigung des Inventars dazu über, mit vorgetränkten, halbfeuchten Reinigungstüchern zu arbeiten, diese auch nur für ein Zimmer zu verwenden und vor Verlassen des Zimmers in die Ablage zu entsorgen.

- gezielte Desinfektion nach erfolgter Kontamination
- Schlussdesinfektion im Rahmen der Infektionsintervention
- Desinfektion von Medizinprodukten
- Desinfektion von Badewannen, Duschen, Waschbecken etc., weil es durch die Benutzung unweigerlich zum Wegspülen der desinfizierenden Rückstände kommt.

Dosierung der Desinfektionsmittel

Für das **Herstellen von Mischlösungen** ist Präzision notwendig, um unnötige Geruchsbelästigungen, Rückstandsbildungen oder eine unzureichende Wirksamkeit durch Ungenauigkeiten zu vermeiden. Folglich sollten Dosierhilfen wie Dosiertabellen, -beutel, -pumpen, Messbecher oder Zumischgeräte verwendet werden, um ein korrektes Mischungsverhältnis zu erreichen, wobei jede Dosierhilfe ihre Vor- und Nachteile hat (➤ Tab. 9.1).

HINWEIS

Die Anschaffung eines Zumischgerätes ist in Pflegeeinrichtungen kritisch zu hinterfragen, da es aufgrund weniger Indikationen zur Flächendesinfektion meist unrentabel ist oder die Bauart der angebotenen Geräte oft nicht den Hygiene-Anforderungen genügt.

Gebrauch von Eimer und Wischtuch

Zur Desinfektion wird ein Eimer mit Desinfektionslösung (fertiger Mischlösung) gefüllt und das Mittel mit einem sauberen Wischtuch wischend aufgetragen.

Die Verwendungsfähigkeit von Lösungen in offenen Eimern (die sog. „Standzeit") beträgt i. d. R. nur einen Tag. Danach ist die Lösung zu verwerfen (Auskippen in die Toilette) bzw. zu erneuern. Bei sichtbarer Verschmutzung der Lösung (Blut, Erbrochenes etc.) muss die Lösung *und* das Wischtuch sofort gewechselt werden. Keinesfalls soll das benutzte Wischtuch wieder in die Lösung eingetaucht werden!

Tab. 9.1 Vor- und Nachteile von Dosierhilfen [M 119]

	Messbecher und Dosiertabelle	Dosierbeutel	Dosierpumpe	Zumischgerät
	[M119]	[U120]	[M119]	[M119]
Vorteile	Bei sachgemäßer Handhabung präzise Preiswert	Einfache Handhabung Präzise	Einfache Handhabung Preiswert	Sehr einfache Handhabung Bei regelmäßiger Wartung präzise Kontakt mit Konzentraten nur beim Wechseln des Kanisters möglich
Nachteile	Umständlich Gefahr des Verschüttens Kontakt mit Konzentraten möglich	Teuer Kontakt mit Konzentraten möglich Abfälle durch leere Beutel	Auch bei sachgemäßer Handhabung häufig unpräzise Kontakt mit Konzentraten möglich	Sichere Funktion ist an regelmäßige Wartung gebunden Hoher Preis für Anschaffung und Wartung

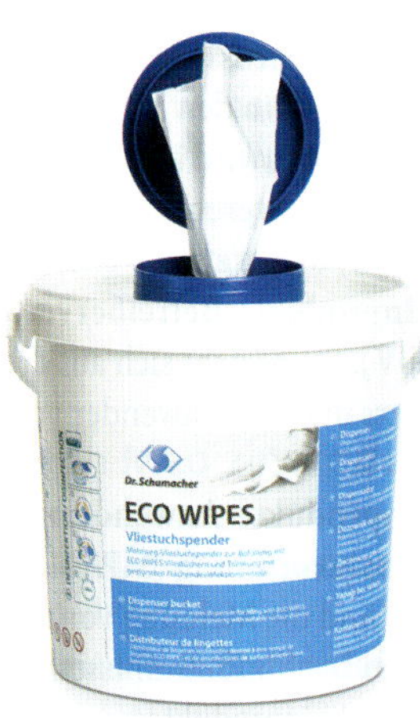

Abb. 9.2 Wipes-Behältnis [V484]

Wipes-Systeme (Tuchspendersysteme)

Die Handhabung von Wipes (getränkten Vliestüchern) entspricht im Wesentlichen der von Tissues, mit dem Unterschied, dass sich die Vliestücher auf einer Rolle befinden, die in ein Plastik-Behältnis (➤ Abb. 9.2) gegeben und mit Desinfektionslösung aufgegossen wird. Die Lösung wird von den Tüchern aufgesaugt, sodass sie feucht und verwendungsfähig sind.

Im Zusammenhang mit Wipes sind einige **Regeln** zu beachten:

- Die Vliesfasern der Wipes können u. U. den Wirkstoff binden, sodass er beim Gebrauch unzureichend wirksam ist. Um das zu verhindern, müssen Mittel, Behältnis und Tücher aufeinander abgestimmt sein und die Handhabung (Wechsel der Rolle, Verschluss des Deckels etc.) muss den Herstellerangaben strikt folgen.
- Die Verwendungsfähigkeit der getränkten Wipes beträgt meist mehrere Wochen und muss außen am Behältnis als Datum notiert werden. Dieses max. Verbrauchsdatum kann aber nur gewährleistet werden, wenn das Behältnis sofort nach Entnahme eines Tuches wieder fest verschlossen wird, da es sonst zum Verdunsten der Desinfektionslösung kommen kann, oder wenn es beim Gebrauch nicht zu Kontaminationen des Behälterinneren bzw. -inhalts gekommen ist.
- An der Innenwand des Behältnisses können sich u. U. mikrobielle Ablagerungen (sog. „Biofilme") bilden. Sofern die Behältnisse nach Auskunft des Herstellers aufbereitbar sind, muss hierzu nach Angaben des Herstellers ein Standard erstellt und strikt umgesetzt werden.
- Wipes-Systeme eignen sich nicht für Desinfektionsmittel mit einer kurzen Haltbarkeitsdauer.

MERKE

Desinfizierende Wipes sind praktisch, aber nicht unproblematisch. Um Wirkstoffverlust, Austrocknung und Biofilmbildung zu vermeiden, sind entsprechende Regeln umzusetzen.

9.4 Bettenaufbereitung

Die Betten der Klienten sind äußerst selten an Infektionsentstehungen beteiligt. Ungeachtet dessen sollte aus Gründen der Ethik und des Wohlbefindens dafür gesorgt werden, dass der Klient ein sauberes Bett vorfindet. Zudem kann es z. B. aufgrund von Inkontinenz oder Erbrechen schnell dazu kommen, dass Bettgestelle, Inletts und Bezüge gereinigt und/oder desinfiziert werden müssen. Betten in Einrichtungen des Gesundheitswesens müssen daher problemlos desinfizierbar sein.

- Bei der **Ausstattung** von Betten ist somit darauf zu achten, dass Inletts und Bezüge bei Temperaturen über 65 °C waschbar und dass die Matratzen mit einem desinfizierbaren, atmungsaktiven Überzug (möglichst abnehm- und austauschbar) versehen sind. Das Bettgestell soll funktionell und desinfektionsmittelbeständig sein.
- Im Rahmen der Langzeitpflege soll das **Bettgestell** in regelmäßigen Abständen, z. B. wöchentlich, reinigend abgewischt werden. Eine (Wisch-) Desinfektion ist im Alltag nur nach Kontamination, z. B. nach der Anschmutzung mit Fäces, notwendig.
- Um das Bett für einen anderen Klienten **aufzubereiten,** wird das Gestell und die Matratze desinfizierend abgewischt und alle Inletts ausgetauscht und neu bezogen. Für kurzzeitige Benutzungen (z. B. in der Kurzzeitpflege) sollte mittels einer Verfahrensanweisung geregelt wer-

9.5.3 Aufbereitung

Anspruch

Unabhängig von der oben genannten Einteilung richtet sich die Aufbereitung stets nach Vorgaben des Herstellers und muss nachvollziehbar so erfolgen, dass sich das aufbereitete Produkt qualitativ (z. B. hinsichtlich Funktion, Materialbeschaffenheit, Rückstandsfreiheit) nicht von einem neuen unterscheidet, sodass die Sicherheit und Gesundheit von Patienten, Anwendern oder Dritten nicht gefährdet wird (§ 8 MPBetreibV). Insbesondere sind **folgende Risiken auszuschließen:**

- Rückstände aus der vorangegangenen Anwendung (z. B. anhaftendes Blut, Gewebe)
- Rückstände aus der vorausgegangenen Aufbereitung (z. B. Reinigungs- und Desinfektionsmittelrückstände)
- Änderungen der Produkteigenschaften (z. B. Verfärbungen, Materialschäden oder Fehlfunktion).

Sofern es sich um bestimmungsgemäß keimarm oder steril zur Anwendung kommende Medizinprodukte handelt, ist gemäß § 8 MPBetreibV die Aufbereitung unter Berücksichtigung der Angaben des Herstellers mit geeigneten validierten Verfahren so durchzuführen, dass der Erfolg dieser Verfahren nachvollziehbar gewährleistet ist. Gemeint ist der Einsatz von maschinellen Verfahren, wie sie vor allem in Krankenhäusern zur Anwendung kommen.

Diese Forderung bezieht vor allem auf die Aufbereitung semikritischer und kritischer Medizinprodukte und dürfte für nichtmedizinische Einrichtungen kaum umsetzbar sein. Hier ist die Verwendung von Einmalprodukten eher angebracht.

9

DEFINITION

Validation Der Begriff „Validation" bezieht sich im Rahmen der Pflege meist auf eine Methode bzw. eine wertschätzende Haltung im Umgang mit Menschen mit Demenz.

Validierung Im Bereich der Hygiene bzw. der Aufbereitung von Medizinprodukten wird mit „Validierung" der dokumentierte Nachweis der beständigen Wirksamkeit eines Aufbereitungsprozesses bezeichnet. Hierzu wird die Effektivität eines Aufbereitungsverfahrens bei jeder Anwendung gemessen (Temperatur, Chemiekonzentration, Einwirkzeit etc.) und dokumentiert (z. B. in einer Datei). Moderne thermische Steckbeckenspülen arbeiten nach diesem Prinzip.

Durchführung

Unter praktischen Gesichtspunkten stellt sich das Thema der **Aufbereitung von Medizinprodukten** in nichtmedizinischen Einrichtungen des Gesundheitswesens wie folgt dar:

- **Nichtaktive unkritische Medizinprodukte,** z. B. Gehhilfen, Lagerungsschienen, Krankenbetten, werden durch einfaches Abwischen gereinigt (bei personengebundener Verwendung) oder desinfiziert (bei personenübergreifender Verwendung). Details regeln die Herstellerangaben.
- Bei **aktiven unkritischen Medizinprodukten,** z. B. Pumpen zur enteralen Ernährung, Absauggeräte, Inhalatoren, steht die Sicherung der Funktion und Betriebssicherheit im Vordergrund. Im Zuge der Aufbereitung kann eine Demontage und Funktionsprüfung notwendig sein. Zudem ist die Anwendung und Aufbereitung eingewiesenen Personen vorbehalten.
- Bei **textilen unkritischen Medizinprodukten,** z. B. Anti-Thrombosestrümpfen, elastischen Binden, sind Begrenzungen von Aufbereitungszyklen und (herstellerseitig) vorgegebene Waschverfahren zu beachten.
- Die Aufbereitung von **Steckbecken, Nachttöpfen oder Urinflaschen** erfolgt validiert mittels einer thermischen Desinfektion in einem Steckbeckenspülautomaten
- **Semikritische Produkte,** z. B. Trachealkanülen oder Mundpflegeutensilien, bestehen meist aus Gummi- oder Kunststoffverbindungen. In einer Klinik erfolgt deren Aufbereitung in hierfür geeigneten Reinigungs- und Desinfektionsgeräten (RDG). Das in nichtmedizinischen Einrichtungen praktizierte Einlegen in Reinigungs- und Desinfektionslösungen kann leicht zu einer Materialschädigung, einer Funktionsbeeinträchtigung oder zum Verbleiben von Rückständen führen, zumal das Einlegen nicht als „geeignetes validiertes Verfahren" (§ 8 MPBetreibV) gilt. Daher sind Einmalprodukte dringend zu bevorzugen.
- Die Aufbereitung kritischer, d. h. **steril zu verwendender Medizinprodukte,** z. B. Instrumente für den Verbandwechsel, ist an eine Vielzahl verbindlicher Vorgaben gebunden, die sich auf

die räumlichen Verhältnisse, die Ausbildung der Durchführenden, die Gerätschaften, die Logistik und die weiteren Betriebsabläufe beziehen. Der zu leistende Aufwand überschreitet die Möglichkeiten einer nichtmedizinischen Einrichtung bei Weitem. Somit werden auch in diesem Fall Einmalprodukte verwendet.

MERKE

Bei Medizinprodukten sind die Angaben des Herstellers hinsichtlich Anwendung, Wartung und Aufbereitung maßgeblich und erfordern eine entsprechende Umsetzung.

TIPPS & LINKS

Der Betrieb, die Anwendung und die Aufbereitung von Medizinprodukten sind mit zahlreichen Vorgaben verbunden, deren Einhaltung vor allem dem Betreiber obliegen. Daher ist es unabdingbar, für jedes durch die Beschäftigten angewandte Medizinprodukt genau zu wissen, wer der Betreiber ist und ob die Betreiberpflichten erfüllt werden.

Fragen und Antworten rund um den Betrieb von Medizinprodukten stellt das Bundesministerium für Gesundheit (BMG) auf der Internetseite https://www.bundesgesundheitsministerium.de/faq-mpbetreibv.html zur Verfügung.

KAPITEL

10 Hygiene bei Versorgung und Entsorgung

Die Entsorgung von Abfällen, der Umgang mit Schmutzwäsche und die Wäscheaufbereitung bieten ebenso wie die Versorgung mit Lebensmitteln oder Arzneimitteln zahlreiche Möglichkeiten der Infektionsübertragung. Entscheidungsträger vor Ort sollten daher die Hygiene-Qualität der von den eigenen Mitarbeitern und von Fremdfirmen erbrachten Leistungen beurteilen können.

Das ➤ Kap. 10.1 erläutert die Abfalleinteilung und die Organisation der Abfallentsorgung. ➤ Kap. 10.2 behandelt die Wäscheentsorgung und Wäscheversorgung, wobei die spezifischen Aspekte von Pflegeeinrichtungen besondere Berücksichtigung finden.

Bei der Lebensmittelhygiene ist zu beachten, dass die Forderungen des Lebensmittelrechts auch dann ihre Gültigkeit haben, wenn die Lebensmittel den Küchenbereich verlassen haben. Daher wird im ➤ Kap. 10.3 ausführlich auf die gesetzlichen Vorgaben, die möglichen Hygieneprobleme und die entsprechenden Präventivmaßnahmen im Rahmen der Herstellung und des Umgangs mit Lebensmitteln eingegangen.

Weitere spezielle Beachtungspunkte verlangt der hygienisch korrekte Umgang mit Arzneimitteln, der im ➤ Kap. 10.4 beschrieben wird.

10.1 Abfälle

Bei der Abfallentsorgung sind unterschiedliche Aspekte zu berücksichtigen:

- Mögliche **Gefahren,** die bei der Entsorgung von Abfällen entstehen können, wie die Gefahr der Verletzung, Infektion, Vergiftung oder Umweltschädigung.
- Die Vermeidung bzw. Minimierung dieser Gefahren hat den Aspekt der **Prävention** zur Folge, der Schutzmaßnahmen in Form von Arbeitsschutz, Infektionsschutz, Schutz vor Chemikalien oder vor Gefahrgütern und Biostoffen erforderlich macht.
- Hieraus ergeben sich **Paradigmen und Ziele** wie das Vermeiden, Vermindern oder verwerten von Abfällen und deren umweltgerechter Entsorgung unter Ausschaltung möglicher Gefahren.
- Darüber hinaus besteht der Aspekt des **Infektionsschutzes,** weil kontaminierte Abfälle zur Entstehung indirekter Kontaktübertragungen beitragen können und weil es bei Sharps (➤ Kap. 7.5.2.) im Verletzungsfall auch zu hämatogenen Übertragungen kommen kann.

10.1.1 Regelwerke

Die Verschiedenheit der im Zusammenhang mit Abfällen zu berücksichtigenden Aspekte erklärt, warum die Abfallgesetzgebung sehr komplex ist und dass neben der Hygiene viele weitere Gesichtspunkte zu beachten sind.

Das Gesetz zur Förderung der Kreislaufwirtschaft und Sicherung der umweltverträglichen Bewirtschaftung von Abfällen – das „**Kreislaufwirtschaftsgesetz**" (KrWG) ist das zentrale Regelwerk zum Umgang mit und zur Entsorgung von Abfällen in Deutschland. Das KrWG setzt die EU-Abfallrahmenrichtlinie (Richtlinie 2008/98/EG über Abfälle, in der durch die Richtlinie 2018/851/EU geänderten Fassung) in deutsches Recht um. Das KrWG stellt die Eigenverantwortlichkeit des Abfallerzeugers in den Mittelpunkt, dessen Maßnahmen in folgender Rangfolge stehen:

1. Vermeidung
2. Vorbereitung zur Wiederverwendung
3. Recycling
4. sonstige Verwertung
5. Beseitigung.

Zum KrWG gehört ein umfangreiches untergesetzliches Regelwerk, in welchem sich die Vorgaben zur

Kennzeichnung, zur Verpackung, zur Beförderung und zu weiteren Details finden. Hygienisch relevant ist vor allem die **Abfallverzeichnis-Verordnung** (AVV), deren Abfallverzeichnis anhand von Abfallschlüsseln eine präzise Einteilung von Abfällen ermöglicht.

Da in Einrichtungen des Gesundheitswesens auch recycelbare Abfälle anfallen, sind die Regelungen der **Gewerbeabfallverordnung** (GewAbfV) umzusetzen, welche auf die Getrennthaltung von Abfällen und damit verbundene Dokumentationspflichten Bezug nimmt.

Seitens des Arbeitsschutzes enthalten die **TRBA 250** (➤ Kap. 7.1.2) im Anhang 8 einen Abfallschlüssel für Einrichtungen zur Pflege und Behandlung von Menschen.

Ferner sind **Landesabfallgesetze** und kommunale **Abfallsatzungen** umzusetzen.

Für die Organisation des Umganges und der Entsorgung von Abfällen in Einrichtungen des Gesundheitswesens ist die „**LAGA-Vollzugshilfe**" M 18 (Mitteilung 18 der Bund/Länder-Arbeitsgemeinschaft Abfall) hilfreich. Die Vollzugshilfe bezieht sich vorrangig auf die AVV und beschreibt zu jedem Abfallschlüssel präzise und detailliert, wie bei der Handhabung und Entsorgung von Abfällen zu verfahren ist.

10.1.2 Abfallschlüssel und Abfallarten

Abfallschlüssel

Eine präzise Einteilung bzw. Zuordnung von Abfällen ist die Basis für einen sicheren Umgang und eine sichere Entsorgung der verschiedenen Abfallarten. Die Einteilung von Abfällen erfolgt anhand von „Abfallschlüsseln", deren Aufbau und Zuordnung durch die AVV vorgegeben ist.

Abfallschlüssel bestehen aus dem Kürzel „AS", gefolgt von einer 6-stelligen Nummer, die als „Schlüssel" bezeichnet wird (➤ Abb. 10.1).

- Die ersten beiden Ziffern des Schlüssels stehen für das AVV-Kapitel (von denen es 20 gibt), welchem der betreffende Abfall zugeordnet wird.
- Die beiden mittleren Ziffern des Schlüssels stehen für eine Gruppe innerhalb eines Kapitels.
- Die letzten beiden Ziffern sind einfach nur fortlaufende Nummer, um Arten innerhalb einer Gruppe unterscheiden zu können.

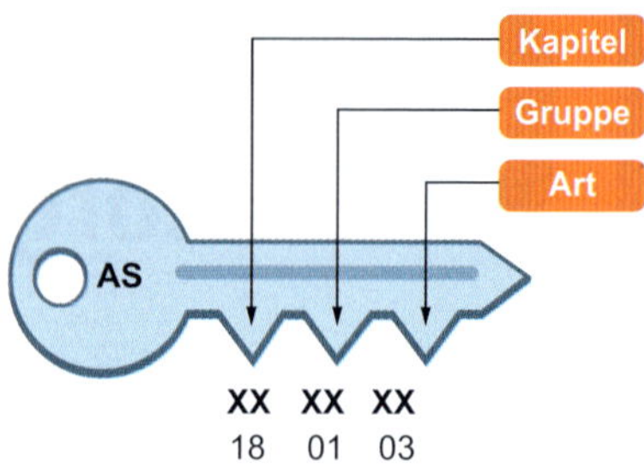

Abb. 10.1 Aufbau von Abfallschlüsseln gemäß AVV [L157]

- Ein Sternchen am Ende eines Abfallschlüssels markiert gefährliche Abfallarten.

Hausmüllähnliche Abfälle und Sonderabfälle

In Pflegeeinrichtungen werden in erster Linie Abfälle produziert, wie sie in anderen Einrichtungen und Privathaushalten auch anfallen. Hierzu gehören

- **Verpackungen**
  entsprechend AS 15 01 01 bis AS 15 01 07: Verpackungen aus Papier, Pappe, Kunststoffen, Glas, Holz, Metall oder Verbundmaterialien
- **Siedlungsabfälle**
  - entsprechend AS 20 01 xx: getrennt zu sammelnde Abfallarten, z. B. Papier, Glas, Küchenabfälle, aber auch Sonderabfälle, z. B. Öle, Farben, Leuchtstoffröhren oder Batterien. [1]
  - entsprechend AS 20 02 xx: Garten- und Parkabfälle, z. B. Kompost.
  - entsprechend AS 20 03 xx: andere Siedlungsabfälle, z. B. Sperrmüll.

Hygienerelevante Abfälle

Darüber hinaus entstehen in Pflegeeinrichtungen auch Abfälle, die mit einer möglichen Infektionsgefahr verbunden sind und der Abfallgruppe AS 18 01 xx zugeordnet werden. Die AVV ordnet diese Abfälle dem Kapitel „Abfälle aus der humanmedizinischen oder tierärztlichen Versorgung und Forschung"

[1] xx steht als Platzhalter stellvertretend für die verschiedenen Ziffern der Abfallarten dieser Gruppe.

AVV-Kapitel 18) und der Gruppe „Abfälle aus der Geburtshilfe, Diagnose, Behandlung oder Vorbeugung von Krankheiten beim Menschen" (Gruppe AS 18 01 xx) zu.

Für nichtmedizinische Einrichtungen des Gesundheitswesens sind aus dieser Gruppe folgende Abfallarten relevant:

- AS 18 01 01 *„Spitze oder scharfe Gegenstände"* (sog. „**Verletzungsabfälle**"), sofern sie nicht der Abfallart 18 01 03* zuzurechnen sind, siehe dort. Gemeint sind sog. „Sharps" wie benutzte Kanülen oder Blutzucker-Lanzetten (➤ Kap. 7.5.2), die mit dem Risiko hämatogen übertragbarer Erkrankungen verbunden sind.
- AS 18 01 03* *„Abfälle, an deren Sammlung und Entsorgung aus infektionspräventiver Sicht besondere Anforderungen gestellt werden"* (sog. „**Infektionsabfälle**").
  Gemeint sind zu entsorgende Gegenstände, die mit Erregern bestimmter meldepflichtiger Erkrankungen kontaminiert und somit gefährlich sind (daher das Sternchen). Hierzu gehören u. a. die Erreger von Hepatitis B und C, AIDS oder aktiver Tuberkulose. Die Erreger von viralen Gastroenteritiden (z. B. Noro) oder multiresistente Erreger (z. B. MRSA) gehören jedoch nicht in diese Gruppe. Somit sind „Infektionsabfälle" in Pflegeeinrichtungen ausgesprochen selten.
- AS 18 01 04 *„Abfälle, an deren Sammlung und Entsorgung aus infektionspräventiver Sicht keine besonderen Anforderungen gestellt werden"* (sog. „**kontaminierte Abfälle**"), sofern sie nicht der Abfallart AS 18 01 03* zuzurechnen sind, siehe dort.
  Gemeint sind z. B. benutzte Wundverbände, Urinbeutel oder Inkontinenzsysteme. Die meisten hygienerelevanten Abfälle in Pflegeeinrichtungen sind dem Abfallschlüssel 18 01 04 zuzurechnen.

MERKE

In Pflegeeinrichtungen teilen sich Abfälle in die Gruppen Hausmüll, Sondermüll, kontaminierte Abfälle (AS 180104) und Sharps (AS 180101) auf. Nur im Zusammenhang mit bestimmten meldepflichtigen Infektionskrankheiten kommt es u. U. zu Infektionsabfällen (AS 18 01 03).

10.1.3 Abfallentsorgung

Organisation

Eine sachgemäße Entsorgung zeichnet sich dadurch aus, dass die Beachtung rechtlicher Vorgaben, die Praktikabilität und Sicherheit vor Ort und die ökonomische Vertretbarkeit im Einklang stehen. Dies zu regeln verlangt einen innerbetrieblichen **Abfallentsorgungsplan** (➤ Tab. 10.1), der die Beachtungspunkte der Abfallentsorgung detailliert aufführt.

Ergänzend hierzu ist gemäß TRBA 250 (➤ Kap. 7.1.2) nach einer entsprechenden Gefährdungsbeurteilung eine **Betriebsanweisung** zum Umgang mit Abfällen oder Schmutzwäsche erforderlich, wobei es allerdings freisteht, die betreffenden Inhalte in den bereits bestehenden Betriebsanweisungen zu berücksichtigen.

Bezüglich der personellen Organisation sind in bestimmten Unternehmen und Betrieben wie Krankenhäuser oder Kliniken **Abfallbeauftragte** vorgesehen. Entsprechende Vorgaben sind der Abfallbeauftragtenverordnung (AbfBeauftrV) entnehmbar. Obwohl diese für Pflegeeinrichtungen keine Gültigkeit hat, empfiehlt es sich dennoch, einen festen Ansprechpartner für das Thema „Abfälle" zu benennen.

Entsorgung von hausmüllähnlichen Abfällen

Beispiele für hausmüllähnliche Abfälle sind:

- Zeitschriften
- Verpackungsmaterialien
- Glasflaschen
- leere Kunststoffbeutel (z. B. von Sondennahrung)
- leere Konservendosen
- Küchenabfälle.

Diese Abfälle dürfen und müssen nach den örtlichen Vorgaben **sortiert und recycelt** werden. Beim Sammeln von Nassmüll (Essenreste, Schalen usw.) ist darauf zu achten, dass er nicht über einen Tag hinaus in den Bewohnerzimmern und dem Küchenbereich verbleibt, um einer Emission durch Schimmelsporen vorzubeugen.

Tab. 10.1 Abfall- und Schmutzwäscheentsorgungsplan eines Alten- und Pflegeheimes [M119/M1099]

Abfallstoffe	Beispiele	Sammelbehälter
A Hausmüllähnliche Abfälle		
Papier, Pappe	Zeitungen, Zeitschriften, Kartonagen, Papierverpackungen	Gelbe Papiersammelkiste
Grüner-Punkt-Abfall (Duales System)	Konservendosen, Aluminium, Folien, Kunststoffe (z. B. Infusions- und Spüllösungsflaschen aus Plastik), Styropor, Verbundverpackungen (z. B. Sterilgutverpackungen, Tablettenträger), saubere Schlauchsysteme	Gelber Sack Nicht für kontaminierte oder verletzungsgefährdende Abfälle (z. B. Infusionsbestecke mit Blutrückständen, Kanülen)!
Glas	Weißglas, Buntglas, Infusions- und Injektionsflaschen, Medikamentenflaschen	Blaue Glassammelkiste Keine Kanülen stecken lassen!
Nassmüll	Essenreste, Blumen etc.	Grauer Bioeimer
Restabfall	Benutzte Handschuhe oder Schürzen (sofern nicht mit Sekreten behaftet), Küchenabfälle, Kaffeefilter	Blauer Sack
B Kontaminierte Abfälle		
Kontaminierte Abfälle ohne Verletzungsgefahr	Mit Blut, Sekreten oder Exkrementen behaftete Abfälle (z. B. alte Wundverbände, Einmal-Unterlagen, benutzte Katheter, gebrauchte Handschuhe)	Abwurf in kleine Abfallbeutel, geschlossene Beutel in blauen Sack (Doppelverpackung)
Kontaminierte Abfälle mit Verletzungsgefahr	Spitze und scharfe Gegenstände wie Kanülen oder Blutzucker-Lanzetten	Durchstichfeste Behälter (Kanüleneimer, leere Plastikkanister) Volle Behälter in blauen Sack
C Sonderabfälle		
Altmedikamente		Zurück an Apotheke
Batterien	Trockenbatterien, Knopfbatterien	Zurück an Hausmeister
Neonröhren		Zurück an Hausmeister
D Schmutzwäsche		
Bewohnerwäsche	Privatkleidung der Bewohner	Weißer Sammelsack
Berufskleidung	Vom Haus gestellte Bewohner- und Bettwäsche	Gelber Sammelsack
Anti-Thrombose-Strümpfe		Bewohnerbezogenes Sammelnetz
Verschmutzte Inletts	Bettdecken- oder Kopfkisseninletts, Wolldecken	Direkt in die Waschküche geben

10

DEFINITION

Recycling Laut KrWG *„jedes Verwertungsverfahren, durch das Abfälle zu Erzeugnissen, Materialien oder Stoffen entweder für den ursprünglichen Zweck oder für andere Zwecke aufbereitet werden; es schließt die Aufbereitung organischer Materialien ein, aber nicht die energetische Verwertung und die Aufbereitung zu Materialien, die für die Verwendung als Brennstoff oder zur Verfüllung bestimmt sind"* (§ 3 Abs. 25). Die so produzierten Stoffe werden als **Rezyklat** oder **Regenerat** bezeichnet.

I. d. R. wird getrennt zwischen

- Plastik-Verpackungen (auch „Grüner-Punkt-Abfall" oder „Gelber-Sack-Abfall" genannt)
- Papier und Pappe
- Glas
- Sonderabfälle
- Restmüll.

Bei der **Glasentsorgung** besteht Verletzungsgefahr durch Glasbruch. Dies kann verhindert werden, wenn Glas in die betreffenden Behältnisse, z. B. stabile Plastikkisten, abgelegt und nicht abgeworfen wird und wenn ein manuelles Nachsortieren oder Umfüllen unterbleibt.

Für **Sonderabfälle** müssen für jede Abfallart individuelle, mit dem Entsorgungsunternehmen abgestimmte Entsorgungsmaßnahmen getroffen werden.

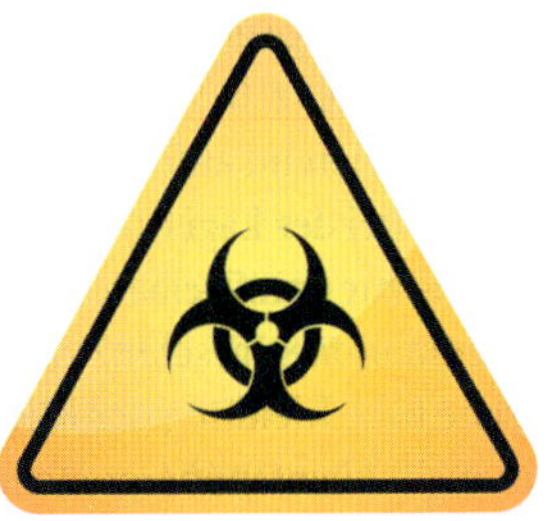

Abb. 10.2 Biohazard-Symbol [J787-128]

Entsorgung von hygienerelevanten Abfällen

Die Entsorgung von „**Sharps**", entsprechend AS 18 01 01, wurde bereits in ➤ Kap. 7.5.2 besprochen. Kurz gesagt ist es wichtig, dass Sharps sofort nach Gebrauch in stich- und bruchfeste Einmalbehältnisse entsorgt werden. Die **Entsorgung** der verschlossenen Behältnisse kann dann zusammen mit dem Restmüll erfolgen.

Falls der seltene Fall eintritt, dass **Infektionsabfälle,** entsprechend AS 18 01 03*, zu entsorgen sind, sollte dies in Absprache und mit Unterstützung des örtlichen Gesundheitsamtes erfolgen. Die Entsorgung von Infektionsabfällen verlangt die Verwendung spezieller Sammel- und Transportbehältnisse unter Verwendung des Biohazard-Symbols (➤ Abb. 10.2).

TIPPS & LINKS

Die Informationsschrift DGUV I 211-041 „Sicherheits- und Gesundheitsschutzkennzeichnung" benennt und erläutert alle Sicherheitskennzeichen ausführlich in Verbindung mit entsprechenden Abbildungen. Die DGUV I 211-041 steht auf der Website https://publikationen.dguv.de/regelwerk/dguv-informationen/3058/sicherheits-und-gesundheitsschutzkennzeichnung zum Download bereit.

Die Sammlung **kontaminierter Abfälle** ohne Verletzungsgefahr, entsprechend AS 18 01 04 erfolgt vorzugsweise mithilfe von 10- oder 20-Liter-Plastikbeuteln, die sich in einem entsprechenden Gestell (Drahtgestell oder Papierkorb) befinden und am Ort der Abfallentstehung bereitstehen. Die Beutel werden nach Gebrauch verschlossen bzw. zugeknotet und in einem flüssigkeitsdichten und reißfesten Sack dem Restmüll zugegeben. Dieses Verfahren wird auch als „Doppelsackmethode" bezeichnet. Um versehentlichen Kontaminationen vorzubeugen, sollen kontaminierte Abfälle nicht im Bewohnerzimmer verbleiben, sondern sofort nach ihrer Entstehung entsorgt werden. Ferner ist zu sichern, dass ein Umfüllen oder Nachsortieren kontaminierter Abfälle unterbleibt und dass bei Kontakten mit kontaminierten Abfällen Schutzhandschuhe verwendet werden (mit nachfolgender Händedesinfektion). Kontaminierte Abfälle können mit dem Restmüll als sogenannter gemischter Siedlungsabfall (AS 20 03 01) gemeinsam entsorgt werden, wenn die unter AS 18 01 04 genannten Bedingungen eingehalten werden (u. a. Verbrennung in zugelassener Abfallverbrennungsanlage), sonst müssen sie getrennt entsorgt werden.

10.2 Wäsche

Die von Klienten benutzte Bett- oder Kleidungswäsche kann mit Schweißrückständen, Urin, Fäzes oder Wundexsudat, aber auch mit Krankheitserregern behaftet sein und bietet damit ähnlich wie kontaminierter Abfall (➤ Kap. 10.1.2) die Möglichkeiten einer indirekten Kontaktübertragung (➤ Kap. 2.2.2).

10.2.1 Regelwerke

Zur Sammlung von Schmutzwäsche und zur Wäscheaufbereitung sind folgende externe Regelwerke zu beachten:

- Allgemeine Regelwerke des Arbeitsschutzes, wie die Biostoffverordnung und die TRBA 250, die Gefahrstoffverordnung und die DGUV-Vorschriften 1 und 2
- Wäscherei-spezifische Regelwerke des Arbeitsschutzes, wie die DGUV-Regel 100–500, Kapitel 2.6: „Betreiben von Wäschereien" und DGUV-Regel 100–500, Kapitel 2.15: „Betreiben von Bügeleimaschinen"
- RKI-Altanlagen: „Anforderungen der Hygiene an die Wäsche aus Einrichtungen des Gesundheitsdienstes, die Wäscherei und den Waschvorgang und Bedingungen für die Vergabe von Wäsche an gewerbliche Wäschereien"
- KRINKO-Empfehlung „Infektionsprävention in Heimen"

Tab. 10.2 Erläuterungen und Hygienemaßnahmen zum Wäschekreislauf [M119/M1099]

Maßnahme	Erläuterung	Hygienemaßnahmen
Verwenden	Wäsche wird benutzt	keine
Sammeln und Sortieren	Benutzte Wäsche wird als Schmutzwäsche in Sammelbehältnisse sortiert und abgeworfen	Handhabung von Schmutzwäsche mit Schutzhandschuhen und ggf. Schutzkleidung + anschließender Händedesinfektion. Verwendung von keimdichten Wäschesäcken.
Zwischenlagern	Verschlossene Wäschesäcke werden bis zur Abholung in einem separaten Raum gelagert.	Lagerung der Schmutzwäsche in einem unreinen Raum, separat von Frischwäsche. Regelmäßige (z. B. wöchentliche) desinfizierende Aufbereitung der Zwischenlager.
Transportieren	Wäschesäcke werden in Transportwagen verladen und zur Wäscherei gefahren	Umsetzung des mit der Zertifizierung verbundenen Hygienekonzeptes.
Sortieren nach Waschverfahren	Wäschesäcke werden auf der unreinen Seite der Wäscherei abgeladen und den verschiedenen Waschverfahren zugeordnet.	
Waschen	Anwendung unterschiedlicher Waschverfahren bzw. von chemischer Reinigung, wobei Infektionswäsche separat von anderer Wäsche gewaschen wird.	
Sortieren	Sortierung der Frischwäsche für Nachbehandlung und Transport.	
Nachbehandeln	Trocknen, Mangeln oder Finishen (Dampfbehandeln) der Frischwäsche.	
Transport vorbereiten	Falten und Verpacken der Frischwäsche.	
Transportieren	Verpackte Frischwäsche wird in Transportwagen verladen und zur Einrichtung gefahren.	
Kontrollieren	In der Einrichtung erfolgt eine augenscheinliche Kontrolle der Frischwäsche hinsichtlich Menge, Defekte und Verfärbungen.	Handhabung von Frischwäsche mit desinfizierten Händen.
Verteilen	Innerhalb der Einrichtung wird die Frischwäsche auf die einzelnen Wohn- und ggf. Funktionsbereiche verteilt.	
Zwischenlagern	Am Verbrauchsort wird die Frischwäsche bis zu ihrer Verwendung gelagert.	Vor-Ort-Lagerung der Wäsche in reinen Räumen (separat von Schmutzwäsche und Abfällen) und staubgeschützt in geschlossenen Schränken.

10.2.4 Anforderungen an Wäschereien

Zu unterscheiden ist, ob es sich bei der Wäscherei um einen gewerblichen Betrieb handelt, der als Dienstleister die Wäsche von vielen Einrichtungen wäscht, oder um eine Wäscherei innerhalb der Einrichtung, die nur die Privat- oder Flachwäsche der betreffenden Einrichtung aufbereitet.

Anforderungen an gewerbliche Wäschereien

Wenn eine stationäre Pflegeeinrichtung eine externe Voll- oder Teilversorgung in Anspruch nehmen will, wendet sie sich i. d. R. an eine entsprechend zertifizierte Großwäscherei; dies ist oft verbunden mit der Inanspruchnahme von Leasingwäsche.

Die meisten dieser Großwäschereien sind gemäß der Anforderungen nach **RAL-GZ-992** zertifiziert.

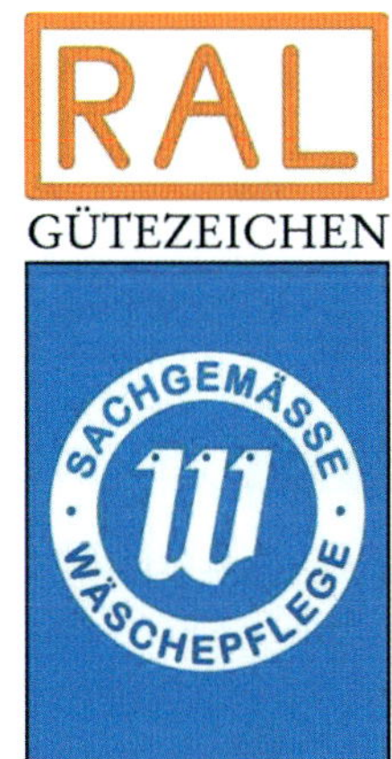

Abb. 10.4 RAL-Gütezeichen „Sachgemäße Wäschepflege" [W1176]

Entsprechend zertifizierte Betriebe erhalten das RAL-Gütezeichen „Sachgemäße Wäschepflege" (➤ Abb. 10.4). Da die Wäscheaufbereitung mit unterschiedlichen Qualitätsanforderungen verknüpft sein kann, unterscheidet die RAL-GZ-992 vier verschiedene Varianten dieses Gütezeichens:

- RAL-GZ 992/1 Haushalts- & Objektwäsche
- RAL-GZ 992/2 Krankenhauswäsche
- RAL-GZ 992/3 Lebensmittelbetriebe
- RAL-GZ 992/4 Bewohnerwäsche aus Pflegeeinrichtungen.

Die Zertifizierungen gemäß RAL-GZ 992/2–4 betreffen hygienerelevante Branchen und sind daher für die Wäscherei mit dem Erwerb eines **Hygienezeugnisses** und u. a. folgenden Forderungen verbunden:

- Die Wäscherei muss über ein Qualitätsmanagement-System verfügen. Im Zuge dessen sind regelmäßig Eigen- und Fremdkontrollen durchzuführen und mikrobiologische Messwerte einzuhalten.
- Es erfolgt eine Trennung in „rein" und „unrein" sowohl baulich (inkl. Schleusensystem) als auch hinsichtlich der Betriebsabläufe. „Unrein" betreffen alle Abläufe vor und „rein" alle Abläufe nach dem Waschvorgang.
- In der Wäscherei erfolgt keine Nachsortierung von Schmutzwäsche: Ungewaschene Wäsche darf weder berührt noch kontrolliert werden.
- Die Wäschedesinfektion erfolgt mit genormten Verfahren und unter Anwendung entsprechend gelisteter Produkte (➤ Kap. 5.3.3).
- In der Wäscherei wird ein geregeltes Schädlingsmonitoring durchgeführt (➤ Kap. 4.2).

Anforderungen an interne Wäschereien

Obwohl es zum Bau, zur Einrichtung und zum Betrieb interner Wäschereien („Waschküchen") keine stringenten Vorgaben gibt, erwartet man seitens der kontrollierenden Behörden vergleichbare Gegebenheiten wie bei externen gewerblichen Wäschereien auch. Hierzu gehört vor allem

- die bauliche und funktionelle „rein"/„unrein"-Trennung mit einer entsprechenden Wegeführung (➤ Abb. 10.5),
- die Gewährleistung eines korrekten Arbeitsschutzes (Gefährdungsbeurteilung, Betriebsanweisungen, Schutzkleidung bzw. PSA, Unterweisung),
- und die Einhaltung der durch einen Reinigungs- und Desinfektionsplan geregelten Hygienemaßnahmen.

Welche **Waschverfahren** Anwendung finden, ist einerseits von der Beschaffenheit der zu waschenden Textilien und andererseits von den Hygiene-Erfordernissen innerhalb der Einrichtung abhängig. Bei einer internen Lösung muss die Wäscherei jedoch in der Lage sein, Flachwäsche, kontaminierte und infektiöse Klienten-/Privatwäsche und kontaminierte Arbeitskleidung **desinfizierend** aufzubereiten, indem

- die Wäsche thermisch bei Temperaturen von 85 °C und einer Haltezeit von 20 Minuten oder bei 90 °C und 10 Minuten Haltezeit desinfizierend gewaschen wird (gemäß Angaben der RKI-Liste, ➤ Kap. 5.3.3),
- oder der Desinfektionserfolg bei Temperaturen von 60 °C oder 70 °C bei Anwendung eines desinfizierenden Waschmittels erreicht wird.

I. d. R. wird dies mit **Industrie-Waschmaschinen** erfolgen, die, anders als Haushaltswaschmaschinen, auf das Waschen großer Mengen und die Anwendung desinfizierender Waschverfahren ausgerichtet sind und hierfür auch die notwendigen Haltezeiten und eine korrekte Dosierung gewährleisten.

TIPPS & LINKS

Der Gesundheitsdienst der Stadt Wien nennt in seiner Informationsschrift „Aufbereitung spezieller textiler Materialien in Pflegeeinrichtungen" kurz zusammengefasst die Erwartungen kontrollierender Behörden an die interne Wäscheaufbereitung. Die Informationsschrift kann von der Website https://www.wien.gv.at/gesundheit/strukturen/hygiene/richtlinien.html (dort: Nr. 27) kostenfrei heruntergeladen werden.

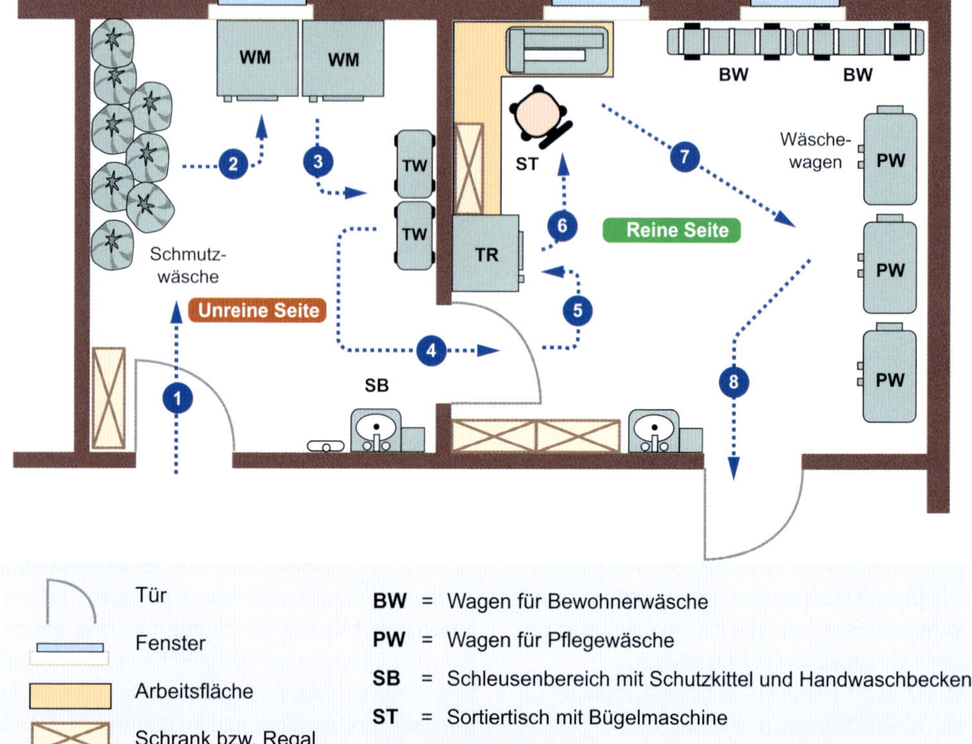

Abb. 10.5 Beispiel einer kleinen hausinternen Wäscherei [M119/L157]. Zum Ablauf:

1. Schmutzwäsche wird in Säcken antransportiert und in einer Lagerecke bis zum Waschen zwischengelagert.
2. Die Schmutzwäsche wird (mit Schutzhandschuhen) in die Waschmaschinen gefüllt und gewaschen.
3. Die gewaschene Wäsche wird aus der Maschine in Transportwagen gelegt und zum benachbarten Raum gefahren.
4. Im Schleusenbereich erfolgt eine Händedesinfektion. Für das zwischenzeitliche Betreten des reinen Bereiches (grün markiert) zieht sich das Personal einen Schutzkittel an.
5. Die feuchte Frischwäsche kommt in den Trockner.
6. Nach dem Trocknen wird die Wäsche ggf. gebügelt und gefaltet.
7. Die gefaltete Wäsche wird in Transportwagen absortiert …
8. und mit den Wagen zu den Wohnbereichen gefahren.

10.3 Lebensmittel- und Küchenhygiene

Durch Lebensmittel können Krankheitserreger alimentär übertragen werden und nachfolgend Lebensmittelvergiftungen (➤ Kap. 10.3.3) auslösen, die vor allem für abwehrschwache, disponierte Personen eine ernstzunehmende Gefahr darstellen. Zum Ausschluss dieser Gefahr liefern die Regelwerke der Lebensmittelgesetzgebung entsprechende Vorgaben (➤ Kap. 10.3.1). Die konkrete Umsetzung der Vorgaben vollzieht sich in Maßnahmen der Überwachung (➤ Kap. 10.3.2), der Basishygiene (➤ Kap. 10.3.4), der Praktizierung eines Eigenkontrollkonzeptes und Qualitätsmanagements (➤ Kap. 10.3.5) und der Durchführung von Schulungsmaßnahmen (➤ Kap. 10.3.6). Die Hygiene in Wohn- und Pflegegruppenküchen wird ausführlich in ➤ Kap. 10.3.7 behandelt.

10.3.1 Regelwerke

Die hygienegerechte Herstellung und der Umgang mit Lebensmitteln wird nach europäischem Recht maßgeblich durch das **EU-Hygienepaket** geregelt, welches die Verordnungen (EG) Nr. 852/2004 (Lebensmittelhygiene allgemein), 853/2004 (Lebensmittelhygiene tierische Erzeugnisse) und 854/2004 (Lebensmittelhygiene-Überwachung) umfasst. Über das **Lebensmittel-, Bedarfsgegenstände- und Futtermittelgesetzbuch** (LFGB) werden die Aussagen der EU-Verordnungen in nationales Recht umgesetzt.

Zur Regelung von Details gibt es die als **Lebensmittelhygieneverordnung** (LMHV) bezeichnete „Verordnung über Anforderungen an die Hygiene beim Herstellen, Behandeln und Inverkehrbringen von Lebensmitteln" und **Leitlinien** wie die gemeinsame Leitlinie von Caritas und Diakonie „Wenn in sozialen Einrichtungen gekocht wird".

Das **Infektionsschutzgesetz** befasst sich im 8. Abschnitt bzw. in den §§ 42 und 43 mit Lebensmittelsicherheit, indem Tätigkeits- und Beschäftigungsverbote und eine Belehrungspflicht für Beschäftigte festgelegt werden, die einen beruflichen Umgang mit Lebensmitteln haben.

Die Herstellung von und z. T. auch der Umgang mit Lebensmitteln ist auch ein Thema des **Arbeitsschutzes.** In der DGUV-Regel 110–003 wird auf die Gefährdungen und die damit verbundenen Präventivmaßnahmen für die Branche „Küchenbetriebe" ausführlich Bezug genommen.

Indirekt hat auch das **Produkthaftungsgesetz** (ProdHaftG) Einfluss auf die Lebensmittelhygiene: Da Lebensmittel oder zubereitete Speisen Produkte sind, die vom Hersteller (Küchenbetreiber) in den Verkehr gebracht (z. B. an Klienten abgegeben) werden, haftet der Hersteller für dieses Produkt. Um Strafen oder Schadensersatzforderungen zu vermeiden, muss er nachweisen können, dass er bei der Herstellung alle Sicherstellungspflichten eingehalten hat.

MERKE

Eine wichtige **Kernaussage zur Lebensmittelhygiene** findet sich in § 3 der LMHV: *„Lebensmittel dürfen nur so hergestellt, behandelt oder in den Verkehr gebracht werden, dass sie bei Beachtung der im Verkehr erforderlichen Sorgfalt der Gefahr einer nachteiligen Beeinflussung nicht ausgesetzt sind."*

Laut Verordnung (EG) Nr. 852/2004 bezieht sich diese Aussage auf den gesamten Prozess der Lebensmittelherstellung von den Primärprodukten (Landwirtschaft, Jagd, Fischerei) bis hin zum Endverbraucher. Jede der an diesen Prozessen und Abläufen beteiligten Personen trägt für ihren Anteil die Verantwortung und muss im Schadensfall (z. B. Lebensmittelvergiftung) nachweisen können, dass sie diese Verantwortung auch wahrgenommen hat. Diese EU-Rechtsvorschrift deckt allerdings keine Aspekte im Zusammenhang mit Ernährung, der Zusammensetzung beziehungsweise Qualität von Lebensmitteln oder der Produktion beziehungsweise Zubereitung von Lebensmitteln zum Eigenverbrauch ab.

TIPPS & LINKS

Die komplette Sammlung aller aktuellen Rechtsgrundlagen zur Lebensmittelhygiene findet sich auf der Website https://www.bmel.de/DE/themen/verbraucherschutz/lebensmittel-hygiene/rechtsgrundlagen-lebensmittel-hygiene.html des Bundesministeriums für Ernährung und Landwirtschaft.

10.3.2 Lebensmittelüberwachung

Die Lebensmittelüberwachung dient dem Schutz der Gesundheit des Verbrauchers vor Gefahren, die durch den Konsum von Lebensmitteln entstehen können. Die **amtliche Lebensmittelüberwachung** ist dezentral organisiert und wird vor Ort von den Lebensmittelüberwachungsämtern der Landkreise bzw. kreisfreien Städte wahrgenommen, die i. d. R. mit den Veterinärämtern verbunden sind. Überwacht werden **Lebensmittelunternehmen,** zu denen auch Küchenbetriebe im Rahmen der Gemeinschaftsverpflegung von Pflegeeinrichtungen zählen.

Verantwortlich für die Umsetzung und Einhaltung der lebensmittelrechtlichen Vorschriften ist der **Lebensmittelunternehmer.** Der Lebensmittelunternehmer ist nach Verordnung (EG) 852/2004 verpflichtet, sich bei der Lebensmittelüberwachungsbehörde zu melden und seine Betriebsstätte registrieren zu lassen. Zudem muss er alle wichtigen Veränderungen bei den Tätigkeiten und Betriebsschließungen melden. Hierzu zählen z. B. die Erweiterung der Betriebsräume oder Änderungen in der Produktpalette.

Die Überwachung erfolgt allgemein in Form einer amtlichen Begehung durch Lebensmittelkontrolleure. Der **Zeitrahmen** und die **Häufigkeit** dieser Begehungen sind je nach Größe des Betriebes und den betriebsartbedingten Risiken unterschiedlich, wobei Kontrollintervalle von 12 bis 60 Monate möglich sind.

DEFINITION

Lebensmittelunternehmen sind *„alle Unternehmen, gleichgültig, ob sie auf Gewinnerzielung ausgerichtet sind oder nicht und ob sie öffentlich oder privat sind, die eine mit der Produktion, der Verarbeitung und dem Vertrieb von Lebensmitteln zusammenhängende Tätigkeit ausführen"*. Somit sind auch Küchen zur Gemeinschaftsverpflegung in Pflegeeinrichtungen „Lebensmittelunternehmen".
Lebensmittelunternehmer sind *„die natürlichen oder juristischen Personen, die dafür verantwortlich sind, dass die Anforderungen des Lebensmittelrechts in dem ihrer Kontrolle unterstehenden Lebensmittelunternehmen erfüllt werden"*. In einer Pflegeeinrichtung mit Gemeinschaftsverpflegung ist dies die Einrichtungsleitung.
(Quelle für beide Begriffe ist Artikel 3 der Verordnung (EG) 178/2002.)

10.3.3 Hygieneprobleme bei Lebensmitteln

Schädigungsfaktoren

Eine Schädigung im Sinne einer nachteiligen Beeinflussung von Lebensmitteln, die zu Gesundheitsgefahren führen können, kann durch drei Faktoren erfolgen:

- **Biologisch,** indem das Lebensmittel
  - mit krankheitsauslösenden Mikroorganismen (Bakterien, Pilze, Viren) kontaminiert ist
  - Parasiten, z. B. Nematoden, Finnen, Trichinellen, enthält
  - durch Schädlinge, z. B. Schaben, Ameisen, Käfer, bzw. deren Ausscheidungsprodukte und anhaftenden Mikroorganismen verunreinigt wird.
- **Chemisch,** indem das Lebensmittel
  - Rückstände von Reinigungs-, Desinfektions-, Pflanzenschutz-, Schädlingsbekämpfungs-, Arzneimitteln, Futterzusatzstoffen usw. enthält
  - Giftstoffe wie Fischgift, Blausäure, Kumarin, Schwermetalle usw. vorweist.
- **Physikalisch,** indem das Lebensmittel
  - Fremdkörper wie Holz-, Glas- oder Metallsplitter, Knochenstücke usw. enthält
  - durch Temperatureinflüsse, Dämpfe, Gase, Rauch usw. negativ verändert wurde.

Lebensmittelvergiftungen

Die Küchenhygiene befasst sich vor allem mit der Verhütung von Lebensmittelvergiftungen. Als Lebensmittelvergiftungen bezeichnet man Magen-Darm-Erkrankungen, die durch die Aufnahme zersetzter, gifthaltiger oder bakteriell kontaminierter Lebensmittel verursacht werden, was zu unterschiedlichen Symptomen und schweren Krankheitszuständen führen kann (➤ Tab. 10.3).

Das Vorhandensein dieser Symptome und deren Ausprägung sind individuell abhängig von der Art und Anzahl der Erreger und vom Ausgangszustand des Erkrankten. Alte Menschen haben hier häufig eine schlechtere Ausgangslage. Ausgelöst werden diese Symptome meist durch bakterielle Enterotoxine.

DEFINITION

Enterotoxine Darmschädigende Gifte, die von bestimmten Bakterien (u. a. *Staphylococcus aureus, Bacillus cereus, Campylobacter jejuni*) als Exotoxine ausgeschieden werden. Die verschiedenen Enterotoxine können als Verursacher von Lebensmittelvergiftungen in Erscheinung treten und eine Magen-Darm-Entzündung (Gastroenteritis) in Verbindung mit teilweise schweren Erkrankungen (u. a. Cholera, Bakterienruhr, Botulismus) bewirken. Da Enterotoxine oft auch Fieber verursachen, werden sie auch als **Pyrogene** (von griech. pyr = Fieber, gennan = erzeugen) bezeichnet.

Ursachen von Lebensmittelvergiftungen

Einige Lebensmittel, z. B. Kartoffeln und andere Feldfrüchte, Fleisch, Fisch, sind von Natur aus mit Keimen belastet. Man spricht von **„primärer Kontamination"**. Andere Lebensmittel, z. B. Milch, gegartes Fleisch, Marmelade, sind dagegen natürlicherweise oder aufgrund einer besonderen Behandlung, z. B. durch Pasteurisieren, keimarm. Sie können aber im Zuge ihrer Herstellung, ihrer Lagerung, ihres Transportes oder ihrer Verarbeitung **sekundär kontaminiert** werden. Dementsprechend gibt es zahlreiche Möglichkeiten für das Entstehen krankheitserzeu-

Tab. 10.3 Häufige Erreger von Lebensmittelvergiftungen [M119/M1099]

Erreger	Inkubationszeit	Erkrankungsdauer	Symptome	Lebensmittel
Salmonellen	5–72 Stunden	Einige Tage	Übelkeit, Bauchschmerzen, Durchfall, Erbrechen, Schüttelfrost, Fieber	Fleisch, Geflügel, Wurst, Eier, Eierspeisen, Milch, Milcherzeugnisse, Hackfleisch
Staphylococcus aureus	1–7 Stunden	1 bis 2 Tage	Plötzliche Übelkeit, Bauchschmerzen, Durchfall, Erbrechen, Schweißausbrüche	Fleisch, Geflügel, Wurst, Käse, Eier, Eierspeisen, Milch, Milcherzeugnisse
Bacillus cerus	8–16 Stunden	1 Tag	Übelkeit, wässriger Durchfall, Bauchkrämpfe	Getreideerzeugnisse, erhitzte Fleischerzeugnisse, Eierspeisen
Campylobacter	2–5 Tage	1 Woche	Wässriger, evtl. blutiger Durchfall, evtl. Fieber	Unzureichend gegartes Fleisch (meist Geflügel)
Clostridium perfringens Typ A	8–24 Stunden	1 bis 2 Tage	Durchfall, evtl. Erbrechen	Zubereitete Fleisch-, Geflügel- und Mischgerichte
Clostridium botulinum	2 Stunden bis 6 Tage	bis zu 8 Monaten	Übelkeit, Erbrechen, Bauch- und Kopfschmerzen, Doppelsehen, Schluckbeschwerden, Atemlähmung	Unzureichend erhitzte Fleisch-, Misch- und Gemüsekonserven, Rohschinken

gender Keimpotenziale in und auf Lebensmitteln und deren alimentäre Übertragung:

- Keimpotenziale von primär **kontaminierten Lebensmitteln** (z. B. Tauwasser von tiefgefrorenem Geflügel), die über Maschinen, Hände sowie über Transport- und Lagerungseinrichtungen auf keimarme Lebensmittel, z. B. Desserts, übertragen werden.
- **Keimpotenziale von Umverpackungen,** z. B. von Folien oder Kartons, die sich in Räumen zur Herstellung von Lebensmitteln befinden und Möglichkeiten zur Kontaktübertragung bieten.
- **Bauliche Unzulänglichkeiten,** z. B. mangelnde Trennung in reine und unreine Bereiche, Schimmelbildung an den Wänden, Schmutzrückstände, Klimatisierungsmängel, welche die Lebensmittelverderbnis fördern.
- **Unzulänglichkeiten der Einrichtung und der Geräte,** z. B. fehlfunktionierende Geschirrspülmaschinen, Kochutensilien aus Holz oder schwer zu reinigende bzw. zu desinfizierende Schneide- oder Rührmaschinen, die zahlreiche Möglichkeiten zur sekundären Kontamination bieten.
- **Schädlingsbefall** in Lagerräumen für Lebensmittel, der z. B. Lebensmittel wie Mehl, Trockenei, Brot, Teigwaren ruinieren kann.
- **Übertragung von Floraanteilen** des Personals (Haut-, Nasen-Rachen- und u. U. auch Darmflora) durch mangelnde Händehygiene, Niesen, Sprechen usw.
- Infizierte, kolonisierte oder **Krankheitserreger ausscheidende Küchenmitarbeiter,** die gefährliche Infektionserreger, z. B. Staphylokokken oder Salmonellen, auf Lebensmittel übertragen können.
- **Unzureichende Garung** von Lebensmitteln.
- **Überschreitung der Lagerzeit.**
- **Temperaturprobleme,** indem Kühl- oder Wärmeketten nicht korrekt eingehalten bzw. unterbrochen werden, wodurch Lebensmittel vorzeitig verderben.

Diese Aufzählung macht deutlich, dass eine Lebensmittelschädigung zu sehr unterschiedlichen Zeitpunkten und Orten erfolgen kann und dass eine einwandfreie Lebensmittelqualität nur über das reibungslose Zusammenwirken organisatorischer, baulicher, gerätetechnischer, personeller und weiterer Rahmenbedingungen erbracht werden kann.

Zur Vermeidung der beschriebenen Ursachen von Lebensmittelvergiftungen ist in Lebensmittelbetrieben und Küchen ein **Hygienemanagement** notwendig, welches in drei Bereiche aufteilt werden kann:

- Basishygiene (➤ Kap. 10.3.4)

- Betriebliches Eigenkontrollkonzept und Qualitätsmanagement (➤ Kap. 10.3.5)
- Belehrungen und Schulungen (➤ Kap. 10.3.6).

10.3.4 Basishygiene im Küchenbereich

Wie in anderen Themenbereichen auch ist eine funktionierende und verlässliche Basishygiene die Grundlage aller weiteren infektionspräventiven Bemühungen. Die Basishygiene in Küchen umfasst

- die Personalhygiene,
- die hygienegerechte Herstellung und der Umgang von bzw. mit Lebensmitteln
- die hygienegerechte Beschaffenheit und Führung eines lebensmittelverarbeitenden Betriebes bzw. einer Küche.

Personalhygiene

Im Küchenbereich muss **Arbeitskleidung** inklusive einer Kopfbedeckung getragen werden. Situativ, z. B. für Arbeiten mit Kontaminations- oder Spritzgefahr, ist die Arbeitskleidung gemäß den vor Ort aushängenden Arbeits- und Betriebsanweisungen durch **Schutzkleidung und PSA** zu ergänzen.

Hinsichtlich der **Händehygiene** sind Handschmuck, Armbanduhren sowie lange und/oder lackierte Fingernägel im Küchenbereich verboten. Eine hygienische Händedesinfektion mit unparfümierten alkoholischen Mitteln ist notwendig:

- vor dem Wechsel von unreinen zu reinen Arbeitsbereichen,
- nach dem Toilettengang,
- nach Entsorgungs- oder Reinigungsarbeiten.

Verschmutzte Hände sind zeitnah mit Seife und warmem Wasser zu waschen und mit Einmalhandtüchern abzutrocknen.

Essen, Trinken und Rauchen darf nicht in der Küche selbst, sondern nur an dafür vorgesehenen Orten erfolgen.

Die **Umsetzung des § 42 IfSG** verlangt, dass folgende Personen ihre Tätigkeit in Lebensmittelbereichen nicht ausüben dürfen:

- Personen, die an Typhus abdominalis, Paratyphus, Cholera, Shigellenruhr, Salmonellose, einer anderen infektiösen Gastroenteritis oder Virushepatitis A oder E erkrankt oder dessen verdächtig sind
- Personen, die an infizierten Wunden oder an Hautkrankheiten erkrankt sind, bei denen die Möglichkeit besteht, dass deren Krankheitserreger über Lebensmittel übertragen werden können
- Personen, die Krankheitserreger Shigellen, Salmonellen, enterohämorrhagische Escherichia coli oder Choleravibrionen ausscheiden.

Sachverhalte dieser Art sind dem Gesundheitsamt zu melden, welches ggf. Tätigkeitsverbote erlässt.

Lebensmittelhygiene

Bei Praktizierung einer guten Hygienepraxis sind bei der Herstellung und beim Umgang mit Lebensmitteln folgende Punkte zu beachten bzw. umzusetzen:

Im Zuge der Warenannahme soll eine dokumentierte **Wareneingangskontrolle** hinsichtlich Beschaffenheit, Aussehen, Geruch der Waren und nachweislicher Einhaltung der Kühlkette erfolgen.

Lebensmittellagerung nur an den dafür vorgesehenen Orten unter Sicherung der notwendigen Temperaturen, unter gesicherter Einhaltung der Verbrauchsdaten und Einsortierung nach dem „First-in-first-out"-Prinzip (d. h. was zuerst verbraucht werden muss, soll zuvorderst sortiert werden).

Um Keime von primär oder sekundär kontaminierten Lebensmitteln nicht auf unbelastete Lebensmittel zu übertragen, ist eine weitgehende **Trennung** notwendig, indem Speisen, die keinem Garprozess unterzogen werden (z. B. Rohkost, Salat) strikt von potenziell kontaminierten Lebensmitteln (z. B. Fleisch, Fisch) getrennt werden. Ferner sind auch bei den in der Küche anfallenden Arbeits- und Betriebsabläufen „rein" und „unrein" zu unterscheiden (➤ Tab. 10.4).

Um einer Vermehrung von Keimpotenzialen in oder auf Lebensmittel entgegenzusteuern, sind vor und während des gesamten Herstellungsprozesses bis zum Zeitpunkt des Servierens entsprechende **Temperaturen** zu kontrollieren und einzuhalten.

- Warmspeisen sollen bei der Zubereitung oder auch beim Aufwärmen ausreichend erhitzt werden, sodass mindestens 70 °C für mind. 2 Minuten im Inneren des Lebensmittels (Kerntemperatur) erreicht werden.

Tab. 10.4 Trennung reiner und unreiner Arbeits- und Betriebsabläufe in Küchenbetrieben [M119/M1099]

Reine Arbeitsabläufe	Unreine Arbeitsabläufe
• Speisenzubereitung, Garungsvorgänge • Portionieren, Speisenausgabe • Bereitstellung von sauberem Geschirr	• Warenanlieferung • Gemüsevorbereitung • Auftauen und Vorbereiten roher tierischer Lebensmittel • Geschirrspülen und Abfallbeseitigung

- Wenn es erforderlich ist, warme Speisen bis zum Verzehr heiß zu halten, sollte die Temperatur der Speisen dabei nicht unter 65 °C fallen. Ein langes Warmhalten soll vermieden werden, indem die betreffenden Speisen rasch abgekühlt und kurz vor dem Servieren im Kern wieder auf mind. 70 °C für mind. 2 Minuten erhitzt werden.
- Bei kühlpflichtigen Lebensmitteln (z. B. Aufschnitt, Käse, Brotaufstrich) soll bis zum Servieren eine Kühlung von unter 7 °C gesichert sein.

Um sekundären Kontaminationen von Speisen vorzubeugen, ist ein entsprechender **Kontaminationsschutz** notwendig, indem

- zum Transport und zur kurzzeitigen Zwischenlagerung unverpackter Lebensmittel geschlossene, leicht aufzubereitende Behältnisse (z. B. aus Kunststoff oder Edelstahl) verwendet werden,
- das Berühren der Lebensmittel mit sauberen bzw. desinfizierten Händen erfolgt bzw. dass beim Portionieren und Servieren Vorlegebesteck verwendet wird,
- Lebensmittel vor Insekten und Schädlingen geschützt werden.

Küchenhygiene

Die Küche, als Ort der Herstellung und Zubereitung von Lebensmitteln, beeinflusst ebenfalls die Hygienequalität von Lebensmitteln. So sind auch hinsichtlich des Baus, der Einrichtung und der Betriebsabläufe Hygieneregeln zu beachten:

Baulicherseits müssen reine und unreine Bereiche gemäß den durchzuführenden Arbeiten voneinander getrennt sein (➤ Abb. 10.6). Jeder Durchgangsverkehr ist von der Küche fernzuhalten. Räume der Küchenabteilung dürfen nicht zweckentfremdet werden. Für das Personal müssen entsprechende Sanitäranlagen und Umkleideräume zur Verfügung stehen. Es müssen entsprechend ausgestattete Handwaschplätze zur Verfügung stehen. Wandflächen, Türen, Fenster usw. müssen sauber, intakt, leicht zu reinigen und zu desinfizieren sein. Fenster sind mit leicht entfernbaren Fliegengittern auszustatten.

Für **Oberflächen von Einrichtungen,** die mit Lebensmitteln in Berührung kommen, sind glatte, abwaschbare, leicht zu reinigende und desinfizierbare Materialien zu verwenden. Wasserversorgung und Abwasserableitung müssen ausreichend dimensioniert sein.

Maschinen und Geräte wie Brotschneidemaschinen, Rührgeräte, Portionierer müssen intakt, nötigenfalls demontierbar und leicht zu reinigen und zu desinfizieren sein.

Vorrichtungen, Behältnisse oder Wagen, die zur Lagerung oder Beförderung und zum Kühlen oder Warmhalten von Lebensmitteln dienen, müssen die erforderlichen Temperaturen halten können.

Für den Küchenbereich bzw. (im Falle einer Großküche) für die Küchenabteilung muss in einem **Reinigungs- und Desinfektionsplan** festgelegt worden sein, welche arbeitstäglichen und zwischenzeitlichen Reinigungs- und Desinfektionsmaßnahmen mit welchen Mitteln und unter Anwendung welcher Methoden durchzuführen sind. I. d. R. geht es um folgende Maßnahmen, deren Durchführung eine Dokumentation verlangen:

- Alle benutzten Maschinen und Geräte werden möglichst direkt nach Benutzung, spätestens vor einer Arbeitspause, also am Ende eines Arbeitstages, gereinigt oder desinfiziert. Grobe Verschmutzungen müssen in jedem Fall sofort beseitigt werden.
- Fußböden, Wände, Einrichtungsgegenstände, alle Arbeitsflächen, Transportwagen usw. werden täglich gereinigt.
- Benutztes Geschirr und Besteck wird stets zeitnah und möglichst maschinell aufbereitet, um fest anhaftende Rückstände zu vermeiden. Für Besteck ist u. U. ein Tauchbad mit einer speziellen Reinigungslösung notwendig. Bei gewerblichen Spülmaschinen sollten die Auswahl der Komponenten, die Einstellung der Maschine und deren Wartung fachlich kompetent erfolgen, um unerwünschte Faktoren wie übermäßige Schaum-

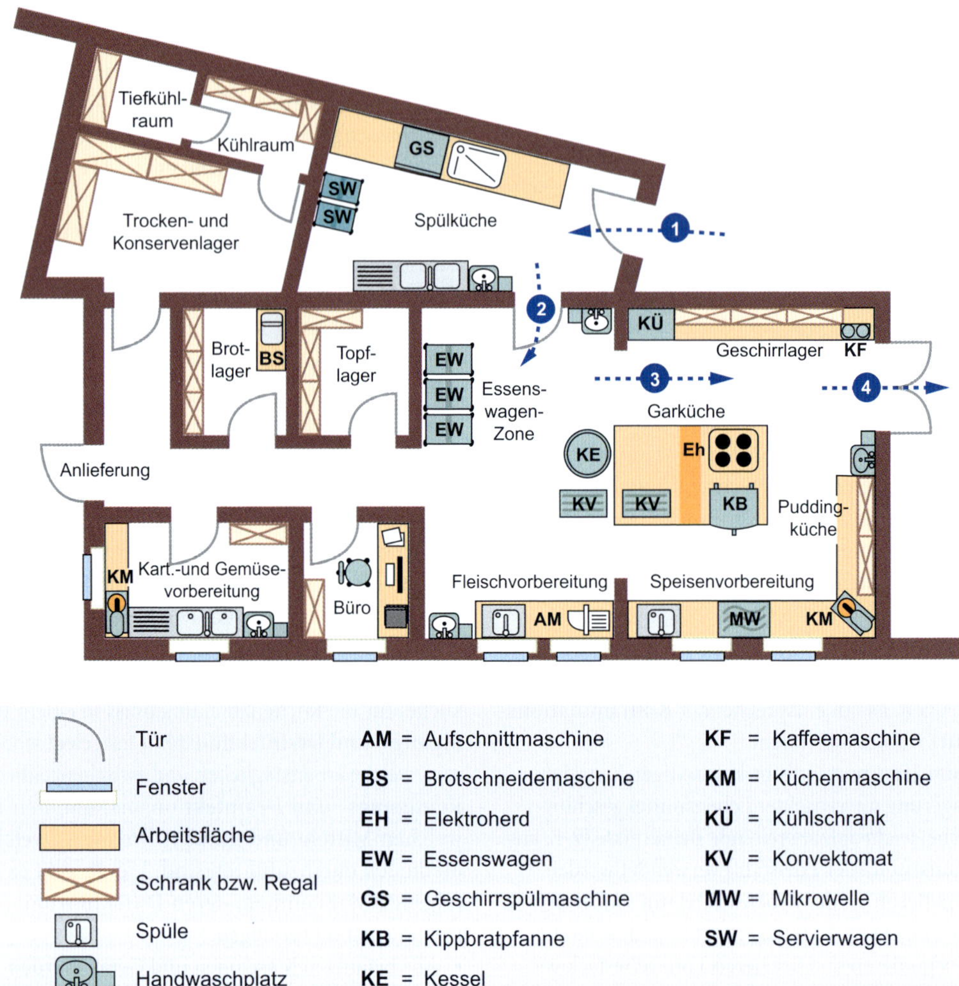

Abb. 10.6 Grundriss einer Zentralküche einer Pflegeeinrichtung [M119/L157]. Die Zeichnung zeigt den Grundriss einer Zentralküche einer Pflegeeinrichtung mit ca. 100 Klienten. Der Küchentrakt befindet sich im Kellergeschoss angrenzend zum Speisesaal, in direkter Nähe zu den Personalräumen und zu den zentralen Fahrstühlen. Die Spülküche, die Kartoffel- und Gemüse-Vorbereitung sowie die Fleischvorbereitung werden als unreiner Bereich geführt. Ein Verlassen dieser Bereiche ist mit einer hygienischen Händedesinfektion verbunden. Die Spülküche wird von zwei Mitarbeiterinnen des Reinigungsdienstes betrieben, die nicht in den restlichen Küchenbereichen arbeiten. Zur Wegeführung: Der Transport der Speisen und des Geschirrs erfolgt mit beheizbaren Essenswagen. Wagen mit benutztem Geschirr und Essenresten werden in die Spülküche gefahren (1), wo sie abgeräumt und desinfizierend gereinigt werden. Die aufbereiteten Wagen werden bis zur nächsten Befüllung in die Essenswagen-Zone geschoben (2), wo entsprechende Anschlüsse zum Aufheizen vorhanden sind. Das aufbereitete Geschirr wird mit Servierwagen in das der Garküche angelagerte Geschirrlager gefahren. Die Befüllung der Essenswagen mit frischen Speisen und Geschirr erfolgt in der Garküche (3), wonach sie die Küche verlassen und zum direkt angrenzenden Speisesaal und zu den Wohnbereichen gefahren werden (4). Die Abbildung wurde unter freundlicher Mithilfe der Seniorenresidenz Nordstemmen erstellt.

bildung, Verkalken, Verbleiben von Rückständen oder Spülschatten zu vermeiden.

Küchenabfälle sind mikrobiell gut besiedelungsfähig, locken Schädlinge an und verursachen Geruchsprobleme. Zur Vermeidung dessen sind folgende Punkte zu beachten:

- **Abfallsammelbehältnisse** müssen einen dicht schließenden Deckel vorweisen, der möglichst mit einem Fußhebel bedient werden kann und in unmittelbarer Nähe der Abfallentstehung platziert sein soll.

- Diese Behälter sollen leicht zu reinigen und zu desinfizieren sein (was über den Reinigungs- und Desinfektionsplan zu regeln ist); alternativ können auch Beutel in entsprechenden Halterungen verwendet werden.
- Am Ende eines Arbeitstages sollen keine organischen Abfälle in der Küche verbleiben.
- Bei Großküchen ist darauf zu achten, dass sich das **Abfalllager** nicht in unmittelbarer Nähe zur Warenannahme befindet und dass der betreffende Raum kühl und belüftet ist.
- Abfälle aus speziellen Einrichtungen wie **Fett- oder Stärkeabscheider** müssen in der Regel von einer Fachfirma entsorgt werden.

Die Küche nimmt in der **Schädlingsvorsorge und -bekämpfung** (➤ Kap. 4.2) einen besonderen Stellenwert ein, weil hier die Gefahr eines Schädlingsbefalls und hieraus resultierender Schäden besonders groß ist. Zur Vermeidung von Schädlingsbefall sind folgende Maßnahmen umzusetzen:

- Fenster sind mit leicht entfernbaren Fliegengittern auszustatten.
- Haustiere dürfen sich grundsätzlich nicht in Räumen zusammen mit Lebensmitteln aufhalten.
- Eingehende Waren sind auf Schädlingsbefall zu kontrollieren.
- Lager- und Produktionsräume müssen sauber gehalten werden, verschüttete Lebensmittel sind sofort zu beseitigen, Abfallbehälter müssen dicht schließen.
- Lebensmittel – mit Ausnahme von ungewaschenem Obst und Gemüse – sind stets in geschlossenen Behältnissen aufzubewahren oder abzudecken und dürfen nicht auf dem Boden abgestellt oder gelagert werden.
- Eine regelmäßige Schädlingskontrolle (Monitoring) durch Fachpersonal ist obligatorisch. Die Intervalle sind individuell nach den Verhältnissen vor Ort festzulegen. Schädlingsbefall muss sofort der Küchenleitung gemeldet werden. Es ist umgehend eine Schädlingsbekämpfung durch eine Fachkraft bzw. Fachfirma zu veranlassen.

10.3.5 Betriebliches Eigenkontrollkonzept und Qualitätsmanagement

Verantwortlichkeiten

Jede Person, die mit Lebensmitteln umgeht, obliegt einer **Sorgfaltspflicht,** in welcher sie im Rahmen ihrer Möglichkeiten dafür zu sorgen hat, dass die Beschaffenheit eines Lebensmittels im Einklang mit den in ➤ Kap. 10.3.1 genannten gesetzlichen Bestimmungen steht. Wenn einem Verbraucher (Klienten oder Beschäftigten) durch ein in der Küche hergestelltes Produkt Schaden zugefügt wird, haftet gemäß **Produkthaftungsgesetz** (ProdHaftG) der Hersteller des betreffenden Lebensmittels dafür. Er kann sich nur durch das Vorhandensein eines Eigenkontrollkonzeptes und mit damit verbundenen Dokumenten und Rückstellproben entlasten.

Eigenkontrollkonzept und Qualitätsmanagement

Der von der Ernährungs- und Landwirtschaftsorganisation der Vereinten Nationen (FAO) herausgegebene *Codex Alimentarius* empfiehlt seit 1993 die Anwendung der Prinzipien des HACCP-Konzepts (*Hazard Analysis Critical Control Points,* was sinngemäß „Konzept zur Gefahrenanalyse und Überwachung von kritischen Kontroll-/Lenkungspunkten" bedeutet). Davon abgeleitet wurde innerhalb der EU ein europäisches Gemeinschaftsrecht zur Regelung der Lebensmittelhygiene (EU-Hygienepaket), das in Deutschland über die Verordnung zur Durchführung von Vorschriften des gemeinschaftlichen Lebensmittelhygienerechts (LMHDVO) und weitere nationale Verordnungen umgesetzt wird. Zu diesem gemeinschaftlichen Lebensmittelhygienerecht gehört auch die Verordnung (EG) Nr. 852/2004, die vorgibt, dass innerhalb eines Küchenbetriebes ein Eigenkontrollsystem installiert sein soll, welches sich am HACCP-Konzept orientiert und folgende Schritte beinhaltet:

- **Gefahrenanalyse und Identifizierung von Gefährdungspunkten**
  Betriebsabläufe, z. B. die Herstellung eines Puddings, werden auf mögliche biologische, physikalische und chemische Gefahren analysiert und es wird ermittelt, an welchen Punkten eines Betriebsablaufes diese Gefahren auftreten können.

- **Festlegung von Lenkungspunkten**
  Für einige der identifizierten Gefährdungspunkte werden lenkende Maßnahmen notwendig sein, um die mögliche Gefährdung abzuwenden. Diese Punkte werden als Lenkungspunkte oder als CCPs (Critical Control Points) bezeichnet.
- **Festlegung von Grenzwerten und Überwachungsverfahren**
  Für die ermittelten Lenkungspunkte muss im Einzelnen festgelegt werden, an welchen Orten oder zu welchen Zeitpunkten und in welcher Häufigkeit eine Kontrolle erfolgen soll, welche Grenzwerte und welche Maßnahmen der Kontrolle zugrunde liegen, wer dafür zuständig ist und wie die Dokumentation zu erfolgen hat.
- **Fortlaufende Überprüfung**
  Das Funktionieren des Eigenkontrollsystems muss jährlich oder aus aktuellem Anlass evaluiert werden.

Typische Kontroll- und Lenkungspunkte

Üblicherweise werden an folgenden Stellen spezielle Kontroll- bzw. Lenkungspunkte festgelegt:

- Die Kontrolle des **Wareneinganges,** z. B. auf Gültigkeit des Mindesthaltbarkeitsdatums (MHD), auf Aussehen und Geruch der angelieferten Lebensmittel
- Die Sicherung von **Kühl- bzw. Tiefkühlketten und Lagerfristen,** z. B. durch Überwachung der Kühlgeräte und Temperaturmessungen an Stichproben, systematische Kontrolle der Mindesthaltbarkeitsdaten
- Die Sicherung des **Heißhaltens** und die Sicherung des Erreichens von **Gartemperaturen,** z. B. durch Optimierung von Arbeitsabläufen, Temperaturmessungen

Durch die beschriebenen Schritte wird für die einzelnen Produktionsprozesse und Betriebsabläufe ein Geflecht kontrollierter Lenkungspunkte errichtet, deren Überwachung und Sicherung die Hygienequalität der hergestellten und verarbeiteten Lebensmittel gewährleisten soll (➤ Abb. 10.7).

10

Systemeinführung

Um ein solches System einzuführen, ist eine **Bestandsaufnahme** mit anschließender Mängelbeseitigung notwendig. Erst dann kann ein Eigenkontrollsystem in den genannten Schritten unter Einbezug der Mitarbeiter vor Ort erprobt, geschult und installiert werden. Im Zuge dessen wird ein **Handbuch** erstellt, in welchem die Lenkungspunkte, Maßnahmen, Anweisungen, Verantwortlichen und Dokumentationsformulare des Systems im Detail vorgegeben sind.

Dokumentation

Wie in vergleichbaren Belangen der Qualitätssicherung muss die Einhaltung des Selbstkontrollsystems und der durchgeführten Hygienemaßnahmen für die kontrollierenden Behörden, z. B. Ordnungsamt und Veterinäramt, sowie für den Schadens- bzw. Haftungsfall nachvollziehbar sein. Insofern ist das Selbstkontrollsystem mit dem Führen zahlreicher Kontrollformulare verbunden, in welchen der Zustand von Waren, gemessene Temperaturen und die Durchführung von Reinigungsarbeiten dokumentiert werden.

MERKE

Dem HACCP-Konzept kommt in der modernen Küchen- und Lebensmittelhygiene eine zentrale Bedeutung zu, da eine gewissenhafte Umsetzung Lebensmittelvergiftungen nahezu ausschließt.

Weitere qualitätssichernde Maßnahmen

Die Praktizierung eines funktionierenden Eigenkontrollkonzeptes nach HACCP reicht als alleinige qualitätssichernde Maßnahmen i. d. R. nicht aus, um sich im Schadensfall der Produkthaftung entziehen zu können. Somit empfiehlt es sich, weitere qualitätssichernde Maßnahmen durchzuführen:

- Obwohl eine ausdrückliche gesetzliche Forderung nicht besteht, legen die meisten gewerblichen Küchenbetriebe zur rechtlichen Absicherung **Rückstellproben** an. Hierbei handelt es sich um Speisenproben, die am Ende der Speisenausgabe entnommen, (berührungs-)sicher verpackt, beschriftet und für ca. eine Woche eingefroren werden.

Seniorenpark Lauffenbach
- Küchendienst -

Temperaturkontrolle Mittagessen (betr. CCP 8)

Monat: Juni **Jahr:** 2021

Datum	Suppe	Menü 1				Menü 2				Dessert	HZ
		Hauptspeise	Soße	Beilage 1	Beilage 2	Hauptspeise	Soße	Beilage 1	Beilage 2		
1	72°	68°	74°	67°	69°	70°	73°	67°	66°	12°	HG
2	71°	69°	Ø	68°	76°	69°	72°	66°	68°	11°	HG
3	78°	67°	72°	69°	67°	72°	78°	68°	Ø	10°	HG
4	82°	72°	84°	72°	68°	68°	Ø	77°	69°	10°	HG
5	84°	69°	82°	68°	Ø	74°	82°	72°	71°	11°	HG
6	80°	70°	Ø	72°	70°	72°	84°	62° (1)	Ø	10°	HG
7	84°	71°	82°	70°	Ø	76°	80°	70°	Ø	9°	HG
8	85°	72°	83°	71°	68°	75°	79°	68°	73°	10°	Li
9	83°	68°	84°	74°	72°	76°	—	69°	72°	9°	Li
10	76°	79°	82°	73°	—	81°	78°	67°	69°	12°	Li
11	84°	73°	—	72°	69°	73°	83°	66°	71°	11°	Li
12	82°	69°	73°	69°	74°	79°	77°	72°	72°	10°	Li
13	78°	70°	82°	69°	—	72°	82°	68°	70°	10°	TK
14	85°	74°	80°	67°	68°	74°	84°	72°	69°	15° (2)	TK
15	82°	72°	80°	68°	—	80°	86°	72°	—	11°	TK
16											
17											
18											
19											
20											
21											
22											
23											
24											
25											
26											
27											
28											
29											
30											
31											

Toleranzabweichungen

Datum	K-Nr.	Gründe und Maßnahmen
6	1	Reis war abgekühlt, Ausfall Wärmewagen
		→ in Reparatur
14	2	Pudding zu warm, zu früh aus d. Kühlhaus →
		→ verworfen → Joghurt ausgeteilt

Mindest-Kerntemperatur bei warmen Speisen: + 65°C / Höchsttemperatur bei kalten Speisen: + 12°C
Toleranzabweichungen bitte mit Kenn-Nummern markieren und im unteren Tabellenteil vermerken.

Abb. 10.7 HACCP-Formular zur Temperaturkontrolle [M119]

TIPPS & LINKS

Das Niedersächsische Landesamt für Verbraucherschutz und Lebensmittelsicherheit (LaVes) hat zum Thema „Rückstellproben" eine eigene Website eingerichtet, auf welcher die korrekte Vorgehensweise ausführlich erläutert wird: https://www.laves.niedersachsen.de/ eingeben und in die Suchfenster „Rückstellproben" eintragen.

- Um die Durchführung von Hygienemaßnahmen belegen zu können, sind **Checklisten** zur Dokumentation erfolgter Maßnahmen sinnvoll (z. B. Quittierung der Küchenaufbereitung am Ende eines Arbeitstages).
- Da auf die Aufbereitungsergebnisse von Spülmaschinen und auf die Abtötungsleistung von Desinfektionsmaßnahmen Verlass sein muss, wird empfohlen diese mit **mikrobiologischen Tests,** d. h. mit Geräteüberprüfungen (➤ Kap. 5.3.4) oder Abdruckuntersuchungen desinfizierter Flächen regelmäßig (z. B. jährlich) zu untersuchen. Die Vorgehensweisen und Referenzwerte solcher Tests und Untersuchungen sind in speziell Lebensmittelhygiene betreffenden DIN-Normen (z. B. DIN 10510 und 10113 Teil 1–3) beschrieben.
- Empfohlen wird auch die regelmäßige (z. B. jährliche) Überprüfung der Personalhygiene und Praktizierung der Lebensmittel- und Küchenhygiene durch **Begehungen und Audits.**

10.3.6 Belehrungen und Schulungen

In Küchenbetrieben sind für die dort Beschäftigten folgende gesetzlich vorgeschriebenen Hygienebelehrungen bzw. -schulungen durchzuführen:

- **Belehrung gemäß §§ 42/43 IfSG**
  Diese Belehrung bezieht sich auf Tätigkeitsverbote und Verpflichtungen, denen erkrankte Personen nachkommen müssen (➤ Kap. 10.3.4 Personalhygiene) und muss erstmalig vom Gesundheitsamt vorgenommen werden (Erstbelehrung). Nachfolgend ist sie alle zwei Jahre als innerbetriebliche Belehrung vor Ort aufzufrischen. Über die Erstbelehrung wird vom Gesundheitsamt eine Bescheinigung ausgestellt, die lebenslang gültig ist. Ältere Bescheinigungen gemäß Bundesseuchengesetz (BSeuchG), das als Vorgänger des 2001 neu eingeführten Infektionsschutzgesetzes anzusehen ist, sind weiterhin gültig.
- Unterweisung gemäß **Arbeitsschutzgesetz (ArbSchG)**
  Hierzu steht in § 12 ArbSchG: *„Der Arbeitgeber hat die Beschäftigten über Sicherheit und Gesundheitsschutz bei der Arbeit während ihrer Arbeitszeit ausreichend und angemessen zu unterweisen. Die Unterweisung umfasst Anweisungen und Erläuterungen, die eigens auf den Arbeitsplatz oder den Aufgabenbereich der Beschäftigten ausgerichtet sind. Die Unterweisung muss bei der Einstellung, bei Veränderungen im Aufgabenbereich, der Einführung neuer Arbeitsmittel oder einer neuen Technologie vor Aufnahme der Tätigkeit der Beschäftigten erfolgen. Die Unterweisung muss an die Gefährdungsentwicklung angepasst sein und erforderlichenfalls regelmäßig wiederholt werden."*
- Pflichtschulung in der **Lebensmittelhygiene** gemäß Lebensmittelhygieneverordnung (LMHV) und Verordnung (EG) Nr. 852/2004
  Diese Schulung ist gemäß § 4 LMHV für *alle* Personen vorgeschrieben, die leicht verderbliche Lebensmittel herstellen, behandeln, verarbeiten, transportieren oder in Verkehr bringen. Das betrifft i. d. R. alle bei der Lebensmittelherstellung und -verteilung tätigen Beschäftigten. Die Pflichtschulung zur Lebensmittelhygiene muss vor Antritt der Tätigkeit und später regelmäßig, z. B. jährlich erfolgen (z. B. entsprechend der DIN 10514).

TIPPS & LINKS

Es hat sich bewährt, diese Punkte in einer Kombinationsschulung zusammenzufassen und diese zumindest 1x jährlich bei dokumentierter Teilnahme für alle betreffenden Beschäftigten durchzuführen. Hilfen und Muster, mit denen sich eine solche Kombischulung zusammenstellen lässt, finden sich im Internet.
Eine lohnenswerte Quelle ist z. B. die Website www.bgn-branchenwissen.de/, welche von der der Berufsgenossenschaft Nahrungsmittel und Gastgewerbe (BGN) betrieben wird. Nach Eingabe der Suchbegriffe „Lebensmittelhygiene-Schulung" und „Arbeitsschutz-Unterweisung" stehen Informationsschriften und Schulungsdateien zu allen drei Schulungsthemen zur freien Verfügung.

10

10.3.7 Lebensmittel- und Küchenhygiene in Wohn- und Pflegegruppenküchen

Die in den Kapiteln 10.3.4 bis 10.3.6 genannten Maßnahmen sind zwar in allen lebensmittelverarbeitenden Betrieben umzusetzen, verlangen aber für Küchenbereiche, die nicht einer Groß- oder Zentralküche entsprechen, eine Interpretation und Anpassung. Zu diesen Küchenbereichen gehören auch Wohn- und Pflegegruppenküchen, wie sie z. B. in Pflegeeinrichtungen vorzufinden sind.

Es erklärt sich von selbst, dass die Lebensmittelsicherheit in Wohn- und Pflegegruppenküchen nicht geringer als in Großküchen sein darf, dass aber Räumlichkeiten, Einrichtungen und Utensilien nicht auf die Massenproduktion von Lebensmitteln ausgerichtet sind. Wenn zudem in der betreffenden Küche Lebensmittel lediglich gelagert, verteilt oder aufgewärmt werden, reduzieren sich dadurch auch die zu beachtenden Hygienemaßnahmen. Dennoch ist auch in Wohn- und Pflegegruppen hinsichtlich Bau und Einrichtung, Umgang mit Lebensmitteln, Reinigung, Organisation und persönlicher Hygiene ein gewisser Rahmen zu beachten.

Bau, Einrichtung und Ausstattung von Wohn- und Pflegegruppenküchen

In Wohn- und Pflegegruppenküchen ist darauf zu achten, dass Fußböden, Wände, Türen, Fenster und das Inventar intakt, wasserfest und leicht zu reinigen sind. Fenster werden mit Fliegengittern ausgestattet. Wenn **Reinigungs- und Schädlingsbekämpfungsmittel** in der Küche aufbewahrt werden, müssen sie strikt von Lebensmitteln getrennt sein, zumal Dämpfe und Gerüche solcher Mittel nicht auf Lebensmittel übergehen dürfen.

Die **Kücheneinrichtung** ist so zu gestalten, dass eine örtliche und funktionelle Trennung reiner und unreiner Arbeiten ermöglicht und unterstützt wird.

Die **Ausstattung** der Küche sollte daher enthalten (➤ Abb. 10.8):

- Entsprechend ausgestattetes Handwaschbecken (➤ Kap. 8.1.2)
- Schränke zur Lagerung von Lebensmitteln, Geschirr und Kochutensilien, die zweckgebunden verwendet werden. Lebensmittel müssen getrennt von Arzneimitteln lagern
- Zweckgebundene Kühl- und evtl. Tiefkühleinrichtungen
- Geschirrspülmaschine oder entsprechendes Geschirrwaschbecken; dieses möglichst als Doppelwaschbecken, um Spülen und Nachspülen trennen zu können
- Kochutensilien und Gerätschaften, die küchengeeignet und leicht zu reinigen sind. Holz sollte vermieden werden
- Herd, evtl. mit Backofen.

Für einen häufigen, regelmäßigen Einsatz empfiehlt sich eine gewerbliche **Geschirrspülmaschine.** Gegenüber Haushalts-Geschirrspülgeräten ist der Programmdurchlauf kürzer, die Dosierung der Betriebsmittel präziser und die Temperatur-Haltezeiten gesichert. Dennoch können auch Haushalts-Geschirrspülgeräte in Verbindung mit den üblichen Reinigungs- und Hilfsmitteln eingesetzt werden.

- Das Trocknen des Geschirrs und Bestecks soll bevorzugt durch Hitze innerhalb des Gerätes erfolgen.
- Beim Beladen der Maschine muss gewährleistet sein, dass alle Geschirrteile dem Wasser zugänglich sind (Spülarme nicht behindern, Spülschatten vermeiden).
- Es ist aus Sicht der Hygiene vorteilhaft, wenn die Maschine eine Temperaturleistung von über 65 °C aufweist.
- Das Rückstandssieb der Geschirrspülgeräte wird bei täglicher Küchennutzung mindestens wöchentlich gereinigt.
- **Putz-, Geschirr- und Trockentücher** täglich austauschen.

Personalhygiene und Organisation

Auch in Wohn- und Pflegegruppenküchen ist die Frage der Verantwortlichkeit, der Zuständigkeiten und des Eigenkontrollkonzeptes abzuklären. Die dort tätigen Beschäftigten müssen entsprechend geschult sein (➤ Kap. 10.3.6).

Infizierte, kolonisierte oder dauerausscheidende Personen dürfen in der Wohn- und Pflegegruppenküche und im Rahmen der Speisenverteilung nicht tätig sein. Zweifelsfälle sind mit dem Gesundheitsamt abzuklären.

der Küche gemeldet und abgeklärt werden. Teller sollen nur am Rand, Besteck am Griff und Gläser nur an der Außenseite berührt werden.

TIPPS & LINKS

Wenn die Speisenversorgung und der Umgang mit Lebensmitteln durch die Klienten selbst erfolgt, gibt es vom Bayrischen Landesamt für Gesundheit und Lebensmittelsicherheit (LGL) die Information „Sieben Hauptregeln zum hygienischen Umgang mit Lebensmitteln", die ausgedruckt an die betreffenden Klienten verteilt werden kann. Diese Informationen sind auf der Website des LGL verfügbar: https://www.lgl.bayern.de/lebensmittel/hygiene/hygienischer_umgang/verbrauchertipps/index.htm.

10.4 Arzneimittelversorgung

10.4.1 Regelwerke

Nach **Apothekengesetz** (ApoG) (§ 12a) ist unter bestimmten Voraussetzungen ein Apotheker (Betriebserlaubnisinhaber) verpflichtet, bei der Versorgung der Bewohner von stationären Pflegeeinrichtungen mit Arzneimitteln und apothekenpflichtigen Medizinprodukten mit dem Heimträger einen behördlich zu genehmigenden Vertrag zu schließen. Ziel ist die weitere Verbesserung der Versorgung von Heimbewohnern mit Arzneimitteln und apothekenpflichtigen Medizinprodukten. Für die Versorgung mit Arzneimitteln und apothekenpflichtigen Medizinprodukten und die dazu erforderliche Information und Beratung gelten die Grundsätze der **Apothekenbetriebsordnung** (§ 20 ApBetrO). Darüber hinaus hat die Apotheke auch die Beschäftigten des Heimes, sofern erforderlich, zu informieren und zu beraten, sowie die ordnungsgemäße bewohnerbezogene Aufbewahrung der Produkte im Heim zu überprüfen. Somit werden die betreffende Pflegeeinrichtung und seine Bewohner nicht nur von der Vertragsapotheke beliefert, sondern auch in Fragen der ordnungsgemäßen Handhabung und Lagerung von Medikamenten beraten und überprüft. Dennoch hat unabhängig davon jede Bewohnerin oder Bewohner das Recht, sich von „seiner" Apotheke beliefern und beraten zu lassen.

10.4.2 Fehler im Umgang mit Arzneimitteln und ihre Auswirkungen

Arzneimittel können ähnlich wie Lebensmittel aufgrund eines unsachgemäßen Transports oder einer falschen Lagerung und Vorbereitung verderben. Sie können aber auch durch mangelhafte Sorgfalt und Dokumentation verwechselt, falsch dosiert oder unsachgemäß appliziert werden.

Die möglichen **Auswirkungen** sind sehr unterschiedlich:

- Das Medikament kann bakteriell kontaminiert sein. Bei oral aufzunehmenden Arzneimitteln kann dies ähnliche Folgen wie eine Lebensmittelvergiftung haben (➤ Kap. 10.3.3). Bei Augentropfen droht die Gefahr einer Augenbindehautentzündung (Konjunktivitis), bei Salben eine Wundinfektion, bei parenteral zu applizierenden Arzneimitteln ein Spritzenabszess oder eine „Blutvergiftung" (Sepsis).
- Bei chemisch veränderten, falsch dosierten oder unsachgemäß applizierten Arzneimitteln kann die Wirkung und können die Nebenwirkungen in unkontrollierter Weise verstärkt, abgeschwächt oder aufgehoben sein. Auch Vergiftungen (Intoxikationen), Gewebsschädigungen oder Organversagen sind möglich.

Dies erklärt, warum der Umgang mit Arzneimitteln eine besonders große Sorgfalt, eine profunde Sachkenntnis und eine lückenlose Dokumentation verlangt.

Rechtliche Vorgaben und Hygienerichtlinien finden sich hauptsächlich im deutschen **Arzneibuch**, welches mit dem Arzneimittelgesetz in Zusammenhang steht. Primärer Ansprechpartner zum Umgang mit Arzneimitteln ist der zuständige **Apotheker.**

10.4.3 Haltbarkeit und Lagerung von Arzneimitteln

Anders als im Krankenhaus erfolgt die Medikation in nichtmedizinischen Einrichtungen des Gesundheitswesens streng personengebunden. D. h., dass die Medikamente des einen Klienten nicht an andere Klienten ausgeteilt werden dürfen. Dies verlangt eine entsprechende logistische Berücksichtigung bei der Medikamentenlagerung und -bestellung.

Bezüglich der Aspekte Transport und Lagerung sind folgende Kriterien zu beachten:

- Zu jedem Zeitpunkt muss die **Identität** eines Arzneimittels gesichert sein. Arzneimittel sollen daher grundsätzlich in ihren Verpackungen gelagert werden, was zudem einen Kontaminationsschutz darstellt. Ebenso ist das Umfüllen untersagt.
- Jedes Arzneimittel hat seine individuelle **Haltbarkeit,** die dem außen aufgedruckten Mindesthaltbarkeitsdatum (MHD) zu entnehmen ist. Das MHD bezieht sich wie bei Lebensmitteln auf die ungeöffnete Verpackung. Wie lange und unter welchen Bedingungen ein geöffnetes Arzneimittel haltbar ist, steht entweder auf dem Beipackzettel oder muss mit der Apotheke abgeklärt werden.
- Im Allgemeinen sollen Arzneimittel geschlossen, trocken, kühl, staub- und lichtgeschützt in eindeutig beschrifteten Schränken und Schubladen gelagert werden. Regale sind nur zur Lagerung von Arzneimitteln in Umverpackungen geeignet.
- Arzneimittel müssen grundsätzlich vor dem unbefugten Zugriff geschützt werden. Betäubungsmittel verlangen neben einer diebstahlsicheren Aufbewahrung eine genaue Buchführung.
- Die Lagerung ist auf das Minimum zu beschränken und soll so erfolgen, dass alte Waren zuerst verbraucht werden (First-in-first-out-Prinzip).
- Im Kühlschrank sollen Arzneimittel, **separat** von Lebensmitteln, Kühlkompressen usw., bei kontrollierten Temperaturen zwischen 2 und 8 °C gelagert werden. Ein Einfrieren kann das Arzneimittel u. U. chemisch verändern und ist daher unbedingt zu vermeiden.
- Injektionslösungen in **Mehrfachdosis-Behältnissen** enthalten meist einen Konservierungsstoff. Die Haltbarkeitsangaben für solche Lösungen (z. B. Insulin) schwanken zwischen 24 Stunden und 6 Wochen, ggf. unterschiedlich in Abhängigkeit von der vom Hersteller vorgegebenen Aufbewahrungstemperatur (gekühlt oder bei Raumtemperatur) und sind dem Beipackzettel zu entnehmen (Herstellerangaben unbedingt beachten!). Mehrfachdosis-Behältnisse sind nach ihrem Anbruch mit Datum und Uhrzeit zu beschriften und möglichst zügig zu verbrauchen.

Bei angebrochenen **Einzeldosis-Behältnissen** mit Lösungen ohne Konservierungsmittel (z. B. NaCl, Aqua dest.) sind Restmengen, die nach dem Aufziehen zurückbleiben, sofort zu verwerfen.

- **Lagerungs- und Kühlschränke** zur Arzneimittelaufbewahrung sollten mindestens monatlich gereinigt und ebenso wie die tägliche Aufbereitung der Arzneimittelbecher und Dispenser in den Reinigungs- und Desinfektionsplan aufgenommen werden.
- Darüber hinaus müssen regelmäßige, meist halbjährliche **Kontrollen der Arzneimittellagerung** durch einen vertraglich mit dem Haus verbundenen Apotheker erfolgen.

10.4.4 Arzneimittelvorbereitung und -austeilung

Die Vorbereitung und Austeilung der Arzneimittel verlangt nicht nur aus medizinischen Gründen ein sorgfältiges Vorgehen, auch bezüglich der hygienerelevanten Anforderungen sind einige Punkte zu beachten:

- Zu kühlende und/oder parenteral zu applizierende Arzneimittel sollen stets **zeitnah** zur Applikation vorbereitet werden, maximal eine Stunde vorher.
- Zur **Verdünnung von Tropfen** eignet sich bevorzugt abgekochtes und abgekühltes Wasser, welches täglich gewechselt werden muss; hierbei ist ein frisches Gefäß zu verwenden.
- Um Arzneimittel sicher vorbereiten und applizieren zu können, ist eine vollständige ärztliche **Anordnung** notwendig, aus der die Arzneimittelbezeichnung (inkl. der Zusatzbezeichnungen wie forte, mite usw.), die Dosis, der Applikationszeitpunkt, die Applikationsart und der Name des Klienten hervorgeht.
- Um eine **Kontamination** der Arzneimittel zu vermeiden, muss zur Vorbereitung und zum Austeilen eine hygienische Händedesinfektion erfolgen. Bei der Vorbereitung von Injektions- und Infusionslösungen sind weitere Regeln zu beachten (➤ Kap. 11.4.3 und ➤ Kap. 11.4.4).

- Im Zuge der Vorbereitung muss das Arzneimittel auf **Veränderungen** wie Verfärbungen, Trübungen, Konsistenzveränderungen, Ausflockungen und Mindesthaltbarkeitsdatum überprüft werden. Bei Unstimmigkeiten ist der zuständige Apotheker vor der Applikation zu befragen.
- Die **Entsorgung** unbenutzter, verdorbener oder überlagerter Arzneimittel sollte mit dem zuständigen Apotheker abgesprochen und in den Abfallplan aufgenommen werden.

KAPITEL

11 Hygiene bei medizinisch-pflegerischen Maßnahmen

Auch in vielen Pflegeeinrichtungen gehören Leistungen wie Injektionen, Verbandwechsel, Katheterisierungen, Infusionstherapie, enterale Ernährung und andere invasive Maßnahmen zum Arbeitsalltag. Hier gilt, dass die Hygienesicherheit bei der Ausführung pflegerischer Maßnahmen jederzeit gegeben ist und sich qualitativ nicht von der in Kliniken und anderen medizinischen Einrichtungen unterscheidet. Deshalb werden im Folgenden die in Pflegeeinrichtungen am häufigsten vorkommenden medizinisch-pflegerischen Maßnahmen im Hinblick auf eine hygienisch korrekte Durchführung beschrieben.

Nach einem kurzen Verweis auf die zu beachtenden Regelwerke (➤ Kap. 11.1) wird in ➤ Kap. 11.2 die hygienisch korrekte Durchführung von Körperpflegemaßnahmen beschrieben. Das ➤ Kap. 11.3 befasst sich mit den Hygieneproblemen und -maßnahmen bei der Inhalation. Die speziellen Gefahren, rechtlichen Rahmenbedingungen und die hygienisch korrekte Ausführung von invasiven Maßnahmen werden im ➤ Kap. 11.4 ausführlich erläutert.

HINWEIS

Es ist zu beachten, dass die nachfolgenden Ausführungen lediglich den Aspekt der Infektionsprophylaxe berücksichtigen, sodass in der Praxis noch weitere Aspekte der jeweiligen Themen zu berücksichtigen sind.

11.1 Regelwerke

Die Durchführung medizinisch-pflegerischer Maßnahmen ist mit einer Infektionsgefährdung für die Klienten und mit Biostoffkontakten für die Beschäftigten verbunden, sodass sich Regelwerke des Klienten- und des Arbeitsschutzes mit diesem Themengebiet befassen.

Seitens des **Klientenschutzes** sind vor allem die entsprechenden **KRINKO-Empfehlungen** bedeutsam:

- „Infektionsprävention in Heimen" (2005)
- „Prävention von Infektionen, die von Gefäßkathetern ausgehen" (2017)
- „Prävention und Kontrolle Katheter-assoziierter Harnwegsinfektionen" (2015)
- „Prävention der nosokomialen beatmungsassoziierten Pneumonie" (2013)
- „Anforderungen an die Hygiene bei Punktionen und Injektionen" (2011) sowie zugehöriger Kommentar (2021)

Die weitaus meisten dieser Empfehlungen beziehen sich auf die Behandlungs- und sehr viel weniger auf die Grundpflege. Hierbei nehmen sie zum großen Teil auf Maßnahmen Bezug, die in nichtmedizinischen Einrichtungen i. d. R. nicht durchgeführt werden (z. B. Beatmung oder i. v.-Infusionstherapie).

TIPPS & LINKS

Eine gute Quelle für die Festlegung von Hygienemaßnahmen im Zusammenhang mit medizinisch-pflegerischen Maßnahmen sind Rahmenhygienepläne für den betreffenden Einrichtungstyp. So nehmen die Rahmenhygienepläne des Niedersächsischen Landesgesundheitsamtes (NLGA) detailliert auf die in nichtmedizinischen Einrichtungen praktizierten Maßnahmen Bezug: www.pflegehygiene.nlga.niedersachsen.de, dort zutreffende Sparte wählen. Sie finden den dazugehörigen Hygieneplan unter dem Stichwort „Hygienepaket".

Die bei der Durchführung medizinisch-pflegerischer Maßnahmen zu beachtenden **Vorgaben des Arbeitsschutzes** ergeben sich aus der Umsetzung der BioStoffV bzw. der TRBA 250 (➤ Kap. 7.1.2).

Hinsichtlich der **internen Regelungen** ist zu entscheiden, ob auf medizinisch-pflegerische Maßnahmen im Hygieneplan oder auf die zu beachtenden Hygienemaßnahmen in den Pflegestandards Bezug genommen wird.

11.2 Körperpflegemaßnahmen

Infektionsgefährdung durch Körperpflegemaßnahmen

Bei Körperpflegemaßnahmen wie der Körperwaschung, der Mund- und Nasenpflege oder der Haarpflege können Infektionserreger und Floraanteile von der Hand des Pflegenden auf die Haut oder Schleimhaut des Klienten übergehen. An die Hand bzw. Haut des Pflegenden gelangen wiederum Keime des Klienten. Die gegenseitige Übertragung der Keimbesiedelung ist auch indirekt über Pflegeutensilien wie Lagerungsmaterialien oder Rasierer möglich. Durch diese indirekten Kontaktübertragungen kann ein Infektionsrisiko im Zuge von Körperpflegemaßnahmen nicht ausgeschlossen werden.

Durchführung von Körperwaschungen

Zum Schutz vor Biostoffen und vor Wassereinwirkung werden bei Körperwaschungen i. d. R. eine **Schutzschürze** und **Schutzhandschuhe** getragen.

Vor Beginn und nach Abschluss der Maßnahmen sowie nach dem Ausziehen der Schutzhandschuhe ist eine hygienische **Händedesinfektion** (➤ Kap. 7.4.2) durchzuführen.

Bei der Waschung sind folgende Aspekte zu berücksichtigen:

- Das Verbleiben von Seifenresten reizt die Haut, ist unangenehm und begünstigt bakterielle Hauterkrankungen. Seifen und Waschlotionen sollen daher sparsam angewendet und mit reinem Wasser von der Haut, speziell von Hautfalten, entfernt werden. Verseiftes oder sichtbar verschmutztes **Waschwasser** ist umgehend zu wechseln.
- Die Pflegenden trocknen nach dem Waschen jedes einzelnen Bereiches die entsprechende Körperstelle gründlich und schonend ab. Um Pilzinfektionen und Schädigungen der Epidermis zu vermeiden, sollen keine **Feuchtigkeitsreste,** vor allem in den Finger- und Zehenzwischenräumen, in der Leiste, in der Analfalte, hinter den Ohren und in sonstigen Hautfalten, verbleiben.
- Das **Waschen des Genital- und Analbereiches** sollte zum Schluss der Körperwaschung durchgeführt werden (Waschrichtung Symphyse zum Anus). Falls nicht mit fließendem Wasser gewaschen wird, wechseln die Pflegenden das Waschwasser der Schüssel vor dem Waschen des Intimbereichs. Auch ein separater Waschlappen und ein separates Handtuch sind für den Intimbereich zu verwenden.
- Bei **Haut- und Weichteilinfektionen,** z. B. Hautmykosen, klären die Pflegenden mit dem behandelnden Arzt ab, ob diese Stellen auch gewaschen werden können. Gegebenenfalls ist dies am Schluss der Waschung mit frischem Wasser, mit neuen Schutzhandschuhen und einem frischen Waschlappen oder Einmalwaschlappen durchzuführen. Lappen und Handtuch sind anschließend sofort zu entsorgen und Hände zu desinfizieren. Bei Entzündungen des Auges (Konjunktivitis) ist ein konsequent getrenntes Vorgehen für jedes Auge notwendig. Infizierte Bereiche sollten zuletzt versorgt werden.
- Zur Waschung **inkontinenter** Klienten tragen die Pflegenden obligatorisch eine flüssigkeitsdichte Schürze und Schutzhandschuhe. Meist ist ein Vorreinigen mit Zellstoff notwendig. Dafür wird schon vor Beginn der Pflegehandlung der Abwurfbehälter in direkter Nähe aufgestellt. Einmalwaschlappen oder Feuchttücher sind empfehlenswert. Die mit Fäkalien kontaminierten textilen Waschlappen und Handtücher sind sofort nach Gebrauch in die Wäsche zu geben.

Durchführung der Mund- und Zahnpflege

Bei der Durchführung der Mund- und Zahnpflege sind folgende Aspekte zu berücksichtigen:

- Hochgradig pflegebedürftige Personen leiden häufig an **Infektionen** des Mund-Rachen-Raumes wie Stomatitis, Soorbefall oder Aphten, die durch eine unsachgemäße Mundpflege verstärkt werden können. Zudem besteht auch hier die Möglichkeit der Keimverschleppung.
- Eine hygienische **Händedesinfektion** (➤ Kap. 7.4.2) ist somit vor Beginn und nach Abschluss der Maßnahme notwendig. Die Pflegenden tragen zur Durchführung Schutzhandschuhe, die sofort nach Beendigung der Maßnahme verworfen werden. Falls es bei den jeweiligen

Klienten während der Mundpflege erfahrungsgemäß zum Husten kommt, ist zusätzlich ein Mund-Nasen-Schutz und eine Schutzbrille bzw. ein Visier notwendig.
- Wegen der Aspirationsgefahr soll die Durchführung in **Oberkörperhochlagerung** erfolgen. Es ist darauf zu achten, dass keine Beläge, Essensreste usw. in der Mundhöhle verbleiben und dass die Vorgehensweise atraumatisch mit geeigneten Instrumenten und Pflegehilfsmitteln erfolgt. Wenn also Klemmen dafür verwendet werden, müssen deren Endigungen so geschützt sein, dass davon keine Verletzungsgefahr ausgeht.
- Wenn vom Arzt verordnete **Lösungen** mit Arzneimittelstatus (z. B. Antimykotika) eingesetzt werden sollen, tragen die Pflegenden diese erst nach Abschluss der Reinigungsmaßnahmen unter vollständiger Benetzung der Mundhöhle auf.
- Zur Mundpflege benutztes Material, z. B. **Lösungen, Tupfer,** Mundpflegestäbchen oder Swabs sind als kontaminierter Abfall zu entsorgen (➤ Kap. 10.1.3). Wiederverwendbares Material wie benutzte **Klemmen** sind als semikritische Medizinprodukte einzustufen und entsprechend aufzubereiten (➤ Kap. 9.5.3).

Pflegeutensilien

Benutzung und Reinigung der Pflegeutensilien tragen maßgeblich zur Erfüllung der hygienischen Anforderungen bei:
- **Kämme, Bürsten und Elektrorasierer** sollten grundsätzlich personengebunden verwendet werden. Nach Gebrauch sind diese Utensilien gemäß der Gebrauchsanweisung zu reinigen.
- Personengebundene **Waschschalen, Nierenschalen, Zahnputzbecher** usw. brauchen nur gereinigt und abgetrocknet werden. Bei personenübergreifender Verwendung ist nach einer Reinigung auch eine Wischdesinfektion notwendig. Details sind über den Reinigungs- und Desinfektionsplan zu regeln. Desinfektionsmittelrückstände müssen durch Abspülen vor der Weiterbenutzung entfernt werden.
- Benutzter **Zellstoff, benutze Taschentücher oder Inkontinenzsysteme** sind als kontaminierter Abfall zu entsorgen (➤ Kap. 10.1.3).
- **Feuchte Handtücher und Waschlappen** besiedeln sich massiv mit feuchtigkeitsliebenden Keimen, wenn diese Textilien über Tage hinweg benutzt werden. Wünschenswert ist daher die Verwendung hauseigener Lappen und Tücher, die nach jedem Gebrauch in die Schmutzwäsche gegeben werden.

11.3 Inhalation

11.3.1 Indikationen und Risiken

Inhalationen werden zur Anfeuchtung der Atemluft, Befeuchtung der Tracheal- und Bronchialschleimhaut, Atelektasen- und Pneumonieprophylaxe und zur Applikation von Medikamenten durchgeführt. Letzteres bedarf der ärztlichen Anordnung. Die Durchführung erfolgt über **Inhalationsgeräte** wie Ultraschallvernebler, Druckluftvernebler und Dosieraerosole (➤ Abb. 11.1).

Auch die **Verabreichung von Sauerstoff** und dessen **Befeuchtung,** z. B. mit Hilfe eines Sauerstoffkonzentrators, bedarf der ärztlichen Anordnung. Sämtliche Geräte und deren Zubehör sind als Medizinprodukte nach den Herstellerangaben durch eingewiesenes Personal zu betreiben, anzuwenden und aufzubereiten. Dies gilt ebenso für **CPAP-Geräte** (Continuous Positive Airway Pressure, übersetzt: kontinuierlich positiver Atemwegsdruck) zur Schlafapnoe-Therapie und deren Zubehör, z. B. Masken.

Im Zuge einer Inhalation kann es zu einer aerogenen Infektionsübertragung und damit zur Atemwegsinfektion kommen. Ursachen dafür sind:
- Kontamination des Inhalats. Vor allem in Verbindung mit der Erzeugung kleiner Inhalattröpfchen (< 5 µm) können mittels kontaminierter Inhalate Mikroorganismen tief in die unteren Atemwege gelangen.
- Kontamination von Geräteteilen bzw. Zubehörteilen (z. B. die Verneblerkammer). Bestimmte Geräteteile bzw. unsachgemäß aufbereitete Zubehörteile können eine rasche Verkeimung des Inhalats bewirken und die Entstehung indirekter Kontaktübertragungen fördern.

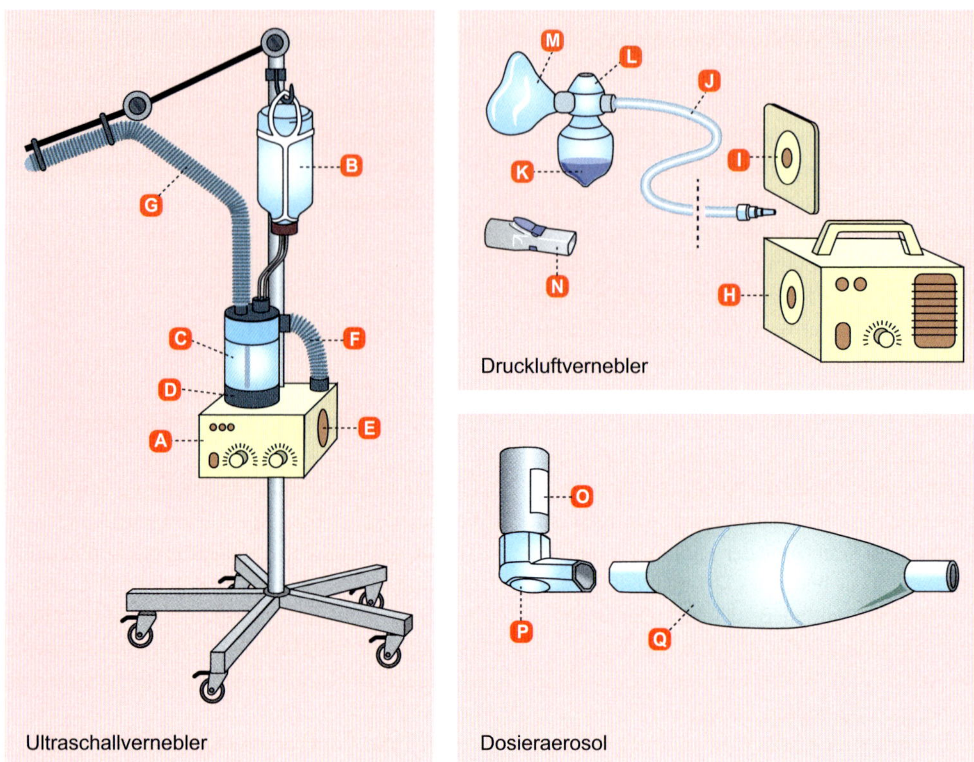

Abb. 11.1 Inhalationsgeräte [M119/L157]. **Ultraschallvernebler:** Die zu inhalierende Flüssigkeit befindet sich in einem Vorratsbehälter (B) und wird einer Verneblerkammer (C) zugeleitet. Dort wird eine Membran (D) mittels Ultraschall zum Schwingen gebracht und erzeugt so das Inhalat. Im Steuergerät (A) befindet sich ein Gebläse, welches Luft über einen Filter (E) ansaugt und der Verneblerkammer zuleitet (F). So entsteht ein Inhalatstrom, der über einen Zuleitungsschlauch (G) dem Klienten zugeleitet wird. **Druckluftvernebler:** Das Inhalat (meist Arzneimittel) befindet sich genau dosiert in einem kleinen Vorratsbehälter (K), der mit einem Zerstäuber (L) verbunden ist. Die Zerstäubung erfolgt mit Hilfe von Druckluft, die aus der zentralen Anlage (I) bezogen oder über ein mobiles Gerät (H) erzeugt werden kann und über einen Schlauch (J) dem Zerstäuber zugeleitet wird. Zur Inhalation werden entweder Inhalationsmasken (M) oder Mundstücke (N) verwendet. **Dosieraerosol:** Das Inhalat befindet sich in einer kleinen Treibgasflasche (O), die mit einem Aufsatzteil (P) verbunden ist, welches eine Spraydüse mit einem Mundstück kombiniert. Als Inhalierhilfe werden auch sogenannte „Spacer" (Q) (englisch für Vorschaltkammer) verwendet, die eine Koordination von Auslösen des Sprühstoßes und Einatmung erleichtern, indem das Inhalat zuerst in die Kammer des Spacers gesprüht und danach daraus eingeatmet wird.

- Infektionsbegünstigende Inhalate. Bestimmte Arzneimittel, z. B. Cortison, können unerwünschte infektionsfördernde Nebenwirkungen entfalten.

11.3.2 Hygienemaßnahmen

Vor- und Nachbereitung von Geräten

Bei der Verwendung von Inhalationsgeräten müssen die folgenden Aspekte berücksichtigt werden:

- Als Inhalate sollen nur sterile Flüssigkeiten wie sterile physiologische Kochsalzlösung, steriles, mehrfach destilliertes Wasser oder sterile Arzneimittel verwendet werden.
- Die Beschickung von Inhalationsgeräten muss so erfolgen, dass weder das Inhalat noch die inhalatführenden Flächen kontaminiert werden. Hierbei sind, schon in Hinblick auf die Medizinprodukte-Betreiberverordnung, die Herstellerangaben zu beachten.

- Luftzuführungsfilter müssen in festgelegten Intervallen (gemäß den Herstellerangaben) ausgetauscht werden.
- Die Aufbereitung von Inhalationsgeräten sollte in den Reinigungs- und Desinfektionsplan aufgenommen werden.

HINWEIS

Bei älteren Inhalationsgeräten sind in den Bedienungsanleitungen oft nur lückenhafte Angaben zur Beschickung und zur Aufbereitung zu finden, da zum Herstellungszeitpunkt das Medizinprodukterecht in der heutigen Form noch nicht existiert hat. Hier empfiehlt es sich, den Hersteller mit der Bitte um Detailangaben zu kontaktieren.

Spezielle Maßnahmen bei Ultraschallverneblern

Eine klientengebundene Verwendung ist wünschenswert, da Keimübertragungen z. B. durch Anhusten des Zuleitungsschlauches denkbar sind. Ultraschallvernebler (➤ Abb. 11.1) müssen in der Regel täglich aufbereitet werden. Hierzu gehört der Austausch benutzter Gerätschaften gegen eine nach den Hersteller-Vorgaben aufbereitete Verneblerkammer und Zuleitungsschläuche sowie die Auffüllung mit frischem Inhalat. Alternativ können auch geschlossene Einmalsysteme verwendet werden, bei denen Inhalatbehälter, Verneblerkammer und Zuleitungsschläuche eine Einheit bilden, die so lange nicht getrennt wird, bis das Inhalat aufgebraucht ist. Für Systeme dieser Art wird als Inhalat steriles, mehrfach destilliertes Wasser angeboten, sodass Besiedelungsmöglichkeiten drastisch minimiert werden.

Spezielle Maßnahmen bei Druckluftverneblern

Druckluftvernebler (➤ Abb. 11.1), vor allem die Inhalationsmasken und Mundstücke, sind grundsätzlich klientenbezogen zu verwenden. Die Beschickung ist so vorzunehmen, dass bei einem Inhalationsvorgang das gesamte, im Vorratsbehälter befindliche Inhalat verbraucht und nicht auf mehrere Anwendungen verteilt wird. Die Pflegenden wechseln die Inhalationsmaske, den Vorratsbehälter und den Zerstäuber mindestens täglich und bereiten diese Utensilien bei sichtbarer Kontamination gemäß den Herstellerangaben auf. In der Regel ist eine Reinigung mit Wasser vorgesehen. Bei Verwendung von Leitungswasser muss Trinkwasserqualität gesichert sein (➤ Kap. 8.2). Zum Abtrocknen dieser Teile verwenden die Pflegenden frische, gebügelte Geschirrtücher oder Einmalhandtücher. Wenn das Gerät einem anderen Klienten zur Verfügung gestellt werden soll, werden vorher die aufzubereitenden Teile desinfiziert, sterilisiert oder gegen neue ausgetauscht.

Für die meisten Druckluftvernebler gibt es Einmalsysteme, die für die Dauer einer Inhalationstherapie personengebunden wie beschrieben verwendet und danach verworfen werden.

Spezielle Maßnahmen bei Dosieraerosolen

Dosieraerosole (➤ Abb. 11.1) müssen strikt klientengebunden verwendet werden. Instruktionen zur Anwendung und zur Aufbereitung sind dem Arzneimittel-Beipackzettel entnehmbar.

Kortikoidhaltige Dosieraerosole, z. B. Bronchocort®, Junic®, können durch verbleibende Wirkstoffe innerhalb der Mundhöhle und des Rachens eine infektionsfördernde Wirkung mit Folgen wie Mundhöhlenentzündung (Stomatitis) oder Soorbefall entfalten. Hier ist es sinnvoll, wenn nach der Inhalation eine Mundspülung erfolgt. Um die Aerosolanhaftung in der Mundhöhle zu verhindern und eine bessere Verteilung und Aufnahme des Inhalats zu gewährleisten, gibt es für einige Dosieraerosole sogenannte „Spacer" (➤ Abb. 11.1) als Zusatzgerät.

Die Mundstücke, Spacer etc. der Dosieraerosole werden im Laufe der Anwendung durch angetrocknete bzw. klebrig anhaftende Aerosolreste und Speichel verunreinigt. Die Beseitigung solcher Verunreinigungen ist anhand der Hersteller-Gebrauchsanweisung vorzunehmen. In der Regel erfolgt dies mit fließendem Wasser in Trinkwasserqualität mit anschließender Trocknung, es gibt allerdings auch Produkte, die nicht feucht gereinigt werden dürfen.

MERKE

Je geringer die Tröpfchen- bzw. Partikelgröße des Inhalats ist, umso infektionserzeugender können sich Kontaminationen des Inhalats auswirken.

MERKE
Bei einer dauerhaften transurethralen Drainage ist eine Bakteriurie unausweichlich. Das Auftreten von Harnwegsinfektionen, u. U. unter Beteiligung multiresistenter Erreger, ist daher bei dieser Drainageart besonders häufig.

Erreger

Wenn es in den **ersten Tagen nach der Katheterisierung** zu einer Bakteriurie und evtl. zu einer nachfolgenden Infektion kommt, sind dafür meist Erreger verantwortlich, die ursprünglich der Anal- und Perianalflora zuzurechnen sind oder exogen beim Legen des Katheters eingeschleust wurden. Eine weitere Infektionsursache liegt häufig in der unkorrekten Handhabung des Ableitungssystems. Zu den in den ersten Tagen eingeschleppten Erregern zählen *Escherischia coli, Enterococcus species, Pseudomonas aeruginosa, Klebsiella pneumoniae, Staphylococcus aureus* und *Staphylococcus saprophyticus,* die meist als Monokultur vorliegen (➤ Kap. 3.2.5).

Bei **zunehmender Katheter-Verweildauer,** wobei meist Katheterwechsel stattgefunden haben, kommen andere Infektionserreger wie *Providencia stuartii, Proteus sp.* oder *Morganella morganii* hinzu; meist liegt eine Mischkultur vor. Im Vordergrund steht die Fähigkeit, Kunststoffmaterialien zu besiedeln und Biofilme zu bilden, unter welchen sich die Mikroorganismen geschützt vermehren können.

Infektionsursachen

Bei einem gesunden Menschen sorgen der Harnfluss und durch die Schleimhaut der Urethra diffundierende IgA-Antikörper dafür, dass die Harnwege relativ gut gegen das Vordringen von Mikroorganismen geschützt sind. Beide Mechanismen werden im Zuge einer Katheterisierung ausgeschaltet. Dies hat die Folge, dass sich endogen oder exogen eingedrungene Krankheitserreger im Gewebe, im Katheter oder im Ableitungssystem ansiedeln können.

Das **Einbringen von Infektionserregern** kann auf verschiedenen Wegen erfolgen (➤ Abb. 11.2):

- Die **Urethra** ist im vorderen Drittel mit Bestandteilen der umgebenden Genitalflora besiedelt. Die bei einer Katheterisierung üblichen Desinfektionsmaßnahmen erreichen diesen Bereich nicht. Somit werden diese Keime bei einer Katheterisierung zwangsläufig entlang der Urethra in die Harnblase verschleppt. Je länger der Katheter liegt, umso mehr wird sich der Spalt zwischen Urethra und Katheter mit besiedelten Schleimhautsekret füllen, sodass nach einiger Zeit eine **Schleimstraße** von außen nach innen entstanden ist, die dem Eindringen weiterer Infektionserreger Vorschub leistet.
- Die aseptische Durchführung der Katheterisierung ist relativ kompliziert und verlangt sowohl eine lückenlose Vorbereitung als auch durchdachte Arbeitsabläufe. Eine **Kontamination des Instrumentars, der sterilen Handschuhe oder des Katheters** ist durchaus möglich, was exogene Einschleppungen begünstigt.
- Auch bei Anwendung eines geschlossenen Ableitungssystems kann es zur Kontamination des Beutelinhaltes und letztlich zu einer von unten aufsteigenden (retrograden), durch das Innere des Katheters erfolgenden (intraluminalen) **Besiedelung des Blasenurins** kommen. Dies ist noch sehr viel eher der Fall, wenn Verbindungsstellen diskonnektiert oder geschlossene Ableitungssysteme unsachgemäß gehandhabt werden.

Alternativen zur transurethralen Katheterisierung

Die beste Prophylaxe der nosokomialen Harnwegsinfektion besteht darin, auf transurethrale Katheter möglichst zu verzichten und bestehende Katheter frühestmöglich zu entfernen. Als Alternativen zur transurethralen Katheterisierung stehen zur Wahl:

- **Aufsaugende Materialien** wie Inkontinenzhosen oder Einlagen verschiedener Form und Größe.
- **Kondomkatheter** (Urinalkondom/Kondomurinal), die mittlerweile in vielen verschiedenen Ausführungen erhältlich sind (u. a. mit Klebefilm), deren Anwendung auf Männer beschränkt ist.
- **Intermittierende Katheterisierung,** bei welcher sich der Klient zu bestimmten Tageszeiten selbst katheterisiert bzw. katheterisiert wird, der Katheter aber nicht urethral belassen, sondern nach Ablassen des Urins wieder entfernt wird. Diese Methode wird vor allem von Patienten mit einer Rückenmarksverletzung praktiziert.

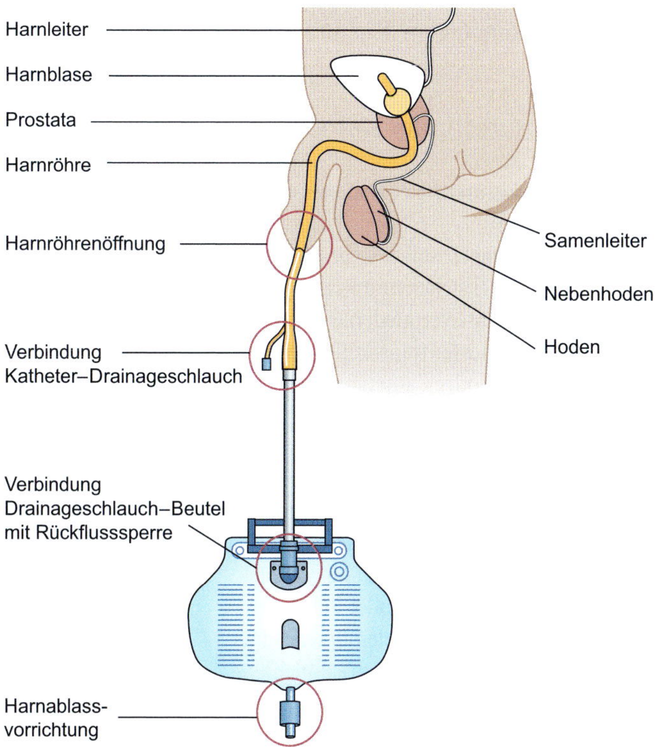

Abb. 11.2 Eintrittspforten für Infektionserreger bei transurethraler Katheterisierung [M119/L157]

- **Suprapubische Drainagen,** die an Stelle eines transurethralen Katheters erhebliche Vorteile bieten:
  - Verzögerung der Bakteriurie um Wochen und dadurch Reduktion nosokomialer Harnwegsinfektionen
  - Vermeidung von Urethrastrikturen
  - Spontanmiktion und Restharnbestimmung sind weiterhin möglich
  - geringerer Pflegeaufwand
  - Verbesserung des Wohlbefindens für den Klienten.

TIPPS & LINKS

Der Bundesverband Medizintechnologie e. V. (BVmed) bietet auf dem Internetportal www.faktor-lebensqualität.de eine ausführliche Informationsschrift zum Thema „Intermittierende Katheterisierung" an, in welcher auch auf die Frage der Kostenerstattung eingegangen wird. Download unter http://www.faktor-lebensqualitaet.de/fl-de/infos-downloads/patienteninfo

Maßnahmen der Basishygiene

Eine hygienische **Händedesinfektion** (➤ Kap. 7.4.2) ist durchzuführen

- vor der Manipulation am Katheter und am Ableitungssystem,
- nach jedem Kontakt mit Urin oder Gegenständen, die mit Urin kontaminiert sind z. B. nach dem Entleeren des Auffangbeutels,
- vor und nach dem Einlegen eines Blasenkatheters oder der Entnahme einer Urinprobe.

Wenn es zu einem Kontakt mit Urin oder dem Genitale kommen kann, sind **Schutzhandschuhe** zu tragen, z. B. bei der Intimpflege, beim Entleeren des Auffangbeutels oder dem Entfernen eines transurethralen Katheters. Die Indikationen zur Händedesinfektion bestehen auch, wenn Handschuhe getragen werden.

Bei der Pflege harnwegskolonisierter oder -infizierter Klienten kann es zu Kontaminationen der Klientenumgebung und von verwendeten Utensilien kommen. Daher ist die Einhaltung fortlaufender **Des-**

11

infektionsmaßnahmen (➤ Kap. 9.3) und einer geregelten **Abfallentsorgung** (➤ Kap. 10.1.3) wichtig.

Auswahl transurethraler Katheter

Bei der Auswahl transurethraler Katheter ist Folgendes zu beachten:

- Transurethrale Katheter sollen so beschaffen sein, dass Läsionen, Druckstellen und Reizungen der Urethra oder der Blase vermieden werden.
- Der äußere Durchmesser transurethral einzuführender Instrumente oder Katheter ist so klein wie möglich zu wählen.
- Hinsichtlich des Materials sind Silikonkatheter und Hydrogel-beschichtete Katheter in Hinblick auf Komfort und Inkrustationsvermeidung vorteilhafter als Latexkatheter. Katheter aus PVC sind nur für die Einmal-Katheterisierung geeignet.
- Katheter mit antibakteriellen oder Silber-Beschichtungen blieben bislang den Beweis einer Effektivität schuldig, sodass keine Empfehlung gegeben werden kann.

Einlegen transurethraler Katheter

Das transurethrale **Einlegen** von Einmal- oder Dauerkathetern soll aseptisch und von geschulten, mit der korrekten Einlegetechnik vertrauten Personen durchgeführt werden. Es ist vorteilhaft, wenn hierzu ein Set in Verbindung mit einem Durchführungsstandard vorhanden ist. Die KRINKO fordert zu diesem Punkt, dass die Katheterisierung aseptisch vorzunehmen ist, d. h.

- dass sterile Handschuhe, steriles Abdeckmaterial (Lochtuch), sterile Tupfer, ggf. eine Pinzette zur aseptischen Katheterinsertion, sterile Blockflüssigkeit und ein Schleimhautantiseptikum für die Dekontamination der Harnröhrenöffnung und ihrer Umgebung zu verwenden ist
- dass ein steriles Gleitmittel zu verwenden ist.

Die **Reinigung des Genitales** bei liegendem Katheter erfolgt im Rahmen der normalen Intimpflege mit Wasser und Seife ein- bis zweimal täglich, ohne Zug auf den Katheter auszuüben. Hierbei sind Schutzhandschuhe zu tragen. Meatusnahe (in der Nähe der Harnröhrenmündung befindliche) Inkrustationen können mit 3%-iger H_2O_2-Lösung schonend beseitigt werden.

Der **Wechsel** von Blasenverweilkathetern sollte nicht nach festen Intervallen, sondern nur aufgrund konkreter Störungen wie Inkrustation, Obstruktion oder Verschmutzung erfolgen.

Suprapubische Drainagen

Das **Legen einer suprapubischen Drainage** erfolgt i. d. R. in einer Klinik oder einer Arztpraxis. Diese ärztliche Maßnahme kann nicht an das Pflegepersonal delegiert werden. Wenn Krankenhauspatienten mit einer suprapubischen Drainage entlassen werden, sollte zu Abklärung der weiteren Vorgehensweise der Hausarzt kontaktiert werden. Am ersten Tag nach dem Einlegen erfolgt ein aseptischer **Verbandwechsel** an der Einstichstelle (➤ Kap. 11.4.5), später wird er nach Bedarf durchgeführt. Beim Verbandswechsel, aber auch sonst mehrmals täglich, z. B. nach dem Lagern, kontrollieren die Pflegenden, ob der **Drainageschlauch** durchgängig ist. Die **Einstichstelle** ist täglich durch Palpation zu überprüfen. Schmerzen, Schwellungen oder Rötungen der Umgebung weisen auf eine Infektion hin. In diesem Fall muss der Verband entfernt und die Einstichstelle näher inspiziert werden.

Da suprapubische Drainagen Medizinprodukte sind, richten sich die Wechselintervalle nach den Herstellerangaben. Wenn jedoch Inkrustationen, Obstruktionen oder Verschmutzungen vorliegen, ist ein Wechsel sofort vorzunehmen.

Die **Entfernung** eines suprapubischen Katheters ist ausschließlich dem Arzt vorbehalten. Die Punktionsstelle verschließt sich spontan nach der Entfernung. Lediglich bei langer Liegedauer kann es zur Fistelbildung kommen. Für 2–3 Tage wird die Wunde mit einem sterilen Tupfer und einem Pflaster versorgt.

Harnableitungssysteme

Zur **Harnableitung** sind sterile, geschlossene Systeme zu verwenden (➤ Abb. 11.3). Die Probenentnahmestelle, die Rückflusssperre, das Luftausgleichsventil, der Ablassstutzen und das Ablassventil sollen so beschaffen sein, dass einem Eindringen von Mikroorganismen in das System entgegengewirkt wird. Der Umgang mit Harnableitungssystemen erfordert **ge-**

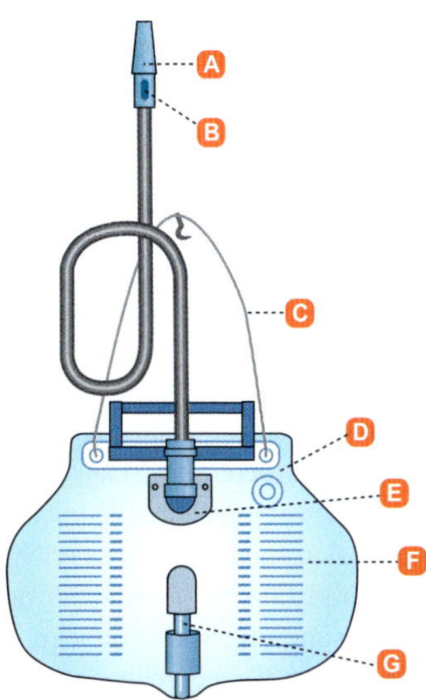

Abb. 11.3 Geschlossenes Ableitungssystem zur Harndrainage. A: Verbindung zum Katheter mit Probeentnahmestelle. B: Zuleitungsschlauch. C: Befestigungsvorrichtung. D: Auffangbeutel. E: Rückschlagventil. F: Graduierung. G: Ableitungsschlauch in Rückstecklasche [M119/L157]

schultes Personal. Katheter und Drainageschlauch werden nach dem Einlegen des Katheters normalerweise **fest verbunden** und nicht mehr diskonnektiert. Wenn eine **Diskonnektion** unvermeidlich ist, muss die Diskonnektionsstelle vor der Trennung und vor der erneuten Verbindung alkoholisch desinfiziert werden. Für die **Entnahme von Urinproben** ist die dafür vorgesehene Entnahmestelle vor dem Einstich mit einem alkoholischen Hautdesinfektionsmittel (z. B. Cutasept® F) zu desinfizieren.

Die Pflegenden machen den Klienten darauf aufmerksam, dass der Schlauch nicht abknicken darf, weil der **Harnabfluss** gesichert bleiben muss. Wenn die Pflegenden Pflegemaßnahmen durchführen, behalten sie deswegen den Schlauch im Auge. Das intermittierende Abklemmen (sogenanntes „Blasentraining") ist, insbesondere bei transurethralen Kathetern, zu vermeiden.

Der **Urin-Auffangbeutel** wird unterhalb des Blasenniveaus freihängend und ohne Bodenkontakt positioniert. Er sollte entleert werden, bevor der Urin mit der Rückflusssperre in Kontakt kommt. Zum **Entleeren** tragen die Pflegenden Einmalhandschuhe und legen einen Spritzschutz (z. B. Zellstofftuch) darunter, um zu verhindern, dass der Fußboden kontaminiert wird. Beim Entleeren darf der Ablassstutzen nicht mit dem Auffanggefäß in Kontakt kommen. Der Stutzen soll ohne Nachtropfen und desinfiziert in die Rückstecklasche platziert werden. Auffanggefäße müssen anschließend desinfizierend aufbereitet werden (alkoholisches Hautdesinfektionsmittel).

Weitere Maßnahmen

Darüber hinaus ist zu beachten:

- Eine **Harnausscheidung** von 1,5–2 Litern täglich ist anzustreben.
- **Spülungen und Instillationen** sind hygienisch unvorteilhaft.
- Eine **antibiotische Infektionsprophylaxe** ist nicht sinnvoll. Wenn dagegen eine **antibiotische Behandlung** (nach einer Kultur- und Resistenzuntersuchung) aufgrund einer vorliegenden Harnwegsinfektion notwendig ist, sollte zuvor die Qualität der Harndrainage überprüft werden.

11.4.3 Injektionen

Risiken und Dispositionen

Injektionen sind mit einer Reihe unterschiedlicher Gefährdungen verbunden, die bei der Vorbereitung, Durchführung und Nachbereitung berücksichtigt werden müssen:

- **Infektion,** indem ein erregerhaltiges Arzneimittel injiziert wird, Hautkeime durch den Injektionsvorgang über Hautpartikel verschleppt werden oder kontaminiertes Instrumentar verwendet wird.
- **Arzneimittelunverträglichkeit**, z. B. in Form einer allergischen (anaphylaktischen) Reaktion, Wirkungs- oder Nebenwirkungsverstärkung oder schmerzhaften Reaktion.
- **Fehlmedikation**, z. B. durch Verwechslung und **Fehldosierung** durch falsche Handhabung bei Insulinpens.
- **Fehlinjektion**, indem eine nicht vorgesehene Applikation erfolgt, z. B. s. c. statt i. m., oder die Injektion ungeeigneter Strukturen erfolgt, z. B. paravenös.

- **Selbstgefährdung** durch Nadelstichverletzung (z. B. Recapping), Kontakt mit schädigenden Substanzen (z. B. Zytostatika, Antibiotika), Kontakt mit infektiösem Blut.

Da das Infektionsrisiko und die Komplexität bei den einzelnen Injektions- und Punktionsarten unterschiedlich verteilt ist, werden seitens der KRINKO vier **Risikogruppen** unterschieden, wobei die in Pflegeeinrichtungen praktizierten Injektionen der Risikogruppe 1 oder 2 zugerechnet werden:

- Risikogruppe 1 = Einfacher Ablauf und geringes Infektionsrisiko.
- Risikogruppe 2 = Einfacher Ablauf und ebenfalls geringe Infektionsgefahr, aber in der Literatur dokumentierte schwerwiegende Infektionsfolgen beim (seltenen) Eintritt einer Infektion.

Basierend auf dieser Zuordnung hat die KRINKO in ihrer Empfehlung „Anforderungen an die Hygiene bei Punktionen und Injektionen" eine Tabelle mit Angaben zu den erforderlichen Hygienemaßnahmen veröffentlicht (➤ Tab. 11.1).

Maßnahmen der Basishygiene

Eine hygienische **Händedesinfektion** (➤ Kap. 7.4) ist durchzuführen:

- Vor Injektionen, Infusionen, Punktionen etc.
- Nach Kontakt mit Blut oder Punktaten

Zum Selbstschutz und ggf. auch zum Schutz des Klienten sind bei bestimmten Injektionen oder Punktionen **Einmalhandschuhe** zu tragen. Je nach Art der Maßnahme müssen die Handschuhe keimarm oder steril sein (➤ Tab. 11.1). Die Indikationen zur Händedesinfektion bestehen auch, wenn Handschuhe getragen werden.

Wie bei vergleichbaren Maßnahmen auch werden die zur Vorbereitung oder bei der Durchführung genutzten Arbeitsflächen zuvor **wischdesinfiziert** und die entstehenden Abfälle geregelt **entsorgt**.

Die Prävention von **Nadelstichverletzungen** wird in ➤ Kap. 7.5.2 und ➤ Kap. 7.5.3 beschrieben.

Vorbereitung von Injektionen

Es muss eine **schriftliche, ordnungsgemäße ärztliche Anordnung** vorliegen. Für die subkutane und intramuskuläre Injektion erwerben Pflegefachkräfte durch ihre dreijährige Ausbildung Handlungskompetenz (Durchführungskompetenz). Der Klient muss vor der Injektion über den Vorgang und die Konsequenz vom Arzt aufgeklärt worden und damit einverstanden sein. Folgendes ist von den Pflegenden vor der Injektion zu beachten:

- Die Arbeitsfläche soll trocken und sauber sein und soll vor Benutzung desinfiziert werden.
- Vor der Injektionsvorbereitung ist eine hygienische Händedesinfektion durchzuführen.
- Eine zeitnahe Vorbereitung ist anzustreben, max. 1 Stunde vor Injektion. Die Injektionsvorbereitung hat grundsätzlich so zu erfolgen, dass eine Kontamination der Instrumente oder der Injektionslösung ausgeschlossen wird.
- Die **Identität** der vorzubereitenden Substanzen unter Verwendung der Originaldokumentation muss zu jedem Zeitpunkt des Handlungsablaufes einer Injektion nachvollziehbar sein.
- Behältnisse müssen vor dem Aufziehen von Lösungen auf Verfalldatum und **Beschädigung** überprüft werden:
  - Ist das Behältnis nass?
  - Klebt das Behältnis?
  - Ist der Verschluss intakt?
- Prüfung des Inhaltes auf Trübung, Ausflockung und Kristallisation.
- Es sind möglichst Einzeldosis-Ampullen, am besten Brechampullen zu verwenden, wobei evtl. verbleibende Restmengen nur in Ausnahmefällen, z. B. Betäubungsmittel, und nur kurzfristig (max. 1 Stunde) aufbewahrt und weiterverwendet werden dürfen.
- Zur Herstellung und zum **Aufziehen von Injektionslösungen aus Mehrdosisbehältnissen** (z. B. Heparin in Durchstechflasche) soll eine gesonderte Kanüle, eine „Aufziehkanüle" verwendet werden, die nach Gebrauch verworfen wird und nicht im Stopfen des Behältnisses verbleiben soll. Alternativ können für größere Gebinde auch Aufziehhilfen, sogenannte „Spikes", genutzt werden, die mit und ohne Bakterien- bzw. Partikelfilter erhältlich sind. Je nach Ausführung dürfen die Spikes, wenn dies vom Hersteller so vorgesehen ist, im Stopfen eines Mehrdosisbehältnisses für weitere Entnahmen verbleiben. Vor dem Einstich muss der Stopfen alkoholisch (Hautdesinfektions-

Tab. 11.1 Hygienemaßnahmen bei Injektionen und Punktionen der Risikogruppen 1 und 2 [X221-033]

Risikogruppe	Punktionsart	Tupferart (s. Fußnote)	Abdeckung	Zusätzliche Schutzkleidung	
				Durchführende Person	**Assistenz**
Risikogruppe 1	i.c.-Injektion	keimarme	Ø	nein	keine Assistenz erforderlich
	s.c.-Injektion durch med. Personal	keimarme	Ø	nein	
	Lanzettenblutentnahme	keimarme	Ø	medizinische Einmalhandschuhe	
	Blutabnahme	keimarme	Ø	medizinische Einmalhandschuhe	
	i.v.-Injektion (peripher)	keimarme	Ø	medizinische Einmalhandschuhe	
	i.m-Injektion (z. B. Schutzimpfung)	keimarme	Ø	medizinische Einmalhandschuhe	
Risikogruppe 2	s.c.-Punktion mit nachfolgender Dauerapplikation	sterile	Ø	nein	keine Assistenz erforderlich
	i.m.-Injektion (Risikopatient, Injektion von Corticoiden oder gewebstoxischen Substanzen)	sterile	Ø	nein	
	Shunt-Punktion zur Dialyse (autologer Shunt)	sterile	Ø	medizinische Einmalhandschuhe	
	Punktion einer Portkammer	sterile	Ø	sterile Handschuhe	
	Lumbalpunktion (diagnostisch)	sterile	steriles Abdeck- oder Lochtuch	sterile Handschuhe	keine besonderen Anforderungen an die Assistenz
	Punktion eines Ommaya- oder Rickham-Reservoirs	sterile	Ø	sterile Handschuhe, Mund-Nasen-Schutz bei Punktion mit Spritzenwechsel	
	Blasenpunktion (diagnostisch)	sterile	Ø	sterile Handschuhe	
	Pleurapunktion, Aszitespunktion (diagnostisch)	sterile	Ø	sterile Handschuhe, Mund-Nasen-Schutz	

Auszug aus dem Kommentar zur Empfehlung „Anforderungen an die Hygiene bei Punktionen und Injektionen" (KRINKO, 2021)

mittel) desinfiziert werden (mit getränktem Tupfer abreiben, 15 Sek. Einwirkzeit).

- Auf einem Mehrdosisbehältnis müssen bei Anbruch das **Anbruch- und Verwendbar bis-Datum** vermerkt werden.
- Nach dem Aufziehen sind verbleibende **Restmengen** in Einzeldosis-Behältnissen ohne Konservierungsstoff sofort zu verwerfen. Restmengen in Mehrdosis-Behältnissen mit Konservierungsstoff müssen den Fachinformationen des Herstellers (Beipackzettel) entsprechend gelagert werden.
- Bei Behältnissen mit **Trockensubstanz** dürfen nur die in der Packungsbeilage vorgeschriebenen Lösungsmittel zum Einsatz kommen. Die Stopfen beider Behältnisse müssen desinfiziert werden (mit desinfektionsmittelgetränktem Tupfer abreiben, mind. 15 Sek. Einwirkzeit). Die Auflösung hat so zu erfolgen, dass dabei keine Flüssigkeit

austritt und keine kontaminierten Materialien in die Behältnisse gelangen.

- Zum Umgang mit **zytostatikahaltigen** Injektionslösungen sind spezielle Regeln zu beachten, die auf einem Merkblatt der Berufsgenossenschaft für Gesundheitsdienst und Wohlfahrtspflege enthalten sind (www.bgw-online.de/dort in der Suchfunktion „Zytostatika" eingeben). Grundsätzlich soll die Vorbereitung solcher Substanzen unter Nutzung spezieller Schutzvorrichtungen (z. B. Sicherheitswerkbank) in der Apotheke erfolgen.
- Die **Injektionsstelle** muss grundsätzlich frei von Entzündungen, Vernarbungen, Ödemen oder Hämatomen sein. Das sichere Auffinden eines geeigneten Injektionsortes und die Verwendung von geeignetem Instrumentar sind weitere unabdingbare Voraussetzungen zur Durchführung einer Injektion.

Durchführung von Injektionen

S. c.-Injektionen (subkutan, in das Unterhautfettgewebe) werden der Risikogruppe 1 zugerechnet, wonach ein geringes Infektionsrisiko besteht. Abgesehen davon kann es aber leicht zu Fehlinjektionen kommen, indem eine zu lange Kanüle, verbunden mit falscher Injektionstechnik zu einer versehentlichen i. m.-Injektion führen kann. Neben einer schnelleren Resorption kann dies eine Gewebsschädigung zur Folge haben. Ein weiterer wesentlicher Gefahrenpunkt sind Dosierungsfehler, die durch Bedienungsfehler mit Insulinpens entstehen. Um diese Gefahren auszuschließen, sind entsprechende Schulungen und Standards unabdingbar.

Die **i. m.-Injektion** (intramuskulär, in den Muskel) ist im Vergleich zur s. c.-Injektion komplikationsbehafteter, gehört aber ebenfalls zur Risikogruppe 1: Neben der konkreten Gefahr eines bakteriellen Spritzenabszesses kann eine Fehlinjektion (s. c.- statt vermeintlicher i. m.-Injektion) ausgedehnte Gewebsnekrosen zur Folge haben. Eine weitere Schädigungsmöglichkeit ist die Nervschädigung, häufig des N. ischiadicus, aufgrund falscher Injektionstechnik. Insofern ist dringend abzuklären, ob die i. m.-Injektion delegierfähig ist und welchen geschulten Personen sie vorbehalten bleiben sollte.

HINWEIS

Die nachfolgenden Ausführungen beschränken sich auf infektiologische Aspekte und setzen voraus, dass die korrekten Durchführungstechniken bekannt sind.

Für beide Injektionsarten gilt:

- Es sind sterile Instrumente (Einmalspritze und -kanüle) und Injektionslösungen zu verwenden.
- Zum Schutz vor Nadelstichverletzungen erfolgen Injektionen mit verletzungssicheren Kanülen („Sicherheitsgeräte"; ➤ Kap. 7.5.3).
- Unmittelbar vor der Durchführung ist eine hygienische Händedesinfektion notwendig.
- Im Normalfall können s. c.- oder i. m-Injektionen unbehandschuht erfolgen. Lediglich bei Infektionsgefahr oder bei der Injektion gewebstoxischer Substanzen (z. B. Zytostatika) sind aus Gründen des Arbeitsschutzes Schutzhandschuhe zu tragen.
- Die Einstichstelle wird ermittelt und mit einem alkoholischen Mittel desinfiziert (die vom Hersteller angegebene Einwirkzeit ist zu beachten). Das Hautantiseptikum kann aufgesprüht oder mittels Tupfer appliziert werden. Bei Verwendung eines Tupfers reicht i. d. R. ein keimarmer Zellstofftupfer. Wenn es sich um einen Risikopatienten handelt oder wenn Kortikoide oder gewebstoxische Substanzen injiziert werden, ist bei der i. m.-Injektion ein steriler Tupfer zu verwenden.
- Falls es nach der Injektion zu Nachblutungen kommt, wird die Einstichstelle mit einem Tupfer wenige Minuten komprimiert und mit einem Wundpflaster versorgt.
- Kanülen und scharfkantiger Glasabfall soll vor Ort mittels eines durchstichfesten Behältnisses entsorgt werden. Die benutzen Tupfer und Spritzen sind als kontaminierter Abfall (AS 18 01 04), die Kanülen als „Sharps" (AS 18 01 01) zu entsorgen (➤ Kap. 10.1.3).

HINWEIS

Vielfach wird (u. a. von Diabetologen) empfohlen, die Hautdesinfektion bei der s. c.-Injektion nicht durchzuführen, da das Infektionsrisiko sehr gering sei. Wenn der betreffende Klient dies selbst so handhabt, ist es rechtlich vertretbar; bei einer Durchführung durch das Personal sollte der KRINKO-Empfehlung Folge geleistet werden.

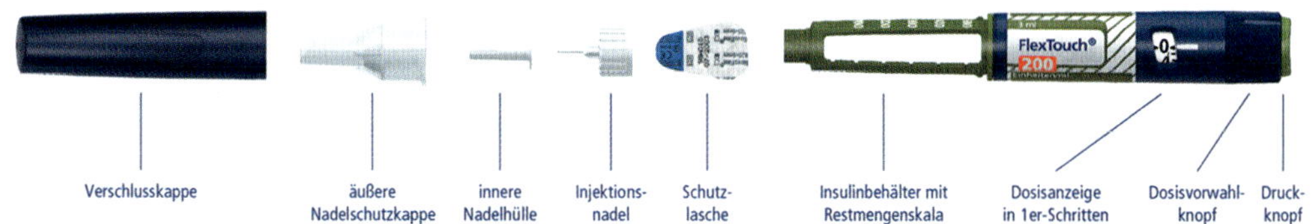

Abb. 11.4 Bestandteile eines Insulinpens [U107]

Pen-Injektionen

Im Zusammenhang mit **Insulin-Pens** (➤ Abb. 11.4) sind folgende Punkte zu berücksichtigen:

- Insulinpatronen für Pens enthalten U-100-Insulin (1 ml = 100 IE). „Normale" Insulinspritzen sind dagegen auf U-40-Insulin (1 ml = 40 IE) ausgelegt!
- Bei jeder Injektion durch Personal ist eine frische Injektionsnadel zu verwenden.
- Vor jeder Injektion muss über den Durchlass von 1–2 Einheiten die Durchgängigkeit getestet werden. Falls undurchgängig: Nadel wechseln. Wenn dies nicht helfen sollte, muss ein technischer Defekt vermutet werden.
- Vor dem Einsetzen einer neuen Patrone muss der Kolben ganz zurückgedreht werden. Bei älteren Geräten erfolgt dies über den Dosierknopf.

11.4.4 Infusionstherapie

Risiken und Dispositionen

Bei Infusionstherapien in nichtmedizinischen Gemeinschaftseinrichtungen handelt es sich meist um einmalige oder auf wenige Tage begrenzte Infusionsgaben, die typischerweise über periphere Verweilkanülen verabreicht werden. Das Richten, Überwachen, Wechseln und Abstöpseln einer Infusionslösung kann vom Arzt an Pflegende delegiert werden.

Zudem kann es möglich sein, dass bei chronisch kranken Klienten ein unter der Haut gelegener Venenzugang („**Port**") implantiert ist, über welchen der Hausarzt Infusionen und Injektionen über eine spezielle Nadel, mit welcher der Port punktiert wird, verabreicht.

Eine zumindest in der Altenpflege und häuslichen Pflege häufig angewandte Methode ist die **Subkutan-Infusion.**

Die Durchführung einer Infusionstherapie ist für den betreffenden Klienten u. a. mit der Gefahr einer Bakteriämie, einer Sepsis oder der Entzündung der Einstichstelle verbunden, wobei das Infektionsrisiko mit jedem Therapietag zunimmt.

Zu den wichtigsten **Dispositionen** zählen hohes Lebensalter, immunsuppressive Therapie (z. B. Bestrahlung, Zytostase) und nichtintakte Haut (z. B. Traumata, Psoriasis).

Erreger

Bei den Infektionserregern handelt es sich meist um Hautflorabestandteile wie *Staphylococcus epidermidis* , feuchtigkeitsliebende Bakterien wie Pseudomonas aeruginosa oder Darmflorabestandteile wie Enterokokken. Ein Teil dieser Keime ist in der Lage, innerhalb der Venenzugänge hartnäckige „Biofilme" zu bilden, von welchen eine Streuung in die Blutbahn erfolgen kann.

Infektionsursachen

Die Möglichkeit einer Infektion infolge einer Infusionstherapie betrifft vor allem die i. v.-Infusionstherapie:

- Die nähere **Umgebung der Einstichstelle** ist bakteriell durch die Hautflora besiedelt. Keime der Hautflora können über die Einstichstelle entlang des Zuganges in das Körperinnere vordringen, was u. a. eine Venenentzündung (Thrombophlebitis) oder eine Abgabe von Keimen in den Blutkreislauf zur Folge haben kann.
- Ein **Verband an der Einstichstelle** kann durch Speicherung von Feuchtigkeit und Förderung von Hautaufweichung (Mazeration) das bakterielle Wachstum an der Einstichstelle fördern. Beim

11

keine Entzündungszeichen bestehen. Feste **Wechselintervalle** sind auch hier unsinnig.

Zulaufkanülen sind unverzüglich zu **entfernen,** sobald keine Indikation mehr für die Beibehaltung besteht, wenn die Funktionalität nicht mehr gesichert ist oder wenn Infektionszeichen festgestellt wurden.

Legen, Pflege und Wechsel von Ports

Bei **Ports** (➤ Abb. 11.5b) handelt es sich um implantierte Katheter, die mit einer unter der Haut gelegenen Zuspritzkammer ausgestattet sind. Die Zuspritzkammer ist mit einer Membran versehen, welche im Bedarfsfall mit einer speziellen Nadel (Huber-Nadel oder Portnadel) punktiert wird. Die Port-Nadel kann für den einmaligen oder für den Dauergebrauch vorgesehen sein und besitzt zur Fixierung auf der Haut bei Dauergebrauch eine selbstklebende Fixierfläche. Das **Einlegen eines Ports** ist ein gefäßchirurgischer Eingriff, der in einem entsprechenden Eingriffsraum in der Klinik oder Praxis vorgenommen wird.

Das **Legen der Portnadel** soll aseptisch mit sterilen Handschuhen nach vorheriger Hautdesinfektion erfolgen. Vor Anbringen der Klebefläche muss das Desinfektionsmittel abgetrocknet sein.

Ein **Wechsel** von dauerhaft verbleibenden Portnadeln ist notwendig, wenn die Fixationsfläche durchfeuchtet, schmutzig oder lose ist oder wenn Entzündungszeichen vorhanden sind. Die Pflegenden beobachten das Hautareal auf evtl. Warnhinweise, dokumentieren dies und setzen sich bei den genannten Zeichen mit dem Arzt in Verbindung. Nach Entfernen der Portnadel wird die Einstichstelle mit einem Wundschnellverband versorgt, der nach einem Tag entfernt werden kann.

11.4.5 Verbandwechsel

Risiken und Dispositionen

Bei einem Verbandswechsel kann es aus unterschiedlichen Gründen zu Infektionen und Keimverschleppungen kommen, indem

- Hautflora oder Atemtröpfchen des Personals auf die Wunde übertragen werden,
- kontaminierte Instrumente, Wundauflagen oder Medikamente übertragbare Keimpotenziale bilden oder
- von kontaminierten oder infizierten Wunden ausgehend Keime auf weitere Klienten übertragen werden.

Prädisponiert sind vor allem alte Menschen mit Störungen des Allgemeinzustandes, z. B. durch Exsikkose, Eiweiß-, Mineral- oder Vitaminmangel. Auch Klienten mit Stoffwechselstörungen, z. B. Diabetes, oder Durchblutungsstörungen sowie Immuninkompetenz, z. B. bei Krebserkrankungen oder Dialysepflicht, sind besonders gefährdet.

Erreger

Da Wundsekret oder abgestorbenes Gewebe für eine Vielzahl von Mikroorganismen ein idealer Nährboden ist, sind bei Wundinfektionen und -kolonisationen sehr verschiedene Erreger anzutreffen, die je nachdem, wo sie herstammen,

- zur Hautflora gehören, z. B. Staphylokokken,
- Darmflorabestandteile sind, z. B. Enterokokken oder Colibakterien,
- Feuchtigkeit lieben, z. B. Pseudomonaden oder Klebsiellen.

Wundheilung

Eine **Wundheilung** erfolgt in den Phasen

- Exsudation
  - Ausschwemmung von Fremdkörpern und Bakterien
  - Bildung eines Fibrinnetzes
  - Eindringen von Abwehrzellen (Makrophagen)
- Proliferation
  - Auffüllung der Wunde durch neu gebildetes Gewebe (Granulationsgewebe)
  - Kollagen- und Narbengewebsbildung
  - Einsprossung von Gefäßen
- Reparation
  - Festigung des Narbengewebes
  - Überhäutung durch Epithelgewebe.

Bei Wundheilungsvorgängen wird zwischen der primären und der sekundären Wundheilung unterschieden:

- Bei geplanten (elektiven) operativen Eingriffen ist die **primäre Wundheilung** die Regel und das zu erwartende Ergebnis. Die Wundheilungsphasen erfolgen in reduzierter Form, da die Wundfläche durch den Wundverschluss verhältnismäßig klein ist. Die primäre Wundheilung verläuft verhältnismäßig schnell (2–3 Wochen) und geht mit einer vergleichsweise geringen Narbenbildung einher.
- Eine **sekundäre Wundheilung** findet statt, wenn eine Wunde nicht chirurgisch versorgt werden konnte oder wenn eine Wunde nach einer chirurgischen Versorgung, z. B. aufgrund einer Infektion, wieder eröffnet wurde. Die Wundheilungsphasen erfolgen ausgeprägt, wodurch die Heilung verhältnismäßig lange dauert und zu einer vergleichsweise ausgeprägten Narbenbildung führt. Wenn die lokale Durchblutungssituation schlecht ist (z. B. bei Unterschenkelgeschwüren oder Dekubitus), kommen die Heilungsphasen nicht zu ihrem Abschluss, sodass die Wunde dauerhaft offen bleibt (chronische Wunde). Sekundär heilende Wunden sind häufig mit Hautkeimen und weiteren potenziellen Infektionserregern kolonisiert, was nicht mit einer Infektion gleichzusetzen ist, aber eine Verschleppung von Krankheitserregern ermöglicht.

Wunddrainagen

Wunddrainagen dienen zur Ableitung von Blut oder Wundsekret aus der Wunde. Man unterscheidet offene Drainagen von geschlossenen.

- Bei **offenen Drainagen** wird das Sekret über einen Mull- oder Gummistreifen bzw. über einen offenen Gummischlauch in den Verband geleitet. Sie findet vor allem bei infizierten Wunden Anwendung. Wichtig ist hierbei, dass ein Durchfeuchten des Verbandes sicher verhindert wird.
- **Geschlossene Drainagen** bestehen aus einem in der Wunde gelegenen Schlauch, welcher mit einem Saugsystem, meist einer Redon-Drainage, verbunden ist. Hierüber lässt sich z. B. unmittelbar postoperativ Blut und Wundsekret ableiten. Bei diesen Systemen besteht die Gefahr, dass durch Diskonnektionen Keime über die Drainage in die Wundtiefe gelangen.

Maßnahmen der Basishygiene

Eine hygienische **Händedesinfektion** ist durchzuführen (➤ Kap. 7.4.2)

- vor Kontakt mit aseptisch zu handhabenden Materialien, also zu Beginn von Vorbereitungsmaßnahmen zu Verbandwechseln, Wundspülungen usw.,
- nach jedem Kontakt mit Wundsekreten, Drainagesekreten oder Gegenständen, die mit Wund- oder Drainagesekreten kontaminiert sind,
- vor und nach jedem direkten oder indirekten Kontakt mit Wunden und Maßnahmen wie Verbandwechsel, Wundspülung, Fäden- oder Drainageentfernung.

Zur Kontaktvermeidung sind bei Arbeiten, bei denen es zu einem Kontakt mit Wund- oder Drainagesekreten oder entsprechend kontaminierten Gegenständen kommen kann, **Schutzhandschuhe** zu tragen, z. B. zum Entsorgen benutzter Instrumente. Vor- und nach Handschuhbenutzung ist immer eine Händedesinfektion durchzuführen.

Bei Arbeiten, bei denen es zu einem Kontakt mit der Wunde kommen kann, sind **sterile Handschuhe** zu tragen. Auch hier ist vor dem Anziehen und nach dem Ausziehen der Handschuhe eine Händedesinfektion erforderlich.

Der Umgang mit Drainagen oder mit stark sezernierenden, infizierten oder kolonisierten Wunden kann Kontaminationen der Klientenumgebung und verwendeter Utensilien, z. B. des Pflegearbeitswagens, zur Folge haben, was die Einhaltung der **fortlaufenden Desinfektionsmaßnahmen** (➤ Kap. 9.3), einer sachgemäßen **Geräte- und Instrumentenaufbereitung** (➤ Kap. 9.5.3) und der geregelten **Abfallentsorgung** (➤ Kap. 10.1.3) notwendig macht.

Vorbereitung von Verbandwechseln

Wenn mehrere Verbände durchzuführen sind, sollen erst primär heilende „aseptische" Wunden, dann sekundär heilende, nichtinfizierte Wunden und zum Schluss sekundär heilende, infizierte bzw. mit multiresistenten Erregern kolonisierte Wunden verbunden werden. Es empfiehlt sich, mit Sets und Standards zu arbeiten. Bei umfangreichen Verbandwechseln sollte zu zweit gearbeitet werden, wobei eine Person vorbereitet und anreicht und die andere durchführt (> Abb. 11.6).

Ungeachtet des Wundkontaminationsgrades müssen die verwendeten Instrumente, Verbandmaterialien oder Spüllösungen (z. B. physiologische Kochsalzlösung) steril sein. Die Durchführung ist unter Verwendung steriler Handschuhe bzw. Instrumente so zu gestalten, dass die Wunde und in die Wunde gelangende Materialien nicht mit der bloßen Hand berührt werden (No-Touch-Technik).

Zu Beginn der Vorbereitung ist eine hygienische Händedesinfektion durchzuführen. Die Arbeitsfläche soll trocken, frei von Schmutz und desinfiziert sein. Reinigungsarbeiten sind während oder unmittelbar vor dem Verbandwechsel zu unterlassen.

Die benötigten Gegenstände und ein Abwurf werden bereitgestellt, steril zu verwendende Arzneimittel und Lösungen kontaminationsfrei (aseptisch) vorbereitet. Wenn mit einem erhöhten Aufkommen von Wundsekret und entsprechenden Kontaminationen der Umgebung zu rechnen ist, soll eine Prophylaxe durch entsprechende Unterlagen getroffen werden. Nahe am Durchführungsort soll ein Abfallkorb mit Beutel bereitgestellt werden (> Abb. 11.6).

MERKE

Die Hygiene-Anforderungen an einen Verbandwechsel sind unabhängig vom Durchführungsort (z. B. Krankenhaus, Altenheim) stets dieselben. In jedem Fall muss eine korrekte Einhaltung der für den betreffenden Verband notwendigen Asepsis gewährleistet sein.

Durchführung von Verbandwechseln

Das Ablösen des alten Verbandes erfolgt mit **Schutzhandschuhen.** Manipulationen an der Wunde, Wundspülungen oder das Auflegen steriler Kompressen und weiterer Verbandmaterialien werden mit **sterilen Handschuhen** bzw. mit einer sterilen Pinzette durchgeführt.

Zur Desinfektion der Wundumgebung werden alkoholische Hautdesinfektionsmittel verwendet. Zur Dekontamination des Wundgrundes und der Wundfläche finden Antiseptika Anwendung. Bei primärer Wundheilung sollen Wundränder von innen nach außen, bei kolonisierten bzw. infizierten Wunden von außen nach innen wischdesinfiziert werden.

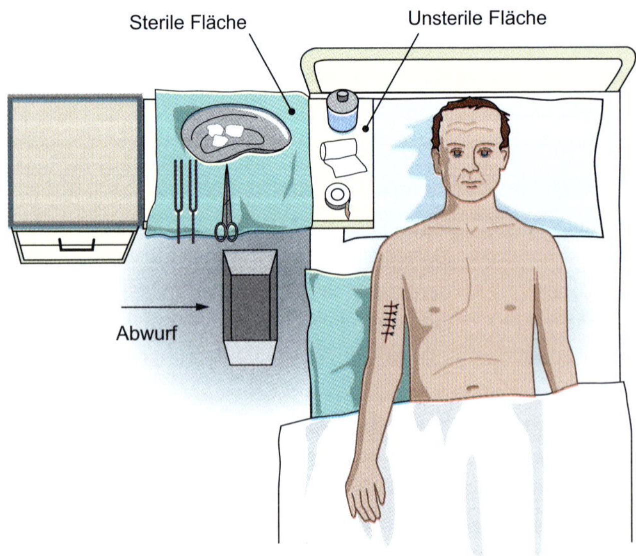

Abb. 11.6 Flächeneinteilung beim Verbandwechsel [L157]

DEFINITION

Antiseptika Haut-, Schleimhaut- und wundverträgliche mikrobizide Wirksubstanzen wie Povidonjod (z. B. Braunol®), Octenidindihydrochlorid (z. B. Octinisept®) oder Polyhexanid (z. B. Prontosan®), die als Arzneimittel eingestuft werden. Sie ähneln einem Desinfektionsmittel, können aber den Anspruch einer Desinfektionsleistung (➤ Kap. 5.3.1) nicht erfüllen. Die Wirkung eines Antiseptikums wird als Dekontamination bezeichnet.

Nachbereitung von Verbandwechseln

Abfälle wie sekretbehaftete Kompressen oder benutzte Drainagestreifen sollten grundsätzlich sofort in einen bereitgestellten Abfallbeutel als kontaminierter Abfall (➤ Kap. 10.1.3) entsorgt werden. Kontaminierte Wäschestücke sind sofort zu wechseln, kontaminierte Flächen zu desinfizieren.

11.4.6 Enterale Ernährung und Umgang mit PEGs

Risiken

Bei der enteralen Ernährung handelt es sich um die direkte Zuführung von Nahrung mittels einer Sonde in den Verdauungstrakt. Diese Maßnahme ist notwendig, wenn das Essen und Trinken nicht möglich und eine parenterale Ernährung, d. h. mittels einer Infusion, nicht indiziert ist.

Die enterale Ernährung kann transnasal (durch die Nase) oder perkutan (durch die Haut) erfolgen. Für eine kontinuierliche enterale Ernährung wird man i. d. R. perkutan vorgehen, wobei zwei Vorgehensweisen möglich sind:

- Meist handelt es um eine perkutane Applikation von Nahrung mittels einer Sonde in den Magen (**PEG** = perkutane endoskopisch kontrollierte Gastrostomie).
- Alternativ hierzu kann die Nahrung auch in den Dünndarm geleitet werden. Je nach Einlegetechnik unterscheidet man **FNKJ** (Feinnadelkatheter-Jejunostomie) und **PEJ** (perkutane endoskopische Jejunostomie).

Bei der enteralen Ernährung mittels einer perkutanen Sonde (PEG, FNKJ oder PEJ) können sehr unterschiedliche Gefahren, Komplikationen und Probleme auftreten:

- **Fehllagen** transnasaler Sonden durch unsachgemäße Einlegetechnik, fehlende oder unsachgemäße Lagekontrolle und fehlender Lagekennzeichnung an der Sonde
- **Verdauungsstörungen** durch unsachgemäße Auswahl und/oder Zusammenstellung und/oder Applikation der Sondennahrung, via Sonde zugeführte Arzneimittel oder Fehllage der Sonde
- **Aspirationen** durch unsachgemäßes Vorgehen bei der Sondierung oder bei der Applikation
- **Druckulzera** in der Nähe der Einstichstelle durch unsachgemäßes Fixieren der Sonde bzw. PEG
- **Infektionen** durch unsachgemäßes Lagern, Vorbereiten und Applizieren von Sondennahrung bzw. unsachgemäße Durchführung von PEG-Verbandwechseln.

Diese Risiken sollen durch eine sachgerechte, hygienische Vorgehensweise minimiert werden. Hierzu müssen die Pflegenden zur verantwortungsvollen Durchführung einer enteralen Ernährung entsprechendes Fachwissen verfügbar haben, welches durch Schulungen erworben und durch Standards unterstützt werden soll.

TIPPS & LINKS

Die Firma Fresenius Kabi bietet auf dem Internetportal https://www.fresenius-kabi.com/de/ernaehrung/ernahrung-enteral umfangreiche Informationen zum Thema „Enterale Ernährung".

Maßnahmen der Basishygiene

Eine hygienische **Händedesinfektion** (➤ Kap. 7.4.2) ist durchzuführen

- vor dem Umgang mit Sondennahrung und mit Sonden-Austrittsstellen,
- nach Kontakt mit Sonden-Austrittsstellen.

Zum Selbstschutz und ggf. auch zum Schutz des Klienten sind bei Manipulationen und Verbandwechseln an Sonden-Austrittsstellen keimarme Einmalhandschuhe zu tragen. Vor dem Anziehen und nach dem Ausziehen der Handschuhe ist eine Händedesinfektion erforderlich.

Wie bei vergleichbaren Maßnahmen auch, werden die zur Vorbereitung oder bei der Durchführung genutzten Arbeitsflächen zuvor wischdesinfiziert und die entstehenden Abfälle geregelt entsorgt (➤ Kap. 10.1.3).

Lagerung/Haltbarkeit von Sondennahrung

Verschlossene Behältnisse mit Sondennahrung sollen bei Raumtemperatur und vor direkter Sonneneinstrahlung geschützt gemäß den Herstellerangaben gelagert werden. Wenn die Behältnisse einmal geöffnet sind, beschriften die Pflegenden diese mit Anbruchdatum und -uhrzeit. Angebrochene Sondennahrung darf bei Kühlschranktemperatur (2–8 °C) max. 24 Stunden aufbewahrt werden. Bei Raumtemperatur soll die Lagerung 8 Stunden nicht überschreiten. Verklumpungen und Ausfällungen (Flockenbildung) können ein Anzeichen für Verkeimung sein. Derartige Nahrung darf nicht appliziert werden.

Umgang mit und Applikation von Sondennahrung

Speziell bei der Applikation von Sondennahrung sind folgende Aspekte zu berücksichtigen:

- Vor jedem Umgang mit Sondenkost und vor jeder Manipulation am Überleitungssystem ist eine hygienische Händedesinfektion durchzuführen.
- Der Zeitraum zwischen Zubereitung und Gabe der Sondennahrung soll 60 Minuten nicht überschreiten.
- Zur Applikation soll Sondennahrung eine Temperatur von ca. 20 °C haben. Ein Anwärmen von Sondennahrung ist daher nur nach Kühlschranklagerung erforderlich und sollte ggf. im Wasserbad bei ca. 30 °C erfolgen.
- Die Zubereitung pulverförmiger Nahrung soll portionsgerecht, gemäß Herstellerangaben mit abgekochtem Wasser und sauberen Gefäßen erfolgen. Reste müssen verworfen werden.
- Das Befüllen von Applikationsbehältnissen und Anschließen von Überleitungssystemen soll nach erfolgter hygienischer Händedesinfektion möglichst kontaminationsfrei erfolgen. Applikationsbeutel und angebrochene Flaschen müssen mit Datum und Uhrzeit beschriftet werden.
- Überleitungssysteme und Applikationsbeutel sind zur Einmalverwendung bestimmt und dürfen max. 24 Stunden lang verwendet werden. Bei wiederverwendbaren Applikationsbeuteln muss eine sichere Aufbereitung gemäß den Herstellerangaben sichergestellt sein.
- Vor jeder Applikation muss die korrekte Sondenlage gesichert sein (Markierung beachten).
- Die Bedienung von Ernährungspumpen gestaltet sich je nach Modell unterschiedlich und soll gemäß Medizinprodukte-Betreiberverordnung nur von eingewiesenen Personen gemäß Bedienungsanleitung erfolgen. Es ist zu beachten, dass für Ernährungspumpen spezielle Überleitungssysteme verwendet werden müssen.

Applikation von Arzneimitteln

Die Applikation von Arzneimitteln über die Sonde kann Probleme mit sich bringen, deswegen sind folgende Grundsätze zu beachten:

- Sollte der Klient in der Lage sein, Arzneimittel trotz Sonde zu schlucken, ist dieser Weg zu bevorzugen. Bei Verabreichung über die Sonde sind flüssige Arzneimittel zu bevorzugen.
- Der behandelnde Arzt entscheidet darüber, ob evtl. Arzneimittel zur i. v.-Applikation auch per Sonde appliziert werden dürfen und ob feste Arzneimittel via Sonde verabreicht und zu diesem Zweck zerkleinert oder geöffnet werden dürfen. Magensaftresistente Tabletten und Retard-Tabletten dürfen grundsätzlich nicht zerkleinert werden; im Einzelfall sind Informationen über die zuständige Apotheke zu erfragen.
- Dickflüssige und stark konzentrierte Arzneimittel sollen vor allem bei Auftreten von Durchfällen mit abgekochtem und abgekühltem Wasser vor der Applikation verdünnt werden.
- Vor jeder Arzneimittelgabe muss die korrekte Sondenlage gesichert sein. Die Applikation soll kontaminationsfrei erfolgen.
- Arzneimittel dürfen grundsätzlich nicht direkt zur Sondennahrung gegeben werden; stattdessen ist eine Spritze wie folgt zu verwenden:
  - Vor der Arzneimittelgabe ist die Sonde mit 20 ml abgekochtem und abgekühltem Wasser zu spülen.
  - Jedes Arzneimittel muss gesondert mit einer Spritze appliziert werden. Danach Sonde mit 5 ml spülen.

- Bei Zwischenspülung können während einer Durchführung mehrere Arzneimittel hintereinander mit einer Spritze appliziert werden. Bei zeitlich unterbrochener Verabreichung ist jeweils entweder eine neue oder eine nach Herstellerangaben aufbereitete Spritze zu verwenden.
- Nach der Arzneimittel-Applikation erfolgt eine Schlussspülung mit 20 ml abgekochtem und abgekühltem Wasser.
- Spüllösungen sind in der Bilanzierung zu berücksichtigen.

Verbandwechsel an der Sonden-Austrittsstelle

Der Verbandwechsel an der Sonden-Austrittsstelle (➤ Abb. 11.7) ist für die ersten Tage nach Anlage und bei Wundheilungsstörungen täglich notwendig; nach ca. einer Woche genügt es, den Verbandwechsel zweimal wöchentlich durchzuführen.

Die **Durchführung** des Verbandwechsels erfolgt unter gleichen Rahmenbedingungen wie andere Verbandwechsel auch (➤ Kap. 11.4.5). Die Entfernung des alten Verbandes erfolgt mit Schutzhandschuhen, die weiteren Schritte mit sterilen:

- Die Halteplatte wird gelöst, die Einstichstelle, die Sonde und die Fixationsplatte werden mit Mulltupfern reinigend wischdesinfiziert.
- Um ein Einwachsen der inneren Halteplatte zu verhindern, soll die Sonde ca. 1 cm in Richtung Magen vorgeschoben und etwas gedreht (mobilisiert) werden. Danach die Sonde leicht bis zum Erreichen eines Widerstandes heranziehen, Wunde mit eingeschnittener Kompresse bedecken, Halteplatte zurückschieben und ohne weiteren Zug fixieren. Lediglich nach Neuanlage soll für 3–4 Tage unter leichtem Zug fixiert werden, da es sonst zum Austritt von Magensaft kommen könnte.
  Bei jejunaler Sondenlage darf die Sonde weder mobilisiert noch rotiert werden, weil sonst die Gefahr der Schlingen- oder Knotenbildung besteht.
- Über die Einstichstelle und die Halteplatte wird ein steriles Wundpflaster aufgeklebt.

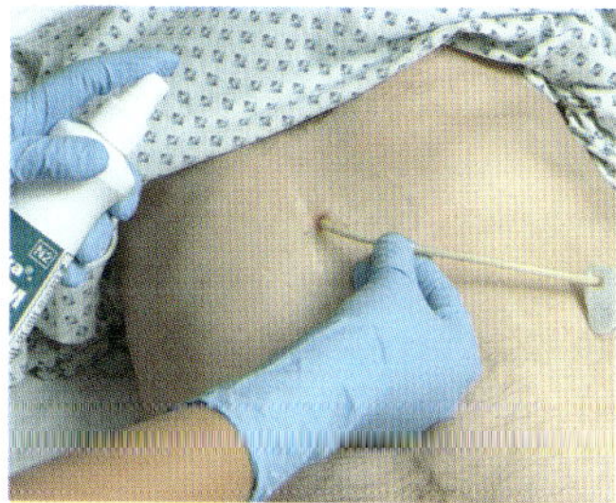

a Nach Entfernen des Verbands Einstichstelle und Sonde desinfizieren.

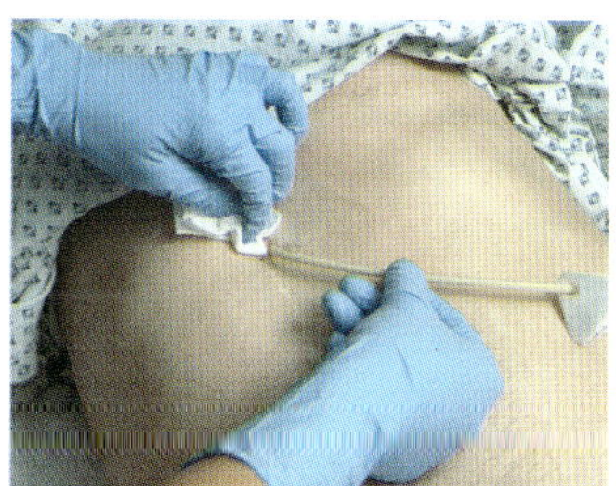

b Mit steriler Kompresse zirkulär von zentral nach peripher wischen.

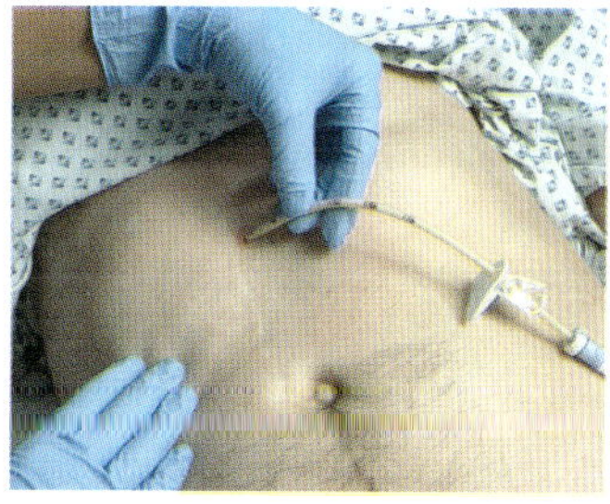

c PEG mobilisieren. Sonde hierzu vorsichtig 1 cm in den Magen schieben und etwas drehen.

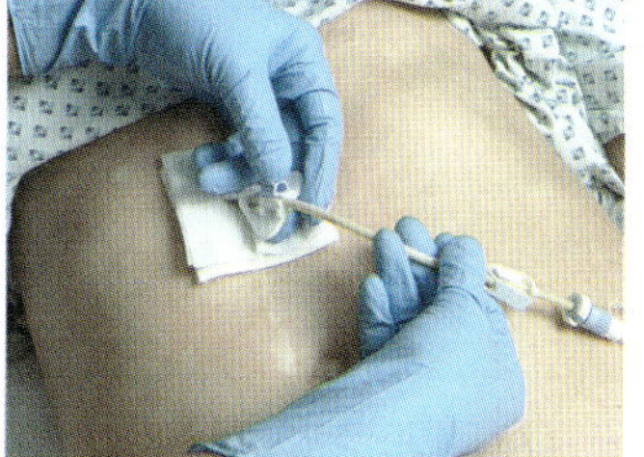

d Sterile Schlitzkompressen zwischen Haut und Halteplatte um die Sonde legen. Halteplatte auf die Schlitzkompresse zurückschieben und fixieren.

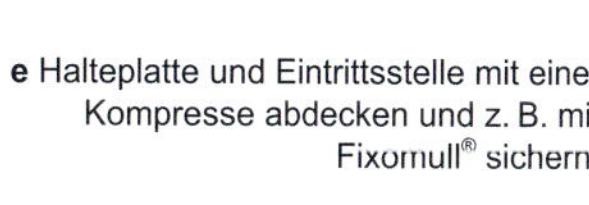

e Halteplatte und Eintrittsstelle mit einer Kompresse abdecken und z. B. mit Fixomull® sichern.

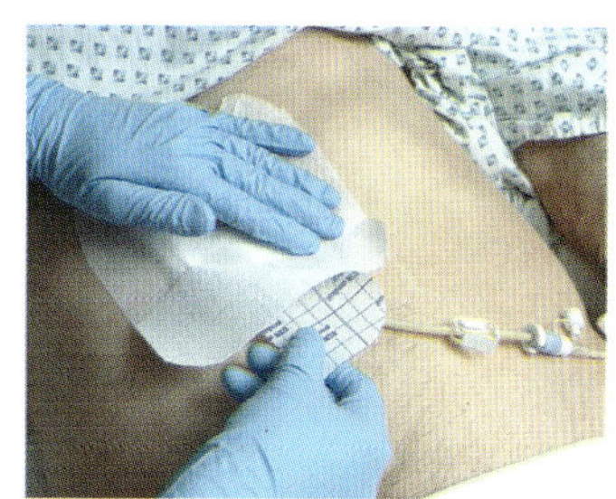

Abb. 11.7 Verbandwechsel bei PEG [K115]

11.4.7 Umgang mit Tracheostoma und Trachealkanülen

Tracheostoma

Als Tracheostoma bezeichnet man die operativ angelegte Öffnung der Luftröhre nach außen. Der hierzu nötige Eingriff (Tracheotomie) wird zum Teil notfallmäßig im Sinne einer kurzzeitigen Überbrückung durchgeführt. Zu den häufigsten Indikationen für diesen Eingriff zählt jedoch die langfristig durchgeführte künstliche Beatmung und der Zustand nach einer Kehlkopfentfernung (Laryngektomie).

Trachealkanüle

Mit einer Trachealkanüle (➤ Abb. 11.8) wird das Zuwachsen des Tracheostomas verhindert und somit ein dauerhafter Zugang von außen zur Luftröhre geschaffen. Zur Überbrückung der unmittelbaren postoperativen Phase, bei dauerbeatmeten Klienten und bei Klienten mit erhöhter Aspirationsgefahr werden sogenannte **Cuffkanülen** verwendet, die aus Weichkunststoff bestehen und mittels eines Kunststoffballons (Cuff) die Luftröhre abdichten. Abgesehen davon verwenden Klienten mit einem dauerhaften Tracheostoma auch verschieden geformte **Kunststoffkanülen ohne Cuff.**

Die meisten Trachealkanülen bestehen aus einer Innen- und einer Außenkanüle. Diese Konstruktion ermöglicht die Reinigung des Innenlumens, ohne die gesamte Kanüle aus dem Traeostoma entfernen zu müssen (➤ Abb. 11.9). Wenn die Ein- und Ausatmung problemlos möglich und der Kehlkopf erhalten ist, können auch sogenannte „Sprechkanülen" verwendet werden, die durch eine spez. Fensterung die Ausatemluft zum Kehlkopf umleiten. Trachealkanülen sind mit einer Halteplatte (Kanülenschild) versehen, die das Verrutschen der Kanüle nach innen verhindert. Am Kanülenschild befinden sich Ösen für ein „Kanülenbändchen", mit dessen Hilfe die Kanüle am Hals befestigt werden kann (➤ Abb. 11.9f).

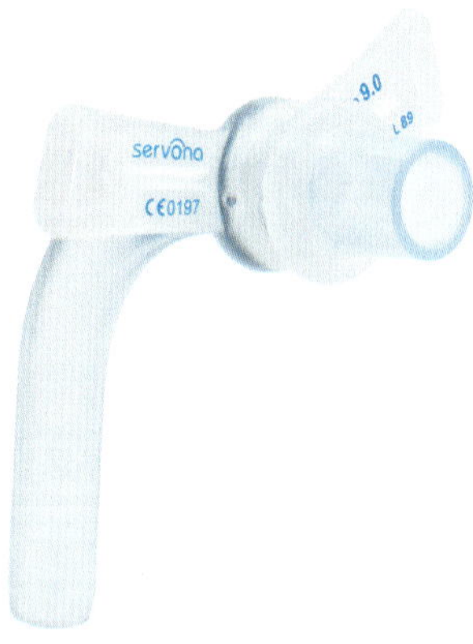

Abb. 11.8 Kunststoffkanüle mit eingesetzter Innenkanüle [V156]

DEFINITION

Lumen (lat. „Licht") bezeichnet man in der Medizin den inneren Hohlraum von Hohlorganen (z. B. Darm), Schläuchen (z. B. Katheter) oder Röhren (z. B. Punktionsnadel). Das Wort „Lumen" wird auch synonym zu „Innendurchmesser" verwendet.

Mögliche Probleme

Bei Vorhandensein eines Tracheostomas und Verwendung einer Trachealkanüle gilt es vor allem, Entzündungen, Druckstellen und Lumenverlegungen zu verhindern. Die Routine und Selbstverständlichkeit eines sich selbst versorgenden Tracheostomaträgers lässt leicht vergessen, dass bei einer Verschlechterung des Allgemein- bzw. Gesundheitszustandes der Umgang und die Pflege des Tracheostomas bzw. der Trachealkanüle dem Pflegepersonal obliegt, welches für diese Situation fachlich gerüstet sein muss. Somit empfiehlt es sich, schon im Vorfeld die in diesem Fall notwendigen Maßnahmen zu schulen und in einem Pflegestandard festzulegen, in welchem auch die folgenden hygienischen Erfordernisse integriert werden können.

Maßnahmen der Basishygiene

Eine hygienische **Händedesinfektion** (➤ Kap. 7.4.2) ist durchzuführen

- vor dem Umgang mit Trachealkanülen und Tracheostoma,
- nach Kontakt mit benutzten Trachealkanülen oder Tracheostoma.

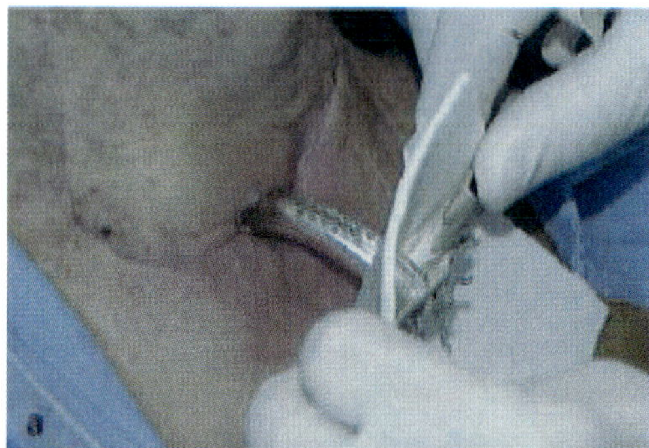

Entfernen der Außenkanüle.

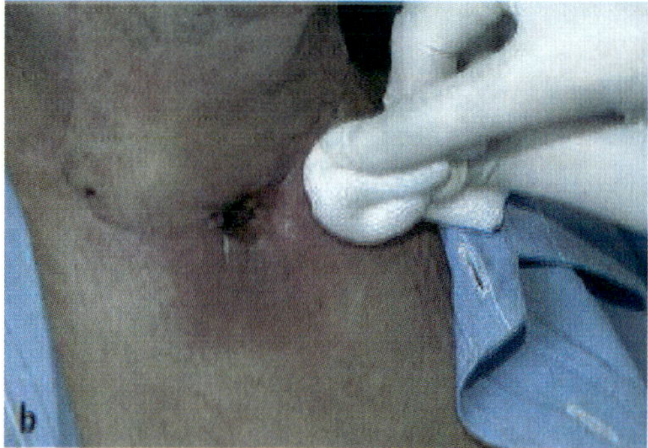

Reinigen des Wundrandes mit einer Kompresse.

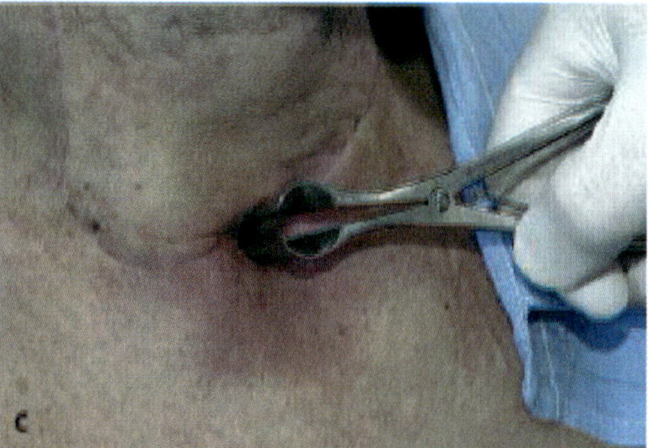

Offenhalten des Tracheostomas mit einem Spekulum.

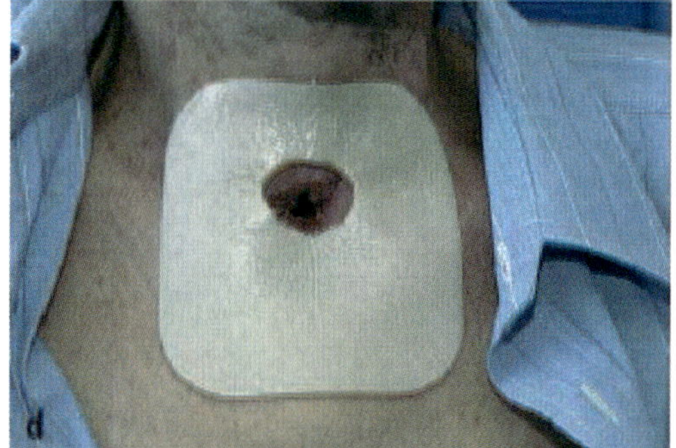

Aufkleben eines Hydrokolloidverbands bei einem Tracheostoma mit gereizten Wundrändern.

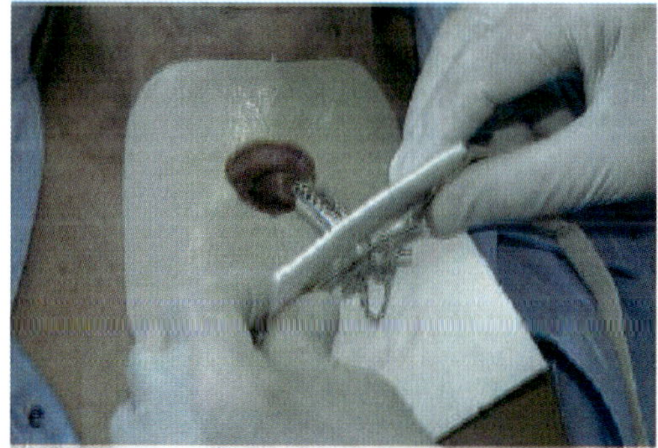

Einsetzen der Trachealkanüle. Zwischen Hydrokolloidverband und Kanülenansatz liegt die Tracheokompresse.

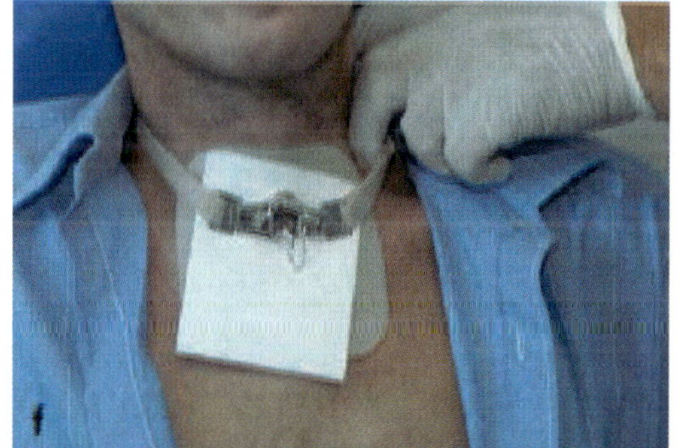

Ansicht nach erfolgtem Kanülenwechsel. Zwischen dem Haltebändchen und der Haut sollte Platz für zwei Finger sein.

Abb. 11.9 Einsetzen einer Trachealkanüle in das Tracheostoma [M270]

Zum Selbstschutz und ggf. auch zum Schutz des Klienten sind bei Manipulationen und Verbandwechseln am Tracheostoma und beim Umgang mit benutzten Trachealkanülen keimarme **Einmalhandschuhe** zu tragen. Vor dem Anziehen und nach dem Ausziehen der Handschuhe erfolgt eine Händedesinfektion.

Wie bei vergleichbaren Maßnahmen auch, werden die zur Vorbereitung oder bei der Durchführung genutzten Arbeitsflächen zuvor **wischdesinfiziert** und die entstehenden Abfälle geregelt **entsorgt** (➤ Kap. 10.1.3).

Pflege des Tracheostomas

Ziel der Tracheostomapflege ist es, das Tracheostoma sauber, trocken und entzündungsfrei zu halten und Hautläsionen zu vermeiden:

- Bei einem etablierten, von Hautläsionen oder Entzündungen freien Tracheostoma genügt zur Ablösung evtl. vorhandener Sekretreste, Inkrustierungen etc. die tägliche Reinigung mit seifenfreiem Wasser im Rahmen der Grundpflege, möglichst unter Verwendung eines nicht flusenden Einmaltuches. Das Eindringen von jeglichen Flüssigkeiten in das Tracheostoma bei der Tracheostoma- oder Köperpflege muss – z. B. unter Verwendung einer speziellen Schutzvorrichtung – ausgeschlossen werden.
- Im Zuge der Tracheostomapflege erfolgt eine dokumentierte Kontrolle auf Entzündungszeichen und Läsionen.
- Die Verwendung antiseptischer Lösungen sollte nur auf besondere Veranlassung erfolgen.
- Ein Tracheostoma mit Wundanteilen muss wie jede andere Wunde auch aseptisch verbunden werden.

Aufbereitung von Trachealkanülen

Trachealkanülen müssen regelmäßig aufbereitet bzw. gewechselt werden, um Inkrustationen bzw. Verlegungen des Innenlumens zu vermeiden und um die mit der Trachealkanüle verbundene Keimbesiedelung zurückzudrängen.

Trachealkanülen sind semikritische Medizinprodukte, bei welchen der Hersteller festlegt, ob und in welchen Intervallen eine Trachealkanüle aufbereitet werden kann und mit welcher Methodik und unter Verwendung welcher Mittel dies erfolgen soll. Sofern zur Aufbereitung der Trachealkanüle Instrumentendesinfektionsmittel vorgesehen sind, muss durch eine anschließende gründliche Spülung mit Trinkwasser ein Verbleiben von Rückständen ausgeschlossen werden.

Trachealkanülen sind von anderen Gegenständen separat und trocken aufzubewahren. Bei mehreren Klienten mit Trachealkanülen, Beatmungen etc. ist sicherzustellen, dass alle hierzu verwendeten Gegenstände strikt personenbezogen verwendet und aufbereitet werden.

Innenkanülen können, je nach Bedarf, mehrmals täglich nach Angaben des Herstellers gereinigt und wieder eingesetzt werden. Wie häufig und bei welchen Indikationen die Außenkanüle aus dem Tracheostoma entfernt oder die gesamte Trachealkanüle ausgetauscht werden muss, ist vom Arzt anzuordnen.

Weitere Beachtungspunkte

Die Bändchen zur Fixierung der Trachealkanüle verschmutzen leicht und sollten daher täglich sowie bei Bedarf gewechselt werden. Dementsprechend müssen genügend Austauschbändchen vorhanden sein.

Das Tracheostoma ist ebenso wie die Trachealkanüle stark mit Floraanteilen und fakultativ pathogenen, häufig multiresistenten Krankheitserregern besiedelt. Durch diese und andere Faktoren sind Tracheostomaträger der erhöhten Gefahr einer Atemwegsinfektion ausgesetzt. Darüber hinaus können diese Keime leicht durch direkte und indirekte Kontakte auf andere Personen übertragen werden. Jeglicher manueller Umgang mit diesen Dingen erfordert daher eine disziplinierte Händehygiene: Manipulationen am Tracheostoma oder an der Trachealkanüle werden mit Einmalhandschuhen durchgeführt. Vor und nach Abschluss diesbezüglicher Maßnahmen führen die Pflegenden eine hygienische Händedesinfektion durch.

Vor allem bei einer Kolonisation des Tracheostomas mit multiresistenten Erregern ist es sinnvoll, auch den betreffenden Klienten und gegebenenfalls auch Besucher und weitere Personen in die Durchführung der hygienischen Händedesinfektion einzuweisen und ihm entsprechende Mittel zur Verfügung zu stellen.

MERKE
Bei einem Tracheostoma und bei benutzten Trachealkanülen muss stets von einer hohen Keimlast und evtl. auch von einem Vorhandensein multiresistenter Erreger ausgegangen werden.

11.4.8 Absaugen von Atemwegssekreten und Umgang mit Absaugsystemen

Beim Absaugen von Atemwegssekreten wird unterschieden (➤ Abb. 11.10):

- **Orales Absaugen** von Sekreten der Mundhöhle (Speichel, Nahrungsreste etc.) und des oberen Rachenanteils (Pharynx) bis zum Kehlkopf über den geöffneten Mund.
- **Nasales Absaugen** von Sekreten der Nase und des oberen Rachenanteils über die Nase.
- **Tracheales Absaugen** von Sekreten des unteren Rachenanteils und der oberen Bereiche der Trachea über ein Tracheostoma bzw. eine Trachealkanüle, wobei das Einführen des Absaugkatheters die Länge der Trachealkanüle nicht überschreitet.
- **Endotracheales Absaugen** von Sekreten des unteren Rachenanteils bis tiefergelegene Bereiche der Luftröhre (Trachea) und ggf. der Hauptbronchien über ein Tracheostoma bzw. eine Trachealkanüle, wobei das Einführen des Absaugkatheters über die Länge der Trachealkanüle hinausgeht (i. d. R. nicht mehr als 1 cm über das untere Ende der Trachealkanüle hinaus).

HINWEIS

Das endotracheale Absaugen ist im Vergleich zu den anderen Absaugarten sehr viel gefährlicher, da es bei unsachgemäßem Vorgehen zu Verletzungen kommen kann. Daher wird diese Maßnahme nur im Bereich der Intensivmedizin bzw. -pflege praktiziert. Im weiteren Text wird nicht mehr auf das endotracheale Absaugen eingegangen.

Infektionsgefahren beim Absaugen von Atemwegssekreten

Beim Absaugen von Atemwegssekreten können an mehreren Stellen hygienische Probleme auftreten:

- Über kontaminierte Absaugkatheter und Spülflüssigkeiten können Infektionserreger auf den abzusaugenden Klienten übertragen werden.
- Über kontaminierte Hände und Absaug-Utensilien können Floraanteile und Infektionserreger innerhalb der Einrichtung zu anderen Klienten verschleppt werden.

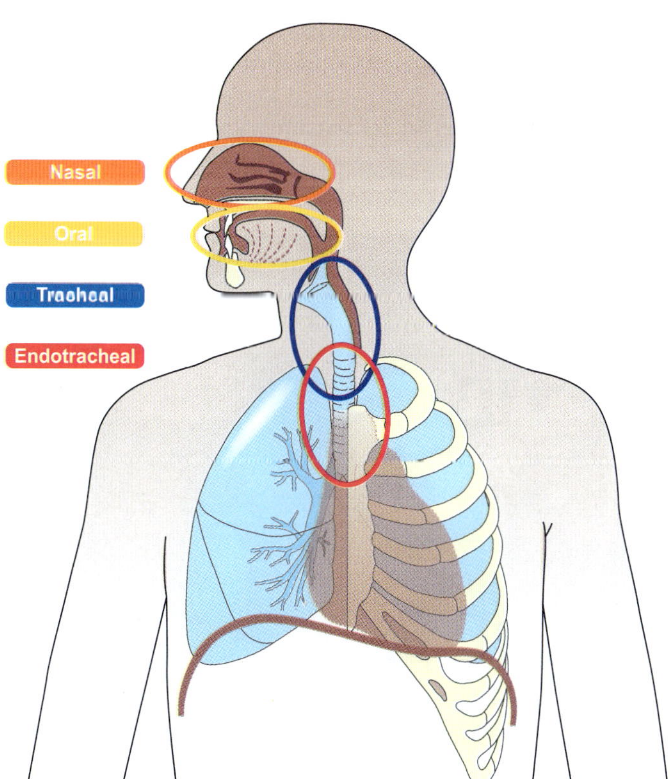

Abb. 11.10 Unterscheidungen beim Absaugen von Atemwegssekreten [L157]

- Der Kontakt mit den stark keimhaltigen Sekreten der Mundhöhle und der Atemwege stellt auch für die Pflegenden eine Infektionsgefahr dar, wobei im Verletzungsfall auch hämatogene Übertragungen denkbar sind.

Maßnahmen der Basishygiene

Eine hygienische **Händedesinfektion** (➤ Kap. 7.4.2) ist durchzuführen

- vor dem Umgang mit Trachealkanülen und Tracheostoma,
- nach Kontakt mit benutzten Trachealkanülen oder Tracheostoma.

Zum Selbstschutz und zum Schutz des Klienten sind beim oralen und nasalen Absaugen medizinische Einmalhandschuhe (keimarm) und beim trachealen und endotrachealen Absaugen sterile Einmalhandschuhe zu tragen. Vor und nach Handschuhbenutzung ist eine Händedesinfektion erforderlich.

Da beim Absaugen Hustenstöße provoziert werden können, ist zum Selbstschutz auch das Tragen einer Mund-Nasen-Schutz- bzw. Atemschutzmaske und ggf. auch einer Schutzbrille bzw. eines Visiers erforderlich.

Wie bei vergleichbaren Maßnahmen auch, werden die zur Vorbereitung oder bei der Durchführung genutzten Arbeitsflächen zuvor wischdesinfiziert und die entstehenden Abfälle geregelt entsorgt (➤ Kap. 10.1.3).

Geräte, Utensilien und Materialen

Absauggeräte in Kliniken und anderen medizinischen Einrichtungen bestehen meist aus einem **Zwei-Flaschen-System**, wobei die erste Flasche das abzusaugende Sekret auffängt und die zweite Flasche Wasser zum Durchspülen des Absaugkatheters enthält (➤ Abb. 11.11a). Systeme dieser Art sind zum Anschluss an zentrale Druckluft- oder Vakuumanlagen vorgesehen und daher vor allem in Kliniken zu finden.

Im privaten Bereich und in Heimen werden dagegen **Elektrosaugsysteme** verwendet (➤ Abb. 11.11b), die an jede Steckdose angeschlossen werden können. Systeme dieser Art bestehen aus einem Sogmotor, an welchem eine Sekret-Auffangflasche angeschlossen ist. Für die Spülflüssigkeit muss gegebenenfalls ein separates Behältnis bereitgestellt werden. Als Wahlmöglichkeit zu den wiederverwendbaren Sekretflaschen gibt es auch **Einmalbehältnisse,** die das Sekret mit einem Beutel auffangen, der mit einem Geliermittel versehen ist und nach Füllung als nichtflüssiger Abfall entsorgt werden kann.

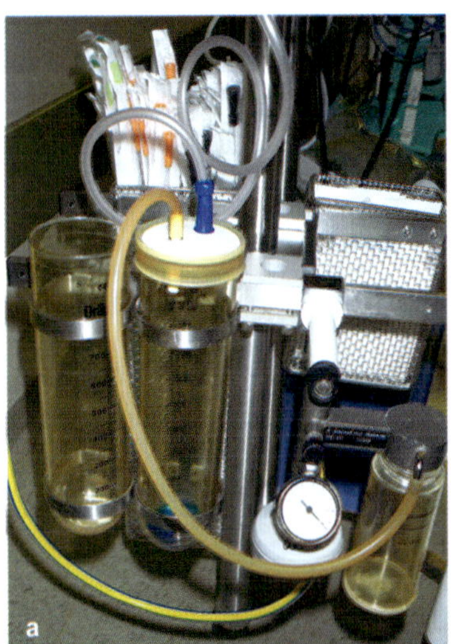

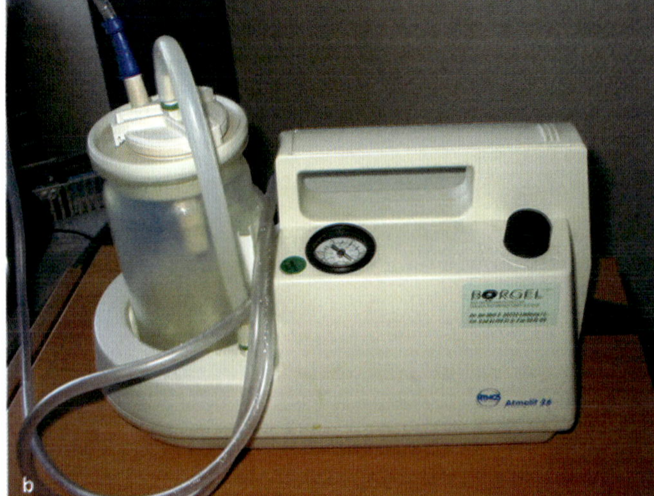

Abb. 11.11 Geräte zum Absaugen von Atemwegssekreten [M119]. a) Ein in Kliniken gebräuchliches Zwei-Flaschen-Absaugsystem zum Anschluss an einen Druckluft-Wandanschluss b) Ein in Pflegeheimen gebräuchliches Elektro-Absauggerät

In ein herkömmliches Auffangbehältnis kann zur Vermeidung des Antrocknens zäher Sekrete etwas Desinfektionslösung gegeben werden.

Für den Absaugvorgang verwenden die Pflegenden sterile **Einmal-Absaugkatheter,** die über einen (unsterilen) Verlängerungsschlauch mit der Sogflasche verbunden sind. Der Verbindungsschlauch sollte mit einem sogenannten „Finger-Tip" versehen sein, mit dem der Sog jederzeit unterbrochen werden kann.

Durchführung des Absaugens

Die korrekte Durchführung des Absaugens hat großen Einfluss auf die hygienischen Rahmenbedingungen:

- Nach einer hygienischen Händedesinfektion wird der Absaugkatheter an das Ansatzstück des Verlängerungsschlauches gesteckt, wobei der Katheter zunächst in der geöffneten Packung verbleibt.
- Die durchführende Pflegekraft zieht sich Schutzhandschuhe an (keimarme bei oral oder nasal, sterile bei tracheal), nimmt den Katheter aus der Packung, stellt den Sog an und führt den Katheter ohne Sog, d. h. mit offenem Finger-Tip, bis zum unteren Rachen ein, ohne den Kehlkopf zu überwinden. Über den Finger-Tip wird Sog aufgebaut. Unter drehenden Bewegungen wird der Katheter vorsichtig kontrolliert unter Sog langsam herausgezogen.
- Nach Abschluss der Maßnahme wird der Katheter um die behandschuhte Hand gewickelt. Der Handschuh wird übergestreift und zusammen mit dem Katheter entsorgt.
- Abschließend erfolgt wieder eine hygienische Händedesinfektion.

Aufbereitung

Die Sekretflaschen sollen mindestens täglich inkl. Deckel und Verlängerungsschlauch gegen aufbereitete ausgetauscht werden. Die Sekrete können z. B. in die Steckbeckenspüle oder in die Toilette, nicht jedoch in Hand- oder Spülwaschbecken gekippt werden.

Die Aufbereitung der **Flaschen und Deckel** erfolgt zweckmäßigerweise durch Einlegen in eine materialkompatible, reinigende Instrumenten- oder Flächendesinfektionslösung gemäß den Herstellerangaben. Hierzu werden die Teile in eine geeignete Schale mit Desinfektionslösung vollständig eingelegt und über die erforderliche Einwirkzeit in der Lösung belassen. Anschließend werden die desinfizierten Teile mit Schutzhandschuhen aus der Lösung genommen, mit Leitungswasser, welches Trinkwasserqualität haben muss, abgespült und mit einem frischen Geschirrtuch abgetrocknet. Bei verbliebenen Schmutzrückständen erfolgt vor der Wasserspülung eine manuelle Reinigung in der Desinfektionslösung. Zur Vermeidung von schlecht verdunstender Restfeuchte sollen Flaschen und Deckel getrennt aufbewahrt werden.

Gemäß einigen Herstellerangaben lassen sich **Verlängerungsschläuche** ebenfalls aufbereiten. In der Praxis erweist sich jedoch das Durchspülen und vor allem das Trocknen als problematisch, sodass hier Einmalmaterial die bessere Lösung sein kann.

11.4.9 Umgang mit Dialysezugängen

Unter den Pflegebedürftigen, die in Pflegeeinrichtungen versorgt werden, gibt es auch Menschen mit einer Niereninsuffizienz, deren unzureichende Nierenfunktion durch eine Nierenersatztherapie ausgeglichen wird. Diese als „Dialyse" bezeichnete Maßnahme findet meist in Dialysezentren statt, die von den Dialysepflichtigen mehrmals wöchentlich für mehrere Stunden aufgesucht werden.

Pflegende, die Umgang mit dialysepflichtigen Personen haben, sollten über die spezifischen Infektionsgefahren, den Umgang mit Dialysezugängen (inkl. Verbandwechsel) und über die besonderen Hygieneaspekte informiert sein.

DEFINITION

Dialyse Blutreinigungsverfahren, das bei Nierenversagen als Ersatzverfahren zum Einsatz kommt. Bei der Dialyse erfolgt ein Stoffaustausch über eine semipermeable Membran, wobei gelöste Moleküle aus hochkonzentrierten Flüssigkeiten (hier Blut/Plasma) in schwachkonzentrierte Lösungen (Dialyselösung) wandern. Unterschieden werden die beiden Dialyseverfahren

- **Hämodialyse** (HD), d. h. Blutreinigung mithilfe eines Dialysegerätes
- **Peritonealdialyse** (PD), d. h. Blutreinigung unter Nutzung des Bauchfells als semipermeable Membran, ggf. auch mit maschineller Unterstützung.

Hämodialyse

Prinzip

Bei einer Hämodialyse werden Substanzen und überschüssiges Wasser, die normalerweise über die Nieren ausgeschieden werden, maschinell durch eine künstliche Hohlfasermembran (Dialysator) hindurch aus dem Blut entfernt. Dabei wird Blut aus dem Körper herausgepumpt, im Dialysator gereinigt und danach wieder in den Blutkreislauf hineinbefördert. Hämodialysen werden i. d. R. in einem Dialysezentrum vorgenommen.

Risiken

Die Durchführung einer Hämodialyse kann mittels eines Hämodialysekatheters oder eines Dialyseshunts vorgenommen werden.

- Bei einem **Hämodialysekatheter** handelt es sich um einen großlumigen zentralvenösen Katheter, der durch die Haut über die großen Halsvenen bis zum rechten Herzvorhof implantiert und während der Dialysebehandlung mit dem Dialysegerät verbunden wird.
  Über die Insertionsstelle des Katheters kann es zu Kolonisationen, aber auch zu lokalen oder systemischen Infektionen (Bakteriämie, Sepsis) kommen. Ebenso ist es möglich, dass über das Lumen Keime in den Körper gelangen.
- Bei einem **Dialyseshunt** (engl. *Shunt* = „Kurzschluss") wird durch einen operativen Eingriff eine Arterie mit einer Vene am Unterarm kurzschlussartig verbunden, sodass sich die Vene vergrößert und stärker mit Blut durchflossen wird. Der Shunt wird bei jeder Dialysebehandlung mit Kanülen punktiert und über ein Schlauchsystem mit dem Dialysegerät (➤ Abb. 11.12) verbunden.
  Hier bieten Punktionsvorgang und schlecht verheilte Punktionsstellen eine Eintrittspforte für Keime, was ebenfalls Kolonisationen und Infektionen zur Folge haben kann.

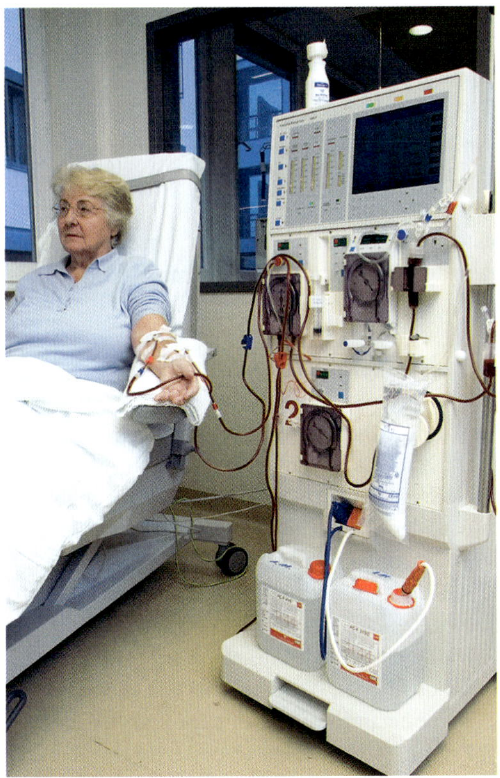

Abb. 11.12 Dialysegerät zur Hämodialyse [K115]

Peritonealdialyse

Prinzip

Bei der Peritonealdialyse erfolgt die Entfernung auszuscheidender Substanzen mithilfe des Bauchfells. Hierzu wird Trägerflüssigkeit in die Bauchhöhle geleitet, wo sie zunächst verbleibt. Dort können ausscheidungspflichtige Stoffe und überschüssiges Wasser über das Bauchfell als Membran in die Trägerflüssigkeit diffundieren. Beim Ablassen der Trägerflüssigkeit werden die diffundierten Stoffe mit entfernt.

Methoden

Eine Peritonealdialyse kann als kontinuierliche ambulante Peritonealdialyse (**CAPD**) mittels Schwerkraft oder als intermittierende Peritonealdialyse (**IPD**) maschinell unterstützt durchgeführt werden. Beide Methoden können ambulant zu Hause bzw. in einer

Pflegeeinrichtung oder in einem Dialysezentrum durchgeführt werden.

Risiken

Für die Peritonealdialyse wird dauerhaft ein **Peritonealdialysekatheter** in die Bauchhöhle implantiert, über den die Trägerflüssigkeit in die Bauchhöhle ein- und abgeleitet werden kann.

Auch hier kann es über die Insertionsstelle zu Kolonisationen und lokalen sowie systemischen Infektionen kommen. Ebenso ist es möglich, dass durch das Katheterlumen Keime in die Bauchhöhle eingeschleppt werden, was zu einer bakteriellen Bauchfellentzündung (Peritonitis) führen kann.

Verbände der Dialysezugänge

Bei allen Dialyseverfahren sind die Zugangsstellen zwischen den Behandlungen stets mit einem Verband versehen. Die Verbände der verschiedenen Dialysezugänge unterscheiden sich:

- Bei der **Hämodialyse mittels Katheter** ist die Kathetereintrittsstelle und der Katheter selbst mit einem Verband versehen. Häufig wird die Eintrittsstelle mit einem Schnellverband (Pflaster mit steriler Wundauflage, z. B. Cosmopor®) abgedeckt und die Katheterenden in eine Mullkompresse eingeschlagen (➤ Abb. 11.13) und ggf. mit Pflasterstreifen auf der Haut fixiert. Alternativ werden Taschenpflaster verwendet, die eine Kombination aus steriler Wundabdeckung für die Eintrittsstelle und längliche Tasche zur Aufnahme der Katheterenden darstellen (z. B. OPERCAT®). Die Katheterverbände verbleiben bis zur nächsten Behandlung.
- Bei der **Hämodialyse mittels Shunt** werden die Punktionsstellen nach erfolgter Dialyse durch einen sterilen Schnellverband (Pflaster, z. B. STERIBLOCK®) überklebt, wobei sich ein Blutpfropf bildet, der die Punktionsstelle fest verschließt. Bei der nächsten Behandlung wird dann eine Punktionsstelle etwas neben der vorhergehenden Stelle gewählt, damit die alte Öffnung ausheilen kann.
- Bei der **Peritonealdialyse** werden Eintrittsstelle und Katheter entweder mit Mullkompressen und einem großflächigen Fixierpflaster verbunden oder nur die Eintrittsstelle mit einem sterilen Schnellverband (Pflaster).

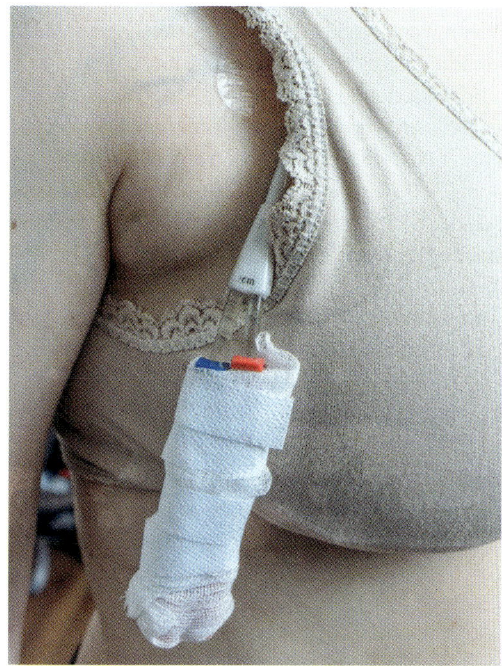

Abb. 11.13 Dialysekatheter-Schutz: Die Katheterenden sind mit einer Mullkompresse umwickelt [J812-043]

HINWEIS

Das Anlegen und Entfernen der Verbände erfolgt i. d. R. ausschließlich durch das Fachpersonal des Dialysezentrums. Lediglich bei der CAPD werden Verbände auch durch entsprechend eingewiesene Klienten durchgeführt. Personal in Pflegeeinrichtungen übernimmt das Verbinden der Dialysezugänge nur im Komplikationsfall (z. B. Ablösung des Verbandes) oder (bei CAPD) anstelle des Klienten.

Maßnahmen der Basishygiene

Eine hygienische **Händedesinfektion** (➤ Kap. 7.4.2) ist durchzuführen

- vor Kontakt mit aseptisch zu handhabenden Materialien, also vor Manipulationen an Verbänden, Pflastern oder Dialysezugängen,
- nach jedem Kontakt mit Wundsekreten oder Gegenständen, die mit Sekreten kontaminiert sind.

Zur Kontaktvermeidung sind bei Arbeiten, bei denen es zu einem Kontakt mit Wundsekreten oder Blut oder mit entsprechend kontaminierten Gegenständen kommen kann, **Schutzhandschuhe** zu tragen, z. B. zum Entfernen und Entsorgen benutzter Verbandmaterialien. Vor- und nach Handschuhbenutzung ist immer eine Händedesinfektion durchzuführen.

Bei Arbeiten, bei denen es zu einem direkten Kontakt der Hände mit einer Wunde kommen kann, sind **sterile Handschuhe** zu tragen, wenn die No-touch-Technik nicht anwendbar ist. Auch hier ist vor dem Anziehen und nach dem Ausziehen der Handschuhe eine Händedesinfektion erforderlich.

Der Umgang mit Wunden bzw. Verbänden kann Kontaminationen der Klientenumgebung und verwendeter Utensilien, z. B. des Pflegearbeitswagens, zur Folge haben, was die Einhaltung der **fortlaufenden Desinfektionsmaßnahmen** (➤ Kap. 9.3), einer sachgemäßen **Geräte- und Instrumentenaufbereitung** (➤ Kap. 9.5.3) und der geregelten **Abfallentsorgung** (➤ Kap. 10.1.3) notwendig macht.

Besondere Hygieneaspekte

Bei der Körperpflege des Klienten muss dafür gesorgt werden, dass der Verband nicht feucht und die Eintrittsstelle nicht kontaminiert wird (z. B. bei der Körperpflege).

Pflaster der Shunt-Punktionsstellen müssen i. d. R. bis zum Tag nach der Behandlung als Abdeckung, Nachblutungs- und Kontaminationsschutz darauf belassen werden. Danach können die Pflaster vorsichtig entfernt werden, entweder durch den Klienten selbst oder vom Personal der Pflegeeinrichtung. Die Entfernung erfolgt sorgsam unter Beobachtung auf Nachblutungen und möglichst mit Vermeidung von mechanischer Manipulation an den Blutpfropfen der Punktionsstellen.

Beim Verbandwechsel an einem Dialysekatheter, bei dem die Kathetereintrittsstelle freigelegt wird, ist vom Durchführenden ein Mund-Nasen-Schutz zu tragen. Der Klient soll dabei ebenfalls einen Mund-Nasen-Schutz tragen und den Kopf wegdrehen und nicht sprechen, räuspern etc.

Desinfektionsmaßnahmen im Bereich von Kathetereintritts- und Dialyseshunt-Punktionsstellen sollten nur unter vorheriger Abklärung mit dem betreuenden Dialysezentrum hinsichtlich zu verwendender Mittel und deren Materialverträglichkeit erfolgen.

Beim Anlegen eines neuen Verbandes ist für die Bereiche mit unmittelbarem Kontakt zur Kathetereintrittsstelle oder Dialyseshunt-Punktionsstelle steriles Material (z. B. Kompresse, Pflaster mit Wundauflage) zu verwenden. Fixiermaterial ohne unmittelbaren Kontakt dieser Bereiche darf unsteril sein.

Bei der **Pflege des Shuntarms** ist zusätzlich zu berücksichtigen:

- Die tägliche Reinigung des Shuntarms soll mit einer milden Waschemulsion und ohne Verwendung alkoholischer Reinigungsmittel erfolgen.
- An dialysefreien Tagen kann der Shuntarm mit normalen Hautcremes oder Lotion eingerieben werden, an Dialysetagen jedoch nicht, um die Haftung von Fixiermaterialien nicht zu beeinträchtigen.
- Der Shunt muss vor Verunreinigung, Schlag, Stoß, Druck bzw. Einschnürung und äußeren Verletzungen geschützt werden. Durch die notwendige Blutverdünnung bei der Hämodialyse kann es bei Stößen leicht zu Blutergüssen kommen.

Bei der **Pflege von Dialysekathetern** ist zusätzlich zu berücksichtigen (➤ Abb. 11.13):

- Um Materialschädigungen zu vermeiden sollen Dialysekatheter nicht mit alkoholischen Hautdesinfektionsmitteln in Kontakt kommen.
- Vollbäder, Duschen oder Schwimmen sind nur nach Abklärung mit dem behandelnden Dialysezentrum möglich und wenn der Katheter samt Verband mit einem wasserdichten Transparentverband sicher feuchtigkeitsgeschützt abgeklebt wird.
- Sollte ein Schutzverband nach dem Baden, Duschen etc. feucht geworden sein, sollte er umgehend und unter Beachtung der Asepsis erneuert werden (➤ Kap. 11.4.5).

KAPITEL

12 Interventionshygiene

Das Vorkommen von bestimmten Infektionserkrankungen und Kolonisationen mit multiresistenten Infektionserregern erfordert insbesondere in stationären Pflegeeinrichtungen des Gesundheitswesens das Ergreifen besonderer, als „Infektionsintervention“ bezeichneter Maßnahmen. ➤ Kap. 12.1 stellt die Elemente der Interventionshygiene vor, in den weiteren ➤ Kap. 12.2 bis ➤ Kap. 12.7 wird beschrieben, welche Maßnahmen im konkreten Fall zu ergreifen sind.

Durch das Wort „Intervention“ (lat. *intervenire* = „eingreifen, einschreiten, sich einschalten“) wird deutlich gemacht, dass ein Abweichen vom Gewohnten oder Üblichen, in diesem Fall von der Basishygiene, erforderlich ist. Bei der Interventionshygiene geht es stets um eine Erweiterung oder Modifizierung der Basishygiene, aber nicht um deren Ersatz. Die Erweiterung oder Modifizierung kann sich auf Punkte beziehen wie:

- Regelwerke und Informationserlangung
- Wahrnehmung von Meldepflichten
- Hygieneorganisation
- Unterbringung infizierter Personen
- Händehygiene
- Nutzung von Schutzkleidung und Persönlicher Schutzausrüstung (PSA)
- Flächendesinfektion
- Aufbereitung von Medizinprodukten, Wäsche, Geschirr und Besteck,
- Entsorgung von Schmutzwäsche und Abfällen. Zudem ist zu unterscheiden,
- ob es sich um einen Einzelfall handelt oder ob ein Infektionsausbruch vorliegt,
- ob der Infektionsfall bzw. ob sich die Infektionsfälle im Rahmen einer Epidemie oder Pandemie ereignen.

MERKE

Maßnahmen der Interventionshygiene setzen stets eine funktionierende Basishygiene voraus. Das von der Basishygiene abweichende Handeln sollte durch eine fundierte Quelle belegbar sein.

DEFINITION

Alle drei Begriffe werden im Zusammenhang mit Krankheitshäufungen, speziell Häufungen von Infektionserkrankungen verwendet.

Epidemie Eine zeitlich und räumlich begrenzte Zunahme einer Krankheit, der ein starker Rückgang des Erkrankungsvorkommens folgt. Beispiel: Starker Anstieg von Norovirus-Infektionen innerhalb eines Landkreises in den Wintermonaten bei rascher Normalisierung der Infektionslage im Frühjahr.

Endemie Ein gehäuftes und räumlich begrenztes, aber (in Gegensatz zur Epidemie) ständiges Vorkommen einer Erkrankung in einem bestimmten Gebiet, wobei nur ein Teil der Bevölkerung manifest erkrankt. Beispiel: Dauerhaftes gehäuftes Vorkommen von Malaria in Zentralafrika.

Pandemie Die Krankheitszunahme ist (im Gegensatz zur Epidemie) nicht räumlich begrenzt, sondern breitet sich weltweit aus. Beispiel: Weltweite Ausbreitung und Krankheitszunahme von COVID-19.

12.1 Regelwerke und rechtliche Grundlagen

Auch im Infektionsfall gelten die in ➤ Kap. 6 genannten rechtlichen Grundlagen und Regelwerke. Zu beachten sind insbesondere die Aussagen des Infektionsschutzgesetzes (IfSG).

12.1.1 Infektionsschutzgesetz

Das Infektionsschutzgesetz (IfSG) wurde bereits in ➤ Kap. 6.1.1 angesprochen. Bei der Infektionsintervention trifft das IfSG Regelungen, die eine Weiterverbreitung von Infektionserregern verhindern sollen. Neben der Festlegung von Meldepflichten (➤ Kap. 12.1.3) geht es um die Zuweisung von Ermächtigungen und um die Maßnahmen, die im Interventionsfall zu ergreifen sind:

- Ermächtigung des **Deutschen Bundestages,** eine epidemische Lage von nationaler Tragweite fest-

stellen zu können (§ 5 Abs. 1). Gemeint sind z. B. Pandemien wie COVID-19.
- Das **Bundesministerium für Gesundheit** wird im Rahmen der epidemischen Lage von nationaler Tragweite ermächtigt, ohne Zustimmung des Bundesrates von einem in § 5 Abs. 2 festgelegten Maßnahmenkatalog Gebrauch zu machen. Dies betrifft (in Abweichung zu den ansonsten bestehenden Regelungen) u. a.:
  - Sicherstellung der Versorgung mit Arzneimitteln und anderen medizinisch notwendigen Gütern
  - Maßnahmen zur Aufrechterhaltung der Gesundheitsversorgung in ambulanten Praxen, Apotheken, Krankenhäusern, Laboren, Vorsorge- und Rehabilitationseinrichtungen und in sonstigen Pflegeeinrichtungen
  - Maßnahmen zur Aufrechterhaltung der pflegerischen Versorgung in ambulanten und stationären Pflegeeinrichtungen
  - über Rechtsverordnungen abweichende Regelungen von den Berufsgesetzen der Gesundheitsfachberufe.
- Die **örtlichen Gesundheitsämter** haben im Rahmen der Infektionsintervention die Rolle der Exekutive, indem sie im konkreten Infektionsfall die Umsetzung der erforderlichen Maßnahmen anordnen und überwachen. Hierbei geht es u. a. um:
  - Behördlich getroffene Einschränkungen der Grundrechte (§ 28 IfSG), d. h. die der körperlichen Unversehrtheit, der Freiheit der Person, der Versammlungsfreiheit, der Freizügigkeit und der Unverletzlichkeit der Wohnung
  - Anordnung von Bekämpfungsmaßnahmen (§ 18 IfSG), z. B. Desinfektionsmaßnahmen oder Bekämpfungsmaßnahmen von Gesundheitsschädlingen
  - Behördliche Veranlassung von Tätigkeits- und Beschäftigungsverboten (§ 42 IfSG) oder Absonderungs- bzw. Quarantänemaßnahmen (§ 30 IfSG).

12.1.2 Informationserlangung

Für die Beschäftigten haben die Aussagen der internen Regelwerke, speziell die des Hygieneplans und der Arbeits- und Betriebsanweisungen gemäß BioStoffV bzw. TRBA 250, Priorität. Es gibt jedoch Gründe, die dazu führen, dass die Informationen der internen Regelwerke unzureichend sind oder gänzlich fehlen,
- weil es sich um eine ungewöhnliche Erregerart bzw. Infektionserkrankung handelt oder
- weil eine besondere Sachlage besteht, wie es im Rahmen einer Epidemie oder Pandemie der Fall ist.

Informationen zu bestimmten Erregern finden sich in folgenden Quellen:
- **KRINKO-Empfehlung** „Infektionsprävention im Rahmen der Pflege und Behandlung von Patienten mit übertragbaren Krankheiten“ (2015)
  Die dort enthaltene Tabelle 1 „Übersicht der Infektionserkrankungen und erforderliche Maßnahmen als Grundlage für Festlegungen im Hygieneplan“ gibt Auskünfte zu einzelnen Erregern und den zu ergreifenden Hygienemaßnahmen, bezieht sich aber vorrangig auf Kliniken und andere medizinische Einrichtungen
- **RKI-Ratgeber** zu verschiedenen Infektionserkrankungen, die sich zwar an Fachkreise, wenden, aber wertvolle Details zu den erforderlichen Präventionsmaßnahmen enthalten
- Merkblätter und andere **Informationen des Arbeitsschutzes** zu einzelnen Krankheitserregern bzw. Biostoffen, die insbesondere auf die innerhalb des Arbeitsschutzes relevanten Aspekte Bezug nehmen
- Spezielle Informationen zu multiresistenten Erregern (MRE) finden sich auf **Websites von MRE-Netzwerken** wie www.mre-netzwerke.niedersachsen.de oder https://www.lzg.nrw.de/inf_schutz/mre-nrw/index.html, wobei der lokale Bezug beachtet werden sollte.

TIPPS & LINKS

Das Gefahrstoffinformationssystem der Deutschen Gesetzlichen Unfallversicherung GESTIS https://biostoffe.dguv.de/ bietet in der zugehörigen Biostoffdatenbank zu allen erdenklichen Infektionserregern bzw. Biostoffen umfangreiche Informationen zum betreffenden Erreger und den Schutzmaßnahmen für die Beschäftigten.

Zur **Informationserlangung bei ungewöhnlichen Sachlagen** sollte die Priorität bei der Suche nach Informationen stets von lokal nach global erfolgen. D. h. in der Reihenfolge:

1. Informationen des örtlichen Gesundheitsamtes (ggf. Anfrage)
2. Regelwerke und Informationen der betreffenden Landesbehörde (z. B. Landesgesundheitsamt)
3. Regelwerke und Informationen des RKI, der BGW und anderer übergeordneter Institutionen.

12.1.3 Wahrnehmung von Meldepflichten

Indikationen für Meldungen

Jegliche Meldepflichten im Zusammenhang mit Infektionserregern bzw. -erkrankungen werden über das Infektionsschutzgesetz (IfSG) geregelt. Die Meldung richtet sich stets an das örtlich zuständige Gesundheitsamt und hat unverzüglich (innerhalb von 24 Std.) zu erfolgen. Hier sind unterschiedliche Indikationen für Meldungen zu unterscheiden, wobei bestimmte Meldungen namentlich (d. h. unter Angaben der Personalien des Infizierten) und teilweise nichtnamentlich (anonym) erfolgen:

- Gemäß **§ 6 (1) 1. IfSG** sind ca. 20 aufgelistete Erkrankungen (z. B. akute Virushepatitis oder COVID-19) bei Verdacht, Erkrankung oder Tod namentlich zu melden.
- Gemäß **§ 6 (1) 1a. a) IfSG** ist eine behandlungsbedürftige Tuberkulose bei Erkrankung oder Tod namentlich zu melden.
- Gemäß **§ 6 (1) 1b. b) IfSG** ist eine Clostridioides-difficile-Infektion mit klinisch schwerem Verlauf bei Erkrankung oder Tod namentlich zu melden.
- Wenn ein Verdacht auf oder die Erkrankung an einer mikrobiell bedingten Lebensmittelvergiftung oder an einer akuten infektiösen Gastroenteritis vorliegt, muss eine namentliche Meldung erfolgen
  - gemäß **§ 6 (1) 2. a) IfSG,** wenn eine Person betroffen ist, die eine Tätigkeit im Sinne des § 42 (1) ausübt (gemeint sind Tätigkeiten im Zusammenhang mit Lebensmitteln)
  - gemäß **§ 6 (1) 2. b) IfSG,** wenn zwei oder mehr gleichartige Erkrankungen auftreten, bei denen ein epidemischer Zusammenhang wahrscheinlich ist oder vermutet wird (typisches Beispiel: Norovirus-Ausbruch innerhalb einer Pflegeeinrichtung).
- Gemäß **§ 6 (3)** ist nichtnamentlich das Auftreten von zwei oder mehr nosokomialen Infektionen zu melden, bei denen ein epidemischer Zusammenhang wahrscheinlich ist oder vermutet wird (Ausbruch).
- Gemäß **§ 36 (3a) IfSG** müssen Leiter von nichtmedizinischen voll- oder teilstationären Pflegeeinrichtungen das Gesundheitsamt benachrichtigen, wenn eine in der Einrichtung tätige oder untergebrachte Person an Skabies (Krätze) erkrankt ist oder erkrankt sein könnte.
- Abgesehen von den genannten Erkrankungsfällen muss gemäß **§ 7 IfSG** auch der direkte oder indirekte Nachweis bestimmter aufgelisteter Krankheitserreger teilweise namentlich (z. B. Salmonellen, Campylobacter, Noroviren), teilweise nichtnamentlich (z. B. HIV, Gonokokken) gemeldet werden.
- Einige Bundesländer haben spezifische Meldepflichten, die zusätzlich beachtet werden müssen.

TIPPS & LINKS

Auf der Website www.rki.de (dort <Infektionsschutz/Infektionsschutzgesetz/Meldepflichtige Krankheiten und Krankheitserreger>) werden die bundesweiten und bundeslandspezifischen Meldepflichten aufgeführt. Hier gibt es auch eine Linksammlung zu den jeweiligen Meldebögen der Länder.

Zur Meldung verpflichtete Personen

Zur Meldung verpflichtet sind

- die leitenden bzw. behandelnden **Ärzte** („**Arztmeldepflicht**") in den Fällen, die über § 6 IfSG geregelt sind;
- die **Laborleitungen** („**Labormeldepflicht**") bei Meldefällen, die § 7 IfSG betreffen;
- die Leitungen der betreffenden **Einrichtungen** bei durch § 36 (3a) IfSG indizierten Meldefälle.

Gemäß § 8 IfSG betrifft die „Arztmeldepflicht" aber auch Angehörige eines anderen Heil- oder Pflegeberufs (als den des Arztes) sowie Einrichtungsleitungen. Wenn also ein Meldefall gemäß § 6 IfSG offenbar vorliegt, eine ärztliche Meldung aber unterblieb, muss die Meldung an das Gesundheitsamt durch Angehörige eines Heil- oder Pflegeberufs, der für die Berufsausübung oder die Führung der Berufsbezeichnung eine staatlich geregelte Ausbildung oder Anerkennung erfordert (z. B. Pflegedienstleitung) oder der Einrichtungsleitung (z. B. Heimleitung) erfolgen. In der Regel wird hierzu ein ausgefülltes amtliches Meldeformular dem zuständigen Gesundheitsamt übermittelt. Es ist zu empfehlen, im Vorfeld mit dem Gesundheitsamt abzuklären, auf welchem Wege die Übermittlung stattfinden soll, z. B. per Fax oder E-Mail oder in welchem Fall eine sofortige telefonische Kontaktaufnahme für eine mit der Meldung verbundenen weiterführenden Beratung sinnvoll ist.

HINWEIS

Da von Meldepflichten gemäß § 7 IfSG („Labormeldepflicht") Einrichtungsleitungen grundsätzlich nicht betroffen sind, wird diese Art der Meldepflicht in den nachfolgenden Ausführungen nicht berücksichtigt.

TIPPS & LINKS

Es ist ratsam, einen Ausdruck des aktuellen amtlichen Meldeformulars verfügbar zu haben, da auf diesem Formular auch alle wichtigen Details zur Meldung ersichtlich sind. Das Formular kann i. d. R. von den Websites des zuständigen Gesundheitsamtes oder der Landesbehörde heruntergeladen werden.

12.2 Elemente der Interventionshygiene

12.2.1 Hygieneorganisation

Interne Regelwerke

Für die Beschäftigten sind die Aussagen der internen Regelwerke auch im Interventionsfall maßgeblich. Es muss daher gewährleistet sein, dass der hausinterne **Hygieneplan** aktuelle und korrekte Vorgaben zu den häufigsten Erregern bzw. Infektionskrankheiten enthält (z. B. entsprechend ➤ Kap. 12.2 bis ➤ Kap. 12.7).

Reinigungs- und Desinfektionspläne beziehen sich i. d. R. nur auf den „Normalfall". Es kann daher im Interventionsfall notwendig sein, Korrekturen vorzunehmen oder spezielle, auf den jeweiligen Erreger abgestimmte Pläne zu erstellen.

Die im Rahmen der Basishygiene getroffene **Umsetzung der BioStoffV bzw. TRBA 250,** d. h. die erstellten Gefährdungsbeurteilungen, Arbeits- und Betriebsanweisungen, Schutzmaßnahmen und Unterweisungen (➤ Kap. 7.1.2) beziehen sich ebenfalls auf den „Normalfall". Im Interventionsfall ist zu prüfen, ob dies einer Anpassung bedarf. Ggf. ist hierzu eine anlassbezogene Gefährdungsbeurteilung durchzuführen.

Informationsfluss

Der Informationsfluss vollzieht sich im Infektionsfall in drei Richtungen:

- In jedem Fall innerbetrieblich, indem die Beschäftigten über die betreffende Erkrankung, die aktuellen Sachverhalte und die umzusetzenden Maßnahmen initial und danach regelmäßig für die Dauer der Interventionsmaßnahmen unterrichtet und im Sinne des Arbeitsschutzes unterwiesen werden.
- Bei meldepflichtigen Erkrankungen und Sachverhalten (z. B. COVID-19) außerbetrieblich gegenüber dem Gesundheitsamt und ggf. weiterer Behörden.
- Bei einer Wohnbereichssperrung oder Schließung der Einrichtung außerbetrieblich gegenüber Besuchern, Hausärzten, Rettungsdiensten, weiterbetreuenden Einrichtungen etc.

Jede Form der außerbetrieblichen Kommunikation im Rahmen der Infektionsintervention sollte **dokumentiert** werden.

Bei der Weitergabe personenbezogener Daten sind ggf. datenschutzrechtliche Anforderungen zu berücksichtigen, z. B. Einholen einer Einwilligung.

Grundsätzlich abzuklären ist die **Kompetenzfrage,** d. h. wer im Interventionsfall bzw. bei Infektionsausbrüchen für welche Entscheidungen und Anordnungen zuständig ist und die Einrichtung nach außen vertritt.

Im Falle von Infektionsausbrüchen ist es vorteilhaft, ein **Interventionsteam,** bestehend aus den Leitungs- und Fachpersonen der Einrichtung, Vertretern des Gesundheitsamtes und ggf. weiteren Personen (z. B. Hausärzte und Vertragsapotheker) zu bilden.

Transporte

Wenn ein **Transport** eines infizierten bzw. kolonisierten Klienten erfolgen soll (z. B. von der Pflegeeinrichtung ins Krankenhaus),

- wird i. d. R. und unabhängig von der sonstigen Sachlage aus infektionspräventiven Gründen ein Krankentransport notwendig sein,
- sollte der betreffende Klient vor dem Transport frisch eingekleidet und ggf. mit einem frischen Verband versorgt werden,
- muss die Leitstelle über die infektiologischen Sachverhalte unterrichtet werden.

Schulung und Unterweisung

Vorauszusetzen ist, dass die initialen und turnusmäßigen Unterweisungen gemäß BioStoffV bzw. TRBA 250 und die Belehrungen gemäß §§ 42 und 43 IfSG erfolgt sind. Ergänzend hierzu sollten – auch ohne gegebenen Anlass – Themen der Basishygiene (z. B. Händehygiene, Umgebungshygiene) und Vorgehensweisen bei häufig vorkommenden Interventionsfällen (z. B. Norovirus-Infektion, CDI, Umgang mit MRE-positiven Klienten) geschult werden.

Im Interventionsfall sind kurze Impulsschulungen zur Auffrischung vorhandenen Wissens und (bei ungewohnten Sachverhalten) eine strukturierte Unterweisung des betreffenden Teams sinnvoll.

12.2.2 Unterbringung infizierter Personen

Ein mächtiges Instrument zur Verhinderung oder Eindämmung von Infektionsausbrüchen in Gemeinschaftseinrichtungen ist die Absonderung in Form der Isolierung oder Quarantäne.

DEFINITION

Isolierung (auch: Isolation) Räumliche Absonderung von infizierten Menschen zum Schutz nichtinfizierter Personen, i. d. R. für die Dauer der Ansteckungsfähigkeit. Sie werden so lange von der Teilnahme am Gemeinschaftsleben ausgeschlossen.

Quarantäne Absonderung von Krankheitsverdächtigen für die Zeitdauer bis zur Klärung der Ansteckungsfähigkeit.

Rechtlicher Rahmen

Wenn im Fall einer Infektion oder Kolonisation die Gefahr eines Infektionsausbruchs besteht, wird in Krankenhäusern und vergleichbaren medizinischen Einrichtungen die erkrankte Person nach einer vorherigen Risikobeurteilung auf Anweisung des dort tätigen Hygienefachpersonals isoliert. Da der Erkrankte dort nicht wohnt, stellt die Isolierung keine Verletzung seiner Grundrechte dar.

Auch Einrichtungen, die von den Klienten im Sinne eines Besuchs frequentiert werden (z. B. Tagespflegeeinrichtungen oder Einrichtungen der Kurzzeitpflege), können infizierte Klienten unter Berufung auf das Hausrecht vom Besuch der Einrichtung ausschließen.

In Einrichtungen, die dem Klienten Wohnraum und Teilnahme am Gemeinschaftsleben anbieten, wird das Wohnrecht und die Nutzung der Einrichtung über einen **Heimvertrag** geregelt. Eine räumliche Isolierung oder ein Ausschluss vom Gemeinschaftsleben kommt somit nur in Betracht, wenn

- dies in den entsprechenden Regelwerken und Fachempfehlungen ausdrücklich gefordert wird,
- **und** die Isolierungsmaßnahme zeitlich begrenzt ist,
- **und** das Einverständnis des betreffenden Klienten bzw. seiner Betreuer nach vorheriger Aufklärung vorliegt.

Wenn eine dieser Bedingungen nicht gegeben ist, kommt eine Isolierungsmaßnahme in Wohneinrichtungen nicht in Betracht und würde eine behördliche Anordnung erfordern. Ebenso sollten Quarantänemaßnahmen oder die zeitweilige Sperrung der Einrichtung oder eines Wohnbereiches aufgrund einer behördlichen Anordnung erfolgen.

MERKE

Die räumliche Isolierung ist eine Maßnahme, die tief in die Grundrechte eines Menschen eingreift, wenn dies in einer Wohneinrichtung erfolgt. Somit ist diese Maßnahme an Regeln gebunden und verlangt ggf. die Anordnung des Gesundheitsamtes.

Einrichtung eines Isolierzimmers

Anders als Krankenhäuser verfügen andere stationäre Pflegeeinrichtungen nicht über Isolierzimmer, die hinsichtlich Bau und Einrichtung auf eine Isolation von Personen ausgerichtet sind. Somit muss das Zimmer des betreffenden Klienten so eingerichtet und ausgestattet werden, dass es die Funktion eines Isolierzimmers annähernd erfüllt:

- Einrichten eines Depots mit der erforderlichen **Schutzkleidung und PSA** (➤ Kap. 7.3.2).
- Sicherung der unmittelbaren Verfügbarkeit eines (für den betreffenden Erreger) wirksamen **Händedesinfektionmittels** vor Ort, indem entweder im Zimmer eine Pumpflasche platziert wird oder indem vor dem Betreten des Zimmers eine Kitteltaschenflasche mitgenommen wird (➤ Kap. 7.4.2).
- Sicherung der unmittelbaren Verfügbarkeit eines (für den betreffenden Erreger) wirksamen **Flächendesinfektionsmittels** vor Ort, indem im Zimmer ein Wipes-Behältnis oder ein Eimer mit Desinfektionslösung zusammen mit Wischtüchern platziert werden (➤ Kap. 9.3).
- **Entsorgungsbehältnis für kontaminierte Abfälle,** entsprechend des anzuwendenden Abfallschlüssels (➤ Kap. 10.1.2).
- **Entsorgungsbehältnis für Schmutzwäsche,** entsprechend der für den betreffenden Infektionsfall vorgesehenen Sortierung (➤ Kap. 10.2.2.).
- **Hinweis an der Türaußenseite,** z. B. mit der Information, dass sich Besucher vor Betreten des Zimmers in der Wohnbereichszentrale melden sollen.
- **Hinweise an der Türinnenseite,** mit Informationen darüber, welche Maßnahmen vor dem Verlassen des Zimmers erfolgen sollen (➤ Abb. 12.1).

Im Zusammenhang mit der Einrichtung eines Isolierzimmers sind **weitere Aspekte** zu beachten:

- **Selbstgefährdung:** Die Zurverfügungstellung von Hände- oder Flächendesinfektionsmitteln darf nicht mit einer Gefährdung des Klienten verbunden sein. Diese Gefahr besteht z. B. bei dementen oder alkoholkranken Klienten.
- **Brandschutz:** Die in Pflegeeinrichtungen beliebte Vorgehensweise, Depots mit Schutzkleidung und Desinfektionsmitteln vor dem Zimmer, z. B. auf einem Beistelltischchen, einzurichten, darf nicht dazu führen, dass im Notfall Fluchtwege beengt werden.
- **Datenschutz:** Die Schweigepflicht ist auch im Infektionsfall zu beachten. Daher dürfen auf Hinweisschildern keine Diagnosen oder Hinweise auf die betreffende Erkrankung angegeben werden.

Verhaltensmaßnahmen bei räumlicher Isolierung

Bei den folgenden Erläuterungen wird davon ausgegangen, dass sich die Depots *im* und nicht vor dem Isolierzimmer befinden.

- Die erkrankte Person wird gebeten, das Zimmer für die Dauer der Isolierungsmaßnahmen nicht zu verlassen.
- Besucher sollen sich vor Betreten des Zimmers in der Wohnbereichszentrale melden. Die dort tätigen Pflegenden weisen die Besucher in die erforderlichen Verhaltensregeln ein.
- Sofort nach Betreten des Isolierzimmers soll eine Händedesinfektion und ggf. das Anlegen von Schutzkleidung bzw. von PSA erfolgen.
- Im Zimmer entstandene Schmutzwäscheteile und kontaminierte Abfälle werden direkt im Zimmer entsorgt und verlassen das Zimmer nur in geschlossenen Säcken.
- Gegenstände, Medizinprodukte oder Pflegeutensilien werden nach Möglichkeit personengebunden verwendet und müssen anderenfalls vor Verlassen des Isolierzimmers desinfiziert werden.
- Vor Verlassen des Isolierzimmers wird die Schutzkleidung und PSA ausgezogen und im Zimmer entsorgt.
- Unmittelbar vor Verlassen des Zimmers erfolgt eine Händedesinfektion.

12.2.3 Händehygiene

Die Aussagen des ➤ Kap. 7.4 gelten unverändert auch im Infektions- oder Kolonisationsfall. Dies betrifft insbesondere das Handschmuckverbot und die Indikationen zur Händedesinfektion.

Die einzige Variable ist das **Wirkungsspektrum des Händedesinfektionsmittels**:

- Bei einem alkoholischen Händedesinfektionsmittel kann i. d. R. davon ausgegangen werden, dass es eine bakterizide, levurozide, fungizide, mykobakterizide und begrenzt viruzide Wirkung vorweist (➤ Kap. 5.3.1).
- Im Falle von unbehüllten (nackten) Viren (z. B. Noro) kann es daher notwendig sein, ein Mittel einer anderen Wirkungsklasse zu verwenden

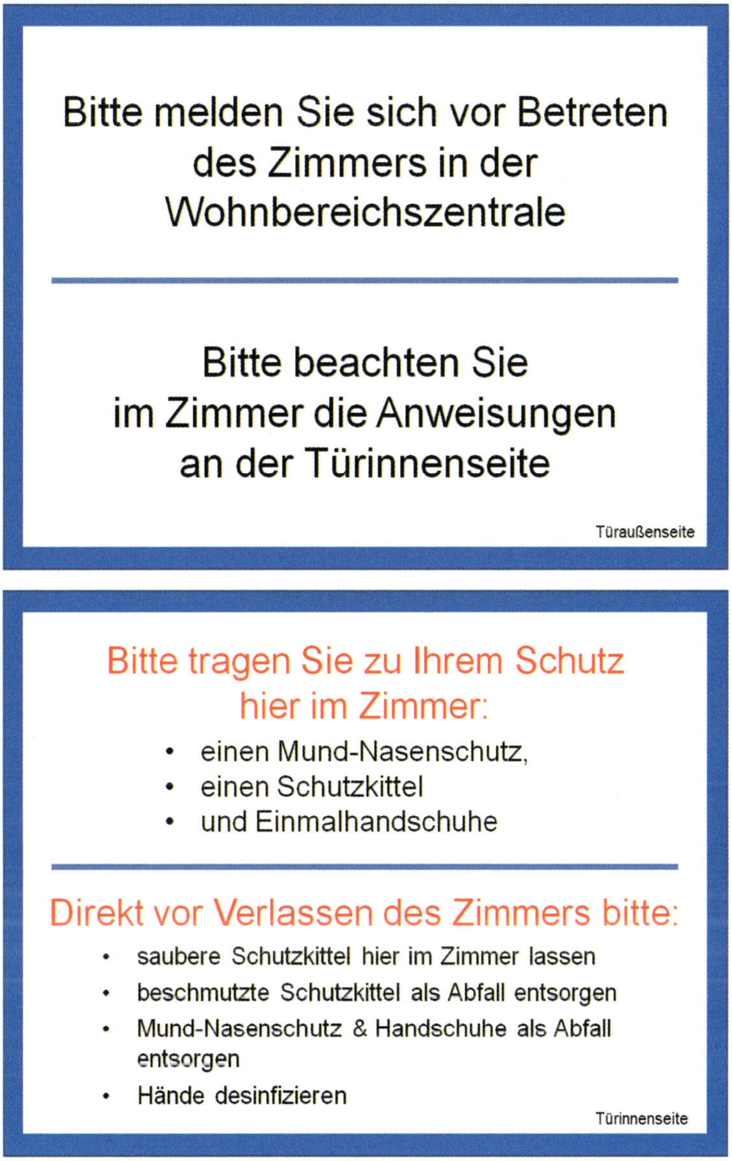

Bitte melden Sie sich vor Betreten des Zimmers in der Wohnbereichszentrale

Bitte beachten Sie im Zimmer die Anweisungen an der Türinnenseite

Türaußenseite

Bitte tragen Sie zu Ihrem Schutz hier im Zimmer:

- einen Mund-Nasenschutz,
- einen Schutzkittel
- und Einmalhandschuhe

Direkt vor Verlassen des Zimmers bitte:

- saubere Schutzkittel hier im Zimmer lassen
- beschmutzte Schutzkittel als Abfall entsorgen
- Mund-Nasenschutz & Handschuhe als Abfall entsorgen
- Hände desinfizieren

Türinnenseite

Abb. 12.1 Hinweisschilder für die Türaußen- und die Türinnenseite eines Isolierzimmers [M119/T1211]

(begrenzt viruzid Plus oder viruzid) und/oder die Einwirkzeit (normalerweise 30 Sek.) zu verlängern.

- Da alkoholische Desinfektionsmittel grundsätzlich nicht sporizid wirken, gilt bei betreffenden Erkrankungen (z. B. CDI, ➤ Kap. 12.3.3), sich nach einer Händedesinfektion (zur Abtötung der „normalen“ Keimbelastung durch die vegetativen Bakterien) die Hände zu waschen (zum Abspülen der Bakteriensporen).

12.2.4 Nutzung von Schutzkleidung und Persönlicher Schutzausrüstung (PSA)

Auch im Interventionsfall gelten die im Rahmen der Basishygiene ermittelten und festgelegten Indikationen zur Nutzung von Schutzkleidung und Persönlicher Schutzausrüstung (PSA). Eine **Erweiterung der Indikationen** ist immer dann notwendig, wenn im Zuge einer Infektionserkrankung oder Kolonisation ein Übertragungsweg (➤ Kap. 2.2.2) anzunehmen ist, der im Normalfall nicht besteht oder nur eine untergeordnete Bedeutung hat. Dies ist z. B. der Fall,

- wenn die besondere Wahrscheinlichkeit einer direkten oder indirekten Kontaktübertragung anzunehmen ist (z. B. langärmliger Schutzkittel im Rahmen pflegerischer Tätigkeiten bei einem MRSA-positiven Klienten),
- wenn es möglich ist, dass die betreffende Erkrankung durch Tröpfchen oder aerogen übertragen werden kann (z. B. FFP2-Maske bei Aufenthalt im Zimmer eines Klienten mit COVID-19) oder
- wenn auch eine Übertragung über die Augenbindehaut nicht auszuschließen ist (z. B. Schutzbrille bei der Grundpflege eines Klienten mit COVID-19).

Wenn ersichtlich ist, dass die Basishygiene um weitere Indikationen zur Nutzung von Schutzkleidung und PSA erweitert werden muss, macht dies eine **anlassbezogene Gefährdungsbeurteilung** mit einer nachfolgenden schriftlichen Festlegung der erforderlichen Arbeitsschutzmaßnahmen notwendig (➤ Abb. 12.2).

12.2.5 Flächendesinfektion

Wenn eine Infektionsübertragung durch indirekte Kontakte (➤ Kap. 2.2.2) anzunehmen ist, kann im Rahmen der Infektionsintervention eine Erweiterung oder Änderung der Basishygiene notwendig sein, indem

- die nähere Umgebung, d. h. die häufig kontaktierten Flächen innerhalb des Zimmers des betreffenden Klienten regelmäßig einer Wischdesinfektion unterzogen wird,
- die weitere Umgebung, d. h. auch die häufig kontaktierten Flächen (Griffe, Handläufe, Armlehnen, Tischoberflächen etc.) innerhalb des betroffenen Wohnbereiches regelmäßig wischdesinfiziert wird,
- für die Zeit der Intervention in dem betreffenden Wohn- oder Aufenthaltsbereich Desinfektions- anstelle von Reinigungsmitteln verwendet werden,
- die zu verwendenden Flächendesinfektionsmittel dem erforderlichen Wirkungsspektrum (➤ Kap. 5.3.1) angepasst werden, was bei unbehüllten (nackten) Viren oder bakteriellen Sporen notwendig sein kann,
- am Ende der Intervention das betreffende Zimmer oder ggf. auch der betreffende Wohn- oder Aufenthaltsbereich einer „Schlussdesinfektion" unterzogen wird.

DEFINITION

Schlussdesinfektion Desinfektionsmaßnahmen, die Räume, welche von infizierten bzw. kolonisierten Klienten genutzt wurden, so herrichten, dass sie ohne eine Infektionsgefährdung wieder genutzt werden können. I. d. R. handelt es sich dabei um eine systematische und lückenlose Wischdesinfektion aller im Raum befindlichen Kontaktflächen, die potenziell kontaminiert sind. Ergänzend hierzu werden auch die dort befindlichen Gardinen oder Möbelbezüge abgenommen und desinfizierend aufbereitet. Es empfiehlt sich, die genaue Vorgehensweise über einen Hygienestandard zu regeln.

12.2.6 Aufbereitung von Medizinprodukten, Wäsche, Geschirr und Besteck

Kontaminierte Gegenstände wie benutzte Medizinprodukte, Wäsche, Geschirr und Besteck ermöglichen indirekte Kontaktübertragungen. Zur Vermeidung dieses Problems gibt es zwei Möglichkeiten:

- **Personenbezogene Verwendung** des Gegenstandes oder Verwendung von Einmalmaterial, damit Gegenstände, die von der infektiösen Person benutzt wurden, nicht von anderen Personen verwendet werden oder
- **Aufbereitung nach Gebrauch,** sodass danach von dem betreffenden Gegenstand keine Infektionsgefahr ausgeht (➤ Kap. 5.3.1), was i. d. R. eine Desinfektionsmaßnahme notwendig macht.

Die Aufbereitung von **Medizinprodukten** erfolgt i. d. R. auch im Interventionsfall entsprechend der Basishygiene und wird unter Beachtung der Herstellerangaben festgelegt. Zu klären wäre, ob das verwendete Desinfektionsmittel dem erforderlichen Wirkungsspektrum entspricht.

Hinsichtlich der **Wäsche** wird im Interventionsfall nicht nur die Flachwäsche, sondern nach Möglichkeit auch die Privatwäsche des betreffenden Klienten desinfizierend aufbereitet.

Geschirr und Besteck wird auch im Interventionsfall wie gewohnt im Geschirrspüler aufbereitet. Ein hochtemperiertes Aufbereitungsprogramm ist zu bevorzugen. Ein Einlegen in Desinfektionslösung ist in

Paul-Beispiel Alten- und Pflegeheim	**Gefährdungsbeurteilung** im Infektionsfall	Rev.-Nr.: 001 Gültig ab: 01.08.2021

Daten

Bewohnerdaten:	Bei dieser/diesem Bewohner/in **durchzuführende Tätigkeiten sind für das Personal mit besonderen Gefährdungen verbunden** durch:
Name: __________ Vorname: __________ Geburtsdatum: __________ Hausarzt: __________	**Erkrankung** : ____________________ Erreger: : ____________________ Übertragungswege : ( ) Kontakt ( ) aerogen ( ) hämatogen ( ) alimentär ( ) ____________________ infekt. Substanzen : ( ) Blut ( ) Urin ( ) Fäkalien ( ) Wundexsudat ( ) ____________________ Infektiosität : ( ) Dauer der Symptome ( ) Befund-abhängig ( ) ____ Tage ( ) ____________________ **Sonstiger Grund für die besondere Gefährdung** (z. B. übermäßiger Speichelfluss, aggressives Verhalten): ______________________________
Meldung an das Gesundheitsamt: ( ) nicht erforderlich ( ) noch nicht erfolgt Dem Gesundheitsamt gemeldet von: ____________________ am : __________	

Maßnahmen

Unterbringung:	( ) Mehrbettzimmer ( ) Einzelzimmer ( ) eigenes WC / Nachtstuhl ( ) eigene Nasszelle ( ) räumliche Isolierung / O.K. vom Gesundheitsamt ( ) besteht ( ) fehlt ( ) Kennzeichnung des Zimmers mit Schildersatz Nr. ____ ( ) bewohnergebundene Verwendung von Medizinprodukten und Pflegeutensilien Teilnahme am Gemeinschaftsleben ( ) ist möglich ( ) ist z. Zt. nicht möglich ( ) ist möglich mit Ausnahme von: ____________________
PSA:	( ) Standardhygiene ausreichend
Für **Personal** bei:	( ) Betreten des Patientenzimmers ( ) patientennahen Tätigkeiten
werden getragen:	( ) Handschuhe ( ) Kittel ( ) Mund-Nasenschutz ( ) FFP __ Maske
Für **Besucher**:	( ) Handschuhe ( ) Kittel ( ) Mund-Nasenschutz ( ) FFP- __ Maske
Entsorgung:	( ) Standardhygiene ausreichend
Abfälle:	( ) kontaminierter Abfall ( ) infektiöser Abfall ( ) nur wenn kontaminiert ( ) generell
Schmutzwäsche:	( ) als normale ( ) als infektiöse Schmutzwäsche
Sammlung:	( ) normale Vorgehensweise ( ) Sammlung im Zimmer
Desinfektion:	( ) Standardhygiene ausreichend
laufende Desinfektion	( ) patientennaher Flächen ( ) Sanitär ( ) ____________________ mit ____________________ __ %
Schlussdesinfektion	mit ____________________ __ % __ h
Hände:	mit ____________________ bei _____ Sek. EWZ
Alle Personen sollen vor Verlassen des Zimmers eine hygienische Händedesinfektion durchführen.	
Bemerkungen:	
Erfassung und Festlegung am:	**Unterschrift:**

Abb. 12.2 Formular zur anlassbezogenen Gefährdungsbeurteilung und Festlegung von Interventionsmaßnahmen [M119/M1099]

keinem Fall erforderlich. Es kann u. U. sinnvoll sein, Geschirr und Besteck infizierter bzw. kolonisierter Klienten zum Schluss abzuräumen.

12.2.7 Entsorgung von Schmutzwäsche und Abfällen

Schmutzwäsche wird im Rahmen einer Infektionsintervention als „Infektionswäsche" gesammelt, sofern die Möglichkeit einer indirekten Kontaktübertragung besteht. Im Fall einer räumlichen Isolierung erfolgt das Sammeln im Zimmer, sodass die Schmutzwäsche nur in geschlossenen Säcken das Zimmer verlässt.

Bei **kontaminierten Abfällen** sind zwei Möglichkeiten zu unterscheiden:

- In den meisten Interventionsfällen ist auch weiterhin der Abfallschlüssel AS 18 01 04 (kontaminierter Abfall) bzw. AS 18 01 01 („Sharps") anzuwenden (➤ Kap. 10.1.2). Wie bei der Schmutzwäsche gilt auch hier bei einer Isolierung die Regel, dass der kontaminierte Abfall im Zimmer gesammelt wird und nur in geschlossenen Säcken bzw. Behältnissen das Zimmer verlässt.
- In seltenen Fällen (z. B. bei offener Lungentuberkulose) gilt der Abfallschlüssel AS 18 01 03 („Infektionsmüll"). Für Instruktionen und zum Bezug der speziellen Sammelbehältnisse sollte sich die Einrichtung an das Gesundheitsamt wenden.

HINWEIS

In den nachfolgenden Ausführungen zu jeweils speziellen Interventionen gibt es gewollte Wiederholungen, die ein häufiges Nachschlagen von Erläuterungen reduzieren sollen.

12.3 Intervention bei Gastroenteritiden

Als „Gastroenteritis" bezeichnet man eine Schleimhautentzündung des Gastrointestinaltraktes (Magen-Darm-Trakt), die meist selbstlimitierend verläuft. Eine Gastroenteritis kann infektiöse und nichtinfektiöse Ursachen haben. Wenn es sich um eine Infektion handelt, kommen sehr unterschiedliche Erreger in Frage:

- Sehr häufig **Viren,** z. B. Noroviren, Rotaviren, Adenoviren oder Sapoviren
- Häufig **Bakterien,** z. B. Shigellen, Colibakterien, Salmonellen, Campylobacter oder Clostridien
- Selten **Protozoen,** z. B. *Giardia lamblia, Entamoeba histolytica* oder Helminthen (Würmer).

12.3.1 Virale Gastroenteritiden

Virale Gastroenteritiden zählen zu den häufigsten Infektionserkrankungen in Pflegeeinrichtungen und sind stets mit der besonderen Gefahr eines Infektionsausbruchs verbunden. Wenn bei einer Gastroenteritis eine infektiöse Ursache nicht auszuschließen ist und eine Lebensmittelvergiftung nicht vorliegt, muss davon ausgegangen werden, dass es sich um eine virale infektiöse Gastroenteritis handelt. Die weitaus häufigste Ursache infektiöser Gastroenteritiden sind in Pflegeeinrichtungen für Erwachsene oder für alte Menschen Noroviren. Da sich virale Gastroenteritiden meist sehr schnell ausbreiten, sollten gegenlenkende Maßnahmen schon vor einem Erregernachweis ergriffen werden und sich an einer möglichen Norovirus-Infektion ausrichten, zumal die alternativen viralen Erreger (Rota- oder Adenoviren) vergleichbare Eigenschaften aufweisen.

Eigenschaften von Noroviren

Noroviren sind unbehüllte (nackte) RNA-Viren, die zur Familie der Caliciviren gehören. Sie sind schon bereits in sehr kleinen Mengen (10–100) infektionsfähig, überstehen nach einer oralen Aufnahme die Magenpassage unbeschadet und sind dadurch hoch ansteckungsfähig.

Die **Übertragung** erfolgt vorrangig über Kontakte (kontaminierte Hand berührt Mund), fäkal-oral, alimentär über kontaminierte Lebensmittel und durch beim Erbrechen entstehende und eingeatmete Tröpfchen.

Norovirus-Infektion

Noroviren können plötzlich auftretende schwere **Brechdurchfälle** verursachen; die Erkrankten sind hochgradig von Austrocknung bedroht. Die weitaus meisten Norovirus-Infektionen sind in den Wintermonaten zu verzeichnen.

Die **Inkubationszeit** einer Norovirus-Infektion beträgt 1–3 Tage, die **Krankheitsdauer** ebenfalls 1–3 Tage. Typisch für Norovirus-Infektionen ist es, noch am Tag der Ansteckung zu erkranken, eine kurze (1–2 Tage), aber heftige Krankheitsphase mit einem ausgeprägtem Krankheitsgefühl zu durchleiden.

Als **Ansteckungszeit** (bzw. Zeit der Erregerausscheidung) wird die Erkrankungsdauer + 48 Std. angenommen, wobei in Einzelfällen auch darüber hinaus eine Ansteckung möglich ist.

Die **Immunität** ist (ähnlich wie bei Influenza) unzuverlässig, sodass eine Ansteckungsfähigkeit auch bei im Jahr zuvor Erkrankten gegeben ist.

Noroviren lassen sich mittels einer **PCR-Untersuchung** in einer Stuhlprobe nachweisen. Die **Therapie** erfolgt symptomatisch mittels Flüssigkeits- und Elektrolytsubstitution. Bei alten Menschen ist häufig eine Volumenauffüllung mittels i. v.-Infusion notwendig.

Interventionsmaßnahmen bei viralen Gastroenteritiden

Meldepflichten (➤ Kap. 12.1.3)

- ggf. gemäß **§ 6 (1) 2. a) IfSG** (Personal mit Lebensmittelkontakt) und
- ggf. gemäß **§ 6 (1) 2. b) IfSG** (epidemischer Zusammenhang bei infektiöser Gastroenteritis).

Hygieneorganisation

- Bei Ausbrüchen Impulsschulung und Aufklärung der Klienten durchführen
- Bei Ausbrüchen Interventionsteam bilden und Entscheidungen im Team fällen

Unterbringung infizierter Personen

- Erkrankte Klienten möglichst unverzüglich räumlich isolieren und vom Gemeinschaftsleben ausschließen. Maßnahmen mit Gesundheitsamt abstimmen
- Bei Infektionsausbruch betroffene Wohnbereiche für Neuaufnahmen und Besuch sperren. U. U. zeitweilige Schließung der betroffenen Einrichtung
- Erkrankte Personalmitglieder können erst dann wieder zum Dienst erscheinen, wenn nach Ende der Symptome 48 Std. verstrichen sind
- Anzahl der Kontaktpersonen möglichst gering halten. Personen, die in Bereichen mit erkrankten Personen arbeiten, sollen nicht in anderen Bereichen der Einrichtung tätig sein

Händehygiene

- Indikationen und Methode gemäß Basishygiene
- Erforderlicher Wirkungsbereich: „begrenzt viruzid Plus" (➤ Kap. 5.3.1)

Schutzkleidung und Persönliche Schutzausrüstung (PSA)

- Schutzkittel, Schutzhandschuhe und Mund-Nasen-Schutz (besser FFP2-Maske) schon bei Betreten des Isolierzimmers anlegen
- Vor Verlassen des Isolierzimmers Ausziehen bzw. Entsorgung der getragenen Schutzkleidung und PSA (➤ Kap. 7.3.3)

Flächendesinfektion

- Tägliche Wischdesinfektion klientennaher Kontaktflächen und des Sanitärbereichs
- Schlussdesinfektion des betreffenden Zimmers bzw. (nach Infektionsausbrüchen) des gesamten betroffenen Wohnbereiches
- Erforderlicher Wirkungsbereich: „begrenzt viruzid Plus" (➤ Kap. 5.3.1)

Aufbereitung

- Medizinprodukte und sonstige Gegenstände möglichst personengebunden verwenden, anderenfalls vor der Weiterverwendung desinfizieren (Wirkungsbereich „begrenzt viruzid Plus")
- Desinfizierende Aufbereitung der Flach- und Privatwäsche
- Geschirr und Besteck unter Vermeidung von Zwischenwegen der thermischen Aufbereitung im Geschirrspüler zuführen. Isolierzimmer zum Schluss abräumen

Entsorgung

- Die Sortierung der Schmutzwäsche erfolgt als infektiöse Wäsche nach Vorgaben der Wäscherei bzw. des hauseigenen Sortierplans
- Kontaminierte Abfälle = Abfallschlüssel AS 18 01 04 (➤ Kap. 10.1.2)
- Schmutzwäsche und kontaminierte Abfälle im Isolierzimmer sammeln.

MERKE

Bei viralen Gastroenteritiden kommt es häufig zu umfassenden Infektionsausbrüchen, die sich sehr schnell innerhalb der Einrichtung verbreiten. Daher sind die genannten Interventionsmaßnahmen sofort und konsequent umzusetzen.

12.3.2 Bakterielle Gastroenteritiden

Eigenschaften von Erregern bakterieller Gastroenteritiden

Für die Verursachung bakterieller Gastroenteritiden kommen unterschiedliche Erreger wie Salmonellen, Campylobacter, Listerien, *Staphylococcus aureus* und weitere in Frage. Ein Teil dieser Erreger bildet sog. **„Enterotoxine"**, was zu Gastroenteritiden unterschiedlicher Schweregrade führen kann.

HINWEIS

Der Erreger *Clostridioides difficile* verursacht ebenfalls bakterielle Gastroenteritiden, wird aber aufgrund seiner speziellen Eigenschaften im nachfolgenden Abschnitt (➤ Kap. 12.3.3) extra behandelt und ist von den Ausführungen dieses Kapitels ausgenommen.

DEFINITION

Enterotoxine Giftstoffe, die von bestimmten Bakterien aktiv abgesondert werden (sog. „Exotoxine") und die Epithelzellen der Darmschleimhaut schädigen. Der so geschädigte Darm wird vermehrt durchlässig für Flüssigkeit und Elektrolyte, wodurch z.T. schmerzhafte und blutige Durchfälle entstehen können.

Um eine Infektion auslösen zu können, müssen bakterielle Erreger in den Verdauungstrakt gelangen. Der **Übertragungsweg** erfolgt vorrangig alimentär (d. h. über die Nahrung) oder fäkal-oral, wobei größere Erregermengen notwendig sind als bei viralen Gastroenteritiden. Wenn es zu einem Infektionsausbruch mit bakteriellen Gastroenteritiden kommt, hat das i. d. R. etwas mit gemeinsam konsumierten Lebensmitteln zu tun („Lebensmittelvergiftung").

Details zu den Erregern bzw. zur Erkrankung wie Inkubationszeit, Krankheitsdauer, Zeit der Ansteckungsfähigkeit, spezifische Symptome etc. sind je nach Erreger unterschiedlich und obliegen ebenso wie die Frage einer möglichen Erregerausscheidung der Beurteilung des behandelnden Arztes.

Der **Erregernachweis** kann anhand einer Stuhlprobe mittels einer mikroskopischen Untersuchung und dem Anlegen von Kulturen erfolgen.

Die **Therapie** erfolgt meist symptomatisch in Form eines Flüssigkeits- und Elektrolytausgleichs (ggf. mittels einer i. v.-Infusionsbehandlung).

Interventionsmaßnahmen bei bakteriellen Gastroenteritiden

Meldepflichten (➤ Kap. 12.1.3)

- gemäß **§ 6 (1) 1. IfSG** (Arztmeldepflicht), wenn es sich um Botulismus, Typhus oder Paratyphus handelt
- ggf. gemäß **§ 6 (1) 2. a) IfSG** (Personal mit Lebensmittelkontakt) und
- ggf. gemäß **§ 6 (1) 2. b) IfSG** (epidemischer Zusammenhang bei Lebensmittelvergiftung oder infektiöser Gastroenteritis)

Hygieneorganisation

- Da bakterielle Gastroenteritiden oft mit kontaminierten Lebensmitteln assoziiert sind, ist eine Ursachenabklärung erforderlich

Unterbringung infizierter Personen

- Normale Unterbringung inkl. Teilnahme am Gemeinschaftsleben mit Ausnahme von Kochgruppen
- Ansteckungsfähige Personen sollen eine separate, ihnen zugewiesene Toilette benutzen

Händehygiene

- Indikationen, Methode und Mittel gemäß Basishygiene bzw. Reinigungs- und Desinfektionsplan vor Ort
- Erkrankte Klienten sollen sich nach dem Toilettengang die Hände desinfizieren. Ggf. verlangt dies Einübung oder Assistenz

Schutzkleidung und Persönliche Schutzausrüstung (PSA)

- Gemäß Basishygiene bzw. Arbeits- und Betriebsanweisungen vor Ort.

Flächendesinfektion

- Die von Erkrankten benutzten Toiletten, Wannen und Duschen nach Benutzung wischdesinfizieren
- Mittel, Konzentrationen, Einwirkzeiten gemäß Basishygiene bzw. Reinigungs- und Desinfektionsplan vor Ort

Aufbereitung

- Alle Aufbereitungsmaßnahmen gemäß Basishygiene

Entsorgung

- Die Sortierung der Schmutzwäsche erfolgt als infektiöse Wäsche nach den Vorgaben der Wäscherei bzw. des hauseigenen Sortierplans
- Kontaminierte Abfälle = Abfallschlüssel AS 18 01 04 (➢ Kap. 10.1.2).

12.3.3 Clostridioides-difficile-Infektionen

Eigenschaften von Clostridioides difficile

Clostridioides difficile sind grampositive, anaerobe (unter Sauerstoffausschluss lebende) Bakterien, die Sporen (Dauerformen) bilden können. *Clostridioides difficile* bildet Toxine, die schwere Durchfallerkrankungen verursachen können, die als CDI (Clostridioides-difficile-Infektion) oder CDAD (Clostridioides difficile assoziierte Diarrhö) bezeichnet werden.

Der Erreger kann in der natürlichen Umwelt (Boden, Oberflächenwasser) und im Darm von Tier und Mensch nachgewiesen werden, wobei die vegetative von der Sporenform zu unterscheiden ist:

- In der **vegetativen Form** nimmt *Clostridioides difficile* seine Aktivitäten wie Stoffwechsel, Toxinproduktion und Vermehrung uneingeschränkt wahr und ist problemlos desinfizierbar.
- In der **Sporenform** sind die Stoffwechselvorgänge auf das geringstmögliche Maß gedrosselt. Es findet keine Toxinproduktion und keine Vermehrung statt. In dieser Dauerform ist das Bakterium außerordentlich robust und schwer desinfizierbar.
- Vegetative Formen von *Clostridioides difficile* wandeln sich unter ungünstigen Bedingungen in Sporen um. Treffen die Sporen auf günstige Bedingungen (z. B. im Darm), erfolgt die Umwandlung in die vegetative Form.

Clostridioides-difficile-Infektion (CDI)

Bei ca. 5 % der gesunden Bevölkerung und 20–40 % der Krankenhauspatienten ist der Darm mit *Clostridioides difficile* besiedelt. Das Vorhandensein dieses Keimes ist nicht gleichbedeutend mit einer Erkrankung, kann aber vor allem bei alten, multimorbiden und antibiotisch behandelten Personen zu einer CDI führen.

Die Erkrankung CDI kann auf **endogenem oder exogenem** Weg entstehen:

- Bei der endogenen Infektionsentstehung befindet sich der Keim bereits im Darm des Patienten. Unter Einwirkung einer Antibiotikatherapie und weiterer Einflussfaktoren (z. B. Bauchoperation) wird die Ausbreitung von *Clostridioides difficile* und damit die Bildung CDI-auslösender Toxine begünstigt.
- Eine exogene Infektionsentstehung liegt vor, wenn der Keim bzw. die Sporen bei bislang unbesiedelten Personen auf oralem Wege („Schmierinfektion") in den Verdauungstrakt gelangte. Die weiteren Folgen entsprechen denen der endogenen Entstehung.

Der **Krankheitsbeginn** erfolgt meist 5–10 Tage nach Beginn der Antibiotikatherapie, die **Krankheitsdauer** ist individuell und reicht von wenigen Tagen bis zu mehreren Monaten. In ca. 20 % der Fälle kommt es nach Abklingen der Symptome zu einer erneuten Erkrankung.

Während der Erkrankung werden der Erreger und seine Sporen massenhaft ausgeschieden und können leicht durch **direkte und indirekte Kontakte** verschleppt werden.

Eine CDI stellt für die Erkrankten ein belastendes und bedrohliches Krankheitsgeschehen dar, welches mit schweren und schmerzhaften Durchfällen und dem damit verbundenem Flüssigkeits- und Elektrolytverlust einhergeht. Ferner kann es zu schwerwiegenden **Komplikationen** wie Darmperforation oder Blutvergiftung kommen, sodass CDI mit einer hohen Letalitätsquote verbunden ist.

Die **Diagnose** erfolgt meist anhand einer Stuhlprobe durch einen Toxinnachweis nach einem vorausgegangenem Schnelltest auf *Clostridioides difficile*.

Therapeutisch wird eine Flüssigkeits- und Elektrolytsubstitution vorgenommen, außerdem werden Antibiotika wie Metronidazol, Vancomycin oder Fidaxomicin verabreicht.

Interventionsmaßnahmen bei CDI

Meldepflichten (➤ Kap. 12.1.3)

- ggf. gemäß **§ 6 (1) 1a. b) IfSG** bei Erkrankung oder Tod an einer Clostridioides-difficile-Infektion mit klinisch schwerem Verlauf
- ggf. gemäß **§ 6 (1) 2. a) IfSG** (Personal mit Lebensmittelkontakt) und
- ggf. gemäß **§ 6 (1) 2. b) IfSG** (epidemischer Zusammenhang bei Lebensmittelvergiftung oder infektiöser Gastroenteritis)

Hygieneorganisation

- Bei Übernahme eines Krankhauspatienten mit oder nach CDI abklären, ob Ansteckungsfähigkeit noch vorliegt

Unterbringung infizierter Personen

- Isolierung und Ausschluss vom Gemeinschaftsleben möglichst in einem Einzelzimmer mit eigener Nasszelle. Unabdingbar ist ein eigenes WC bzw. klientengebundener Nachtstuhl sowie ein desinfizierbarer Matratzenschutz
- Besuche sind unproblematisch. Es soll jedoch vermieden werden, dass CDI-erkrankte Personen mit antibiotisch behandelten Personen Kontakt haben

Händehygiene

- Alkoholische Desinfektionsmittel sind gegenüber bakteriellen Sporen und somit auch gegen *Clostridioides-difficile*-Sporen unwirksam. Daher Waschen der Hände nach erfolgter Händedesinfektion, um die Sporen durch Abspülen zu beseitigen. Händewaschen vor allem nach Kontamination sowie vor Zubereitung, Austeilen oder Verabreichen von Speisen oder Sondennahrung
- Erkrankte Personen sollen sich nach dem Toilettenbesuch sorgfältig die Hände waschen

Schutzkleidung und Persönliche Schutzausrüstung (PSA)

- Schutzhandschuhe und Schutzkittel bei allen körperlichen Kontakten
- Vor Verlassen des Isolierzimmers Entsorgung der getragenen Schutzkleidung und PSA

Flächendesinfektion

- Tägliche Wischdesinfektion der unmittelbaren Umgebung und des Sanitärbereichs im Zimmer betroffener Klienten mit sporiziden Mitteln, Konzentrationen und Einwirkzeiten (➤ Kap. 5.3.1)
- Schlussdesinfektion des betreffenden Zimmers mit sporiziden Mitteln, Konzentrationen und Einwirkzeiten

Aufbereitung

- Medizinprodukte und sonstige Gegenstände möglichst personengebunden verwenden, anderenfalls vor der Weiterverwendung mit sporiziden Mitteln, Konzentrationen und Einwirkzeiten desinfizieren
- Desinfizierende Aufbereitung der Flach- und Privatwäsche
- Aufbereitung von Geschirr und Besteck gemäß Basishygiene

Entsorgung

- Die Sortierung der Schmutzwäsche erfolgt als infektiöse Wäsche nach Vorgaben der Wäscherei bzw. des hauseigenen Sortierplans
- Kontaminierte Abfälle = Abfallschlüssel AS 18 01 04 (➤ Kap. 10.1.2)
- Schmutzwäsche und kontaminierte Abfälle im Isolierzimmer sammeln.

MERKE

CDI ist weit mehr, als nur eine „Durchfallerkrankung" und verlangt für die Zeit der Ansteckungsfähigkeit u. a. eine räumliche Isolierung (behördliche Zustimmung vorausgesetzt), die Verwendung sporizider Flächendesinfektionsmittel und eine geänderte Händehygiene.

12.4 Influenza und COVID-19

Influenza und COVID-19 sind zwei systemische Infektionserkrankungen, die eine Reihe von Gemeinsamkeiten aufweisen:

- Bei den Infektionserregern handelt es sich um umhüllte Viren, deren Übertragung vorrangig über den Respirationstrakt, aber auch über Kontakte erfolgt.
- Die Ansteckungsfähigkeit ist vergleichsweise hoch, was zu Epidemien oder Pandemien führen kann. Es gibt eine saisonale Häufung in der kälteren Jahreshälfte.
- Die Übertragung erfolgt durch große und kleine Atemtröpfchen bzw. Tröpfchenkerne sowie durch direkte und indirekte Kontakte.
- Wie bei allen umhüllten Viren ist eine gute Desinfizierbarkeit gegeben (Wirkungsbereich „begrenzt viruzid", ➤ Kap. 5.3.1).
- Es gibt einen Impfschutz, wobei zu berücksichtigen ist, dass die Erreger beider Erkrankungen fortlaufend Varianten bilden, was eine Aktualisierung der Impfung erforderlich macht.
- Die Interventionsmaßnahmen sind nahezu identisch.

TIPPS & LINKS

Sowohl Influenza als auch COVID-19 sind Erkrankungen, die saisonal unterschiedliche Verläufe aufweisen und mit Epidemien bzw. Pandemien verbunden sind bzw. sein können. Sollte es innerhalb der Einrichtung zu Erkrankungsfällen kommen, ist es daher ratsam, zur Erlangung aktueller Informationen und Kenntnisnahme amtlicher Vorgaben die Website des zuständigen regionalen Kompetenzzentrums aufzusuchen (z. B. Landesgesundheitsamt).

12.4.1 Influenza

Eigenschaften von Influenzaviren

Erreger der Influenza (oder Grippe) sind Orthomyxoviren, die in die Typen A, B und C unterteilt werden. An Influenza können Menschen und Tiere erkranken. Für den Menschen sind die saisonal in den Wintermonaten auftretenden Influenza A- und B-Viren besonders relevant.

Bei Influenzaviren erzeugen die Oberflächenproteine Hämagglutinin (HA) und Neuraminidase (NA) Virusvarianten, wobei es 18 verschiedene HA- und 9 verschiedene NA-Proteine gibt. Die Kombinationen von HA und NA führt bei Typ-A-Viren zu Subtypen. Bei Influenzaviren werden daher Abkürzungen wie z. B. A(H3N2) verwendet, die sich auf den Virustyp (A) und auf den Subtyp (H3N2) beziehen. Die saisonale Influenza betrifft die Subtypen A(H1N1), A(H2N2) und A(H3N2). Verschiedene Subtypen und weitere Differenzierungen führen dazu, dass die Viruseigenschaften in jeder Saison variieren und somit jährlich eine Aktualisierung des Impfschutzes erfordern. Bei der Influenza B wird nicht in Subtypen unterschieden, sondern nach genetisch unterschiedliche Stamm-Linien (z. B. B/Yamagata-Linie oder B/Victoria-Linie).

Befürchtet wird, dass bestimmte, normalerweise bei Tieren verbreitete Subtypen (Verursacher von „zoonotischer Influenza"), z. B. „Vogelgrippe" oder „Schweinegrippe", sich dahingehend verändern, dass sie auch von Mensch zu Mensch übertragbar sind. In diesem Fall würde eine für den Menschen neue Influenza-Variante entstehen, die schwere Krankheitsverläufe und eine pandemieartige Verbreitung befürchten lässt.

Die Erkrankung Influenza

Bei einer Influenza kommt es nach einer kurzen **Inkubationszeit** von 1–2 Tagen zu plötzlich einsetzenden **Symptomen** wie hohes Fieber, Kopfschmerzen, Muskelschmerzen, Reizhusten, Schwäche, Schweißausbruch und vor allem zu einem ausgeprägten Krankheitsgefühl.

Die **Krankheitsdauer** beträgt meist 5–7 Tage, wobei ca. ein Drittel der Infizierten einen schweren und ein weiteres Drittel einen leichten Verlauf erleidet. Beim restlichen Drittel kommt es zu einem asymptomatischen Verlauf. Alte und multimorbide (mehrfach erkrankte) Personen sind bei einem schweren Verlauf besonders gefährdet.

Die **Ansteckungszeit** beginnt kurz vor Auftreten der ersten Symptome und hält bis zu einer Woche danach an. Kinder sind länger ansteckungsfähig als Erwachsene.

Während oder im Anschluss an eine Influenza kann es zu lebensbedrohlichen **Folgeerkrankungen** wie Pneumonie (Lungenentzündung), Enzephalitis (Gehirnentzündung) oder Myokarditis (Herzmuskelentzündung) kommen.

Die **Diagnostik** erfolgt mittels eines Antigen-Nachweises oder einer PCR-Untersuchung.

Eine antivirale **Therapie** mit Medikamenten wie Oseltamivir oder Zanamivir ist möglich, wird aber nur bei schweren Verläufen oder gravierenden Risikofaktoren erwogen. I. d. R. erfolgt lediglich eine symptomatische Therapie.

12.4.2 COVID-19

HINWEIS

Bei COVID-19 handelt es sich um eine relativ neue Erkrankung, die erstmals im Jahr 2019 in Erscheinung trat. Die nachfolgenden Ausführungen beziehen sich auf Angaben aus dem Jahr 2021. Aufgrund der dynamischen Entwicklung in Bezug auf COVID-19 ist anzuraten, sich bei den einschlägigen Informationsquellen (z. B. www.rki.de/covid-19) fortlaufend nach dem aktuellen Informationsstand zu erkundigen.

Eigenschaften von SARS-CoV-2-Viren

SARS-CoV-2-Viren gehören zur Gruppe der Coronaviren. Coronaviren können sowohl Menschen als auch verschiedene Tiere infizieren. Die verschiedenen Arten verursachen beim Menschen gewöhnliche Erkältungen, aber auch potenziell tödlich verlaufende Krankheiten wie das „Middle East Respiratory Syndrome" (MERS) oder das „Severe Acute Respiratory Syndrome" (SARS).

Im Jahr 2019 trat ein neues, von Mensch zu Mensch übertragbares Coronavirus mit der Bezeichnung SARS-CoV-2 (SARS-Coronavirus 2) auf, welches eine als „COVID-19" (Corona virus disease 2019) bezeichnete systemische Erkrankung erzeugte und im Jahr 2020 eine Pandemie auslöste.

Das SARS-CoV-2-Virus entwickelt in ähnlicher Weise wie Influenzaviren Varianten und tritt vermehrt in den Wintermonaten auf.

Die Erkrankung COVID-19

Die mittlere **Inkubationszeit** von COVID-19 beträgt 5–6 Tage, in Einzelfällen aber auch bis zu 14 Tage. Die Zeit einer möglichen **Ansteckungsfähigkeit** beginnt bei Infizierten bereits 2 Tage vor Auftreten der Symptome und erstreckt sich auf deren Dauer.

Häufige **Symptome** sind Husten, Fieber, Schnupfen, Störung des Geruchs- und/oder Geschmacksinns, Symptome einer Pneumonie (Lungenentzündung). Neben dem Atemtrakt können auch weitere Organe bzw. Organsysteme wie Herz-Kreislauf-System, Gastrointestinaltrakt, Nieren oder Nervensystem betroffen sein.

Der **Krankheitsverlauf** kann weitgehend symptomfrei, mit leichten Symptomen, aber auch in einer schweren, lebensbedrohlichen Form erfolgen. Vor allem alte, multimorbide (mehrfach erkrankte) Personen müssen mit einem schweren, mitunter auch tödlichen, Verlauf rechnen.

Ein Teil der an COVID-19 Infizierten entwickelt nach der eigentlichen Erkrankung ein **Post-COVID-Syndrom.** Als solches bezeichnet man Gesundheitsbeeinträchtigungen in Form von dauerhaftem Verlust des Geschmacks- und Geruchssinns, Antriebslosigkeit, Schwäche, depressive Verstimmung und bleibende Atembeschwerden, die länger als 12 Wochen nach Erkrankung andauern. Symptome, die 4 Wochen nach der akuten Krankheitsphase und länger bestehen, werden auch als Long-COVID bezeichnet.

12.4.3 Interventionsmaßnahmen bei Influenza oder COVID-19

Meldepflichten (➤ Kap. 12.1.3)

- gemäß § 6 (1) 1. t) IfSG (Arztmeldepflicht), wenn es sich um COVID-19 handelt
- gemäß § 6 (3) IfSG bei Auftreten von zwei oder mehr nosokomialen Infektionen, bei denen ein epidemischer Zusammenhang wahrscheinlich ist oder vermutet wird (Ausbruch)
- Bei Influenza kann es bei einer Epidemie oder Pandemie über Gesetzesänderungen oder Rechtsverordnungen zur Anpassung der Meldepflichten kommen

Hygieneorganisation

- Bei Ausbrüchen Impulsschulung und Aufklärung der Klienten durchführen
- Bei Ausbrüchen Interventionsteam bilden und Entscheidungen im Team fällen

Unterbringung infizierter Personen

- Erkrankte Klienten unverzüglich isolieren und vom Gemeinschaftsleben ausschließen. Maßnahmen mit Gesundheitsamt abstimmen. Ggf.

werden für Kontaktpersonen Quarantänemaßnahmen angeordnet
- Bei Infektionsausbruch betroffene Wohnbereiche für Neuaufnahmen und Besuch ggf. sperren. U. U. zeitweilige Schließung der betroffenen Einrichtung (ggf. Abklärung mit Gesundheitsamt)
- Erkrankte Personalmitglieder können erst dann wieder zum Dienst erscheinen, wenn eine Ansteckungsgefahr nicht mehr anzunehmen ist
- Anzahl der Kontaktpersonen möglichst gering halten. Personen, die in Bereichen mit erkrankten Personen arbeiten, sollen nicht in anderen Bereichen der Einrichtung tätig sein

Händehygiene
- Indikationen, Methode und Mittel gemäß Basishygiene

Schutzkleidung und Persönlicher Schutzausrüstung (PSA)
- Schutzkittel, Schutzhandschuhe, FFP2-Maske und Schutzbrille (/Gesichtsvisier) schon bei Betreten des Isolierzimmers
- Vor Verlassen des Isolierzimmers Entsorgung der getragenen Schutzkleidung und PSA und ggf. Desinfektion von Schutzbrille (/Gesichtsvisier)

Flächendesinfektion
- Tägliche Wischdesinfektion patientennaher Kontaktflächen und des Sanitärbereichs
- Schlussdesinfektion des betreffenden Zimmers bzw. (nach Infektionsausbrüchen) des gesamten betroffenen Wohnbereiches
- Mittel, Konzentrationen und Einwirkzeiten gemäß Basishygiene

Aufbereitung
- Medizinprodukte und sonstige Gegenstände möglichst personengebunden verwenden, anderenfalls vor der Weiterverwendung desinfizieren (Mittel, Konzentrationen und Einwirkzeiten gemäß Basishygiene)
- Desinfizierende Aufbereitung der Flach- und Privatwäsche
- Geschirr und Besteck unter Vermeidung von Zwischenwegen der thermischen Aufbereitung im Geschirrspüler zuführen. Isolierzimmer zum Schluss abräumen

Entsorgung
- Die Sortierung der Schmutzwäsche erfolgt als infektiöse Wäsche nach Vorgaben der Wäscherei bzw. des hauseigenen Sortierplans
- Kontaminierte Abfälle = Abfallschlüssel AS 18 01 04 (➤ Kap. 10.1.2)
- Schmutzwäsche und kontaminierte Abfälle im Isolierzimmer sammeln.

12.5 Hämatogen übertragbare Erkrankungen

Grundsätzlich kann eine hämatogene Übertragung von Mikroorganismen endogen (innerhalb des eigenen Körpers, z. B. infolge einer Zahnwurzelentzündung) oder exogen (von außen in den Körper gelangend) erfolgen. Meist handelt es sich um exogene Übertragungen von
- Hepatitis-B-Viren (HBV)
- Hepatitis-C-Viren (HCV)
- Hepatitis-D-Viren (HDV), welche nur in Verbindung mit HBV infizieren können
- Humane Immundefizienz-Viren (HIV)

im Rahmen von Drogenkonsum, Geschlechtsverkehr, aber auch von im Beruf erlittenen Verletzungen (z. B. Nadelstichverletzung).

Die Infektionsrisiken bei einer exogenen hämatogenen Übertragung sind u. a. davon abhängig, um welche Körperflüssigkeiten bzw. Ausscheidungen es sich handelt (➤ Tab. 12.1).

12.5.1 Hepatitiserkrankungen

Als „Hepatitis" bezeichnet man eine Entzündung der Leber, einhergehend mit einer Schädigung und Zerstörung der Leberzellen. Als **Ursache** kommen Mikroorganismen, Gifte oder Autoimmunerkrankungen in Betracht.

Die Erkrankung verläuft anfangs meist unbemerkt, da die ersten **Symptome** wie Müdigkeit, Appetitlosigkeit, Gelenk- und Muskelschmerzen, Fieber und Oberbauchbeschwerden vieldeutig sind. Später entwickelt sich häufig ein Ikterus und weitere Symptome einer Gallenabflussstörung wie entfärbter Stuhl, dunkler

Tab. 12.1 Risiken hämatogen übertragbarer Infektionen bei Körperflüssigkeiten und Ausscheidungen [M119/M1099]

Potenziell hohes Infektionsrisiko	Potenziell geringes Infektionsrisiko*
Blut und Körperflüssigkeiten mit Blutbeimengungen Gewebe Punktate (Liquor-, Synovia- (Gelenkflüssigkeit) oder Pleurapunktat, Peritoneal- oder Amnionflüssigkeit Samenflüssigkeit Vaginalsekret	Fäces Urin Nasensekret, Sputum, Speichel Schweiß Tränenflüssigkeit Erbrochenes

* sofern keine Blutbeimengungen vorhanden sind

Urin, Juckreiz, Durchfall, Übelkeit und Erbrechen. Vor allem bei Kindern sind asymptomatische Verläufe häufig.

DEFINITION

Ikterus Gelbfärbung der Skleren (weiße „Augapfelanteile") und der Haut. Ursache ist die Abgabe des Gallenfarbstoffs Bilirubin in das Blut aufgrund einer Leberfunktionsstörung.

Bei einer infektiösen Hepatitis variiert die **Inkubationszeit** je nach Erreger (HBV ca. 2–3 Monate, HCV ca. 2 Monate).

Die **Krankheitsdauer** einer Hepatitis bewegt sich zwischen wenigen Monaten und einem halben Jahr. Was darüber hinaus geht, wird als **chronische Hepatitis** bezeichnet.

Als mögliche **Folge einer Hepatitis** kann sich eine Leberzirrhose (d. h. ein mit Vernarbung einhergehender bindegewebiger Umbau der Leber) oder Leberkrebs entwickeln.

Die **Diagnose** erfolgt anhand einer Blutuntersuchung („Leberwerte") und – bei Verdacht auf eine infektiöse Hepatitis – über einen Antikörpernachweis.

Bzgl. **Prophylaxe und Therapie** wird unterschieden zwischen

- Impfung; nur verfügbar bei HBV, wichtig für Beschäftigte mit Klientenkontakt oder die einer Infektionsgefahr durch Nadelstichverletzung ausgesetzt sind (➤ Kap. 7.5.4)
- Postexpositionsprophylaxe nach Infektion; nur verfügbar bei HBV
- Medikamentöse Therapie; verfügbar bei HBV und HCV.

DEFINITION

Postexpositionsprophylaxe (auch: „passive Impfung") Prophylaktische Maßnahmen nach einer anzunehmenden Infektion (z. B. nach Nadelstichverletzung) bei nichtimmunen Personen. Hierzu werden möglichst sofort nach dem Infektionsereignis („Exposition") und nach ärztlicher Beurteilung der Sachlage unter Bezugnahme auf Fachempfehlungen erregerspezifische Immunglobuline (Abwehrstoffe) und/oder Impfstoff verabreicht.

12.5.2 AIDS

Das Kürzel „AIDS" steht für „Acquired immune deficiency syndrome" = „Erworbenes Immunschwächesyndrom". Bei dieser Erkrankung schädigen HIV bestimmte Abwehrzellen.

Krankheitsverlauf: HIV-Antikörper sind 2–10 Wochen nach Infektion nachweisbar. Ca. 2 Wochen nach der Infektion treten erste, unspezifische Symptome auf (ähnlich einem grippalen Infekt). Danach bleibt die infizierte Person meist jahrelang symptomfrei.

10 Jahre nach einer HIV-Infektion sind ca. 50 % der Infizierten mit schweren Immundefekten erkrankt, Kinder und Säuglinge schneller. Die Folgen sind:

- Infektionen durch opportunistische Krankheitserreger (z. B. Candida oder Toxoplasmose)
- Karposi-Sarkom, eine Hautkrebserkrankung
- Andere Krebserkrankungen.

Die **Ansteckungsfähigkeit** beginnt ca. 2 Wochen nach Exposition und bleibt, in Abhängigkeit von der Virusmenge im Blut oder anderen Körpersekreten, bestehen.

Die **Diagnostik** erfolgt durch einen Antigen-Schnelltest oder eine PCR-Untersuchung.

Gegen HIV ist keine Impfung, aber eine **Postexpositionsprophylaxe** verfügbar. Ein Fortschreiten des Krankheitsbildes AIDS kann durch **antivirale Medikamente** verhindert werden.

DEFINITION

Opportunistische Krankheitserreger und Infektionen Als „opportunistisch" (lat. „*opportunus*" = „günstig, geeignet, bequem") wird im normalen Sprachgebrauch ein zweckmäßiges, der jeweiligen Lage angepasstes und auf den eigenen Vorteil ausgerichtetes Handeln bezeichnet. Daher werden Krankheitserreger, die nur im Fall einer Abwehrschwäche zu einer Infektionserkrankung führen, als „opportunistische" oder auch als „fakultativ pathogene" Krankheitserreger bezeichnet.

12.5.3 Interventionsmaßnahmen bei hämatogen übertragbaren Erkrankungen

Meldepflichten (➤ Kap. 12.1.3)

- gemäß **§ 6 (1) 1. e) IfSG** (Arztmeldepflicht), bei jeder akuten Virushepatitis

Hygieneorganisation

Im Rahmen der Basishygiene ist sicherzustellen,

- dass Arbeits- und Betriebsanweisungen für den Verletzungsfall vor Ort verfügbar sind und dass ermittelt wurde, welche Institutionen Postexpositionsprophylaxen durchführen können
- dass bei Injektionen oder Blutzuckerüberprüfungen Sicherheitsgeräte verwendet werden
- dass die Entsorgung von „Sharps" (AS 18 01 01) ordnungsgemäß direkt am Ort des Gebrauchs in stichfeste Behältnisse erfolgt.

Alle weiteren Punkte entsprechen denen der Basishygiene.

12.6 Multiresistente Infektionserreger (MRE)

Als Multiresistente Erreger (MRE) bezeichnet man Infektionserreger, die gegen die meisten normalerweise einsetzbaren Medikamente immun geworden sind, es handelt sich also um erworbene (sekundäre) Resistenzen (➤ Kap. 3.2.2). Der Begriff findet vor allem im Zusammenhang mit bakteriellen Erregern nosokomialer Infektionen (➤ Kap. 2.3) Anwendung. Unterschieden werden

- **MRSA** (Methicillin-resistenter *Staphylococcus aureus*),
- **MRGN** (Multiresistente gramnegative Stäbchenbakterien),
- **VRE** (Vancomycin-resistente Enterokokken).

Bei MRE besteht das Problem darin, dass im Infektionsfall die normalerweise einsetzbaren Medikamente (Antibiotika) nicht oder nur unzureichend wirken, sodass sog. „Reserveantibiotika" verwendet werden müssen.

MERKE

Bei MRE handelt es sich um multiresistente Varianten von bakteriellen Erregern, die vor allem als Verursacher nosokomialer Infektionen (➤ Kap. 2.3) bekannt sind. Abgesehen von der besonders ausgeprägten Antibiotika-Resistenz unterscheiden sich MRE in allen weiteren Eigenschaften (z. B. Übertragbarkeit oder Toxizität) nicht von den „normal resistenten" bzw. „antibiotikasensiblen" Varianten des gleichen Erregers.

DEFINITION

Reserveantibiotika Antibakterielle Medikamente (Antibiotika), die nur bei strenger Indikationsstellung (z. B. bei MRE) Verwendung finden. Der Grund für die Restriktion kann darin liegen, dass schwere Nebenwirkungen auftreten können (z. B. Nierenschädigung bei Vancomycin) oder eine Resistenzbildung bei neuen Substanzen zu befürchten ist (z. B. bei Tigecyclin oder Linezolid).

12.6.1 MRSA

Staphylococcus aureus

Staphylococcus aureus ist ein grampositives Bakterium, welches bakterielle Infektionen in Form von Abszessen, Gastroenteritiden oder Atemwegsinfektionen verursachen kann. Innerhalb medizinischer Gesundheitseinrichtungen ist *Staphylococcus aureus* ein häufiger Verursacher nosokomialer Infektionen wie postoperative Wundinfektionen, Harnwegsinfektionen, Beatmungspneumonie oder Sepsis.

Der natürliche **Standort** von *Staphylococcus aureus* ist die Haut und die Schleimhaut von Mensch und Tier. Etwa 20–30 % aller Menschen sind ständig oder vorübergehend mit *Staphylococcus aureus* besiedelt, vorwiegend im Nasen- und Rachenraum; ca. 0,5–2 % mit der Variante MRSA. Eine solche Kolonisation (auch im Fall von MRSA) ist nicht mit einer Erkrankung gleichzusetzen, bietet aber einen möglichen

Ausgangspunkt für ein Infektionsgeschehen und ermöglicht u. U. eine Übertragung auf weitere Personen.

I. d. R. geht eine *Staphylococcus-aureus*-Infektion von der eigenen besiedelten Haut oder Schleimhaut der kolonisierten Person aus und ist somit endogener Natur (➤ Kap. 2.2.1). Insbesondere in Kliniken und anderen Gesundheitseinrichtungen kann aber auch eine exogene **Übertragung** (➤ Kap. 2.2.2) von Klient zu Klient erfolgen, vorwiegend über kontaminierte Hände des pflegerischen oder ärztlichen Personals.

MRSA

Staphylococcus-aureus-Infektionen sind mit verschiedenen Antibiotika normalerweise gut behandelbar. Stämme dieses Erregers haben jedoch umfassende Antibiotikaresistenzen entwickelt, u. a. gegen das Antibiotikum Methicillin, welches früher als Indikatorsubstanz bei der Resistenztestung diente. Sie werden daher als Methicillin-resistente Staphylococcus aureus, abgekürzt als MRSA, bezeichnet. Die Resistenz gegen Methicillin markiert, dass eine Multiresistenz, d. h. auch eine Resistenz gegen andere Antibiotika, vorliegt. Somit ist MRSA die multiresistente Variante des Bakteriums *Staphylococcus aureus*, wobei sich alle weiteren Eigenschaften von MRSA nicht von denen der normalresistenten Varianten unterscheiden.

HINWEIS

Zwischenzeitlich bezog sich die Multiresistenz von *Staphylococcus aureus* auch auf das Antibiotikum Oxacillin. Man verwendete daher auch das Kürzel ORSA. Bei ORSA und MRSA handelt es sich jedoch um denselben Erreger, wobei sich die Bezeichnung MRSA durchgesetzt hat. Inzwischen werden weder Methicillin noch Oxacillin zur Resistenztestung verwendet, die Verwendung der Kürzel wurde jedoch beibehalten.

Folgende **MRSA-Varianten** werden unterschieden:

- **HA-MRSA:** Das „HA" steht für „hospital acquired" bzw. „healthcare associated" (übersetzt: im Krankenhaus erworben bzw. mit dem Gesundheitswesen im Zusammenhang stehend). HA-MRSA wird häufig bei multimorbiden Menschen nachgewiesen. Die Übertragung erfolgt vorrangig im Zusammenhang mit invasiven medizinischen Maßnahmen.
- **LA-MRSA:** Das „LA" steht für „livestock associated" (übersetzt: mit Nutztieren in Zusammenhang stehend). Da auch Nutztiere *Staphylococcus-aureus*-Träger sein können, haben sich als Folge von Antibiotika-Gaben in der Massentierhaltung spezielle MRSA-Typen gebildet, die vom Tier auf den Menschen übertragbar sind. Betroffen von LA-MRSA sind meist Landwirte, Veterinäre etc.
- **CA-MRSA:** Das „CA" steht für „community acquired" (übersetzt: in der Gemeinschaft erworben). Diese MRSA-Variante bildet das Toxin PVL (Panton Valentine Leukozidin), tritt unabhängig von disponierten Personen und Klinikaufenthalten auf, hat eine ausgeprägte Tendenz zur epidemischen Verbreitung und verursacht u. a. Furunkel und Abszesse.

HINWEIS

HA-MRSA ist in Gesundheitseinrichtungen die mit Abstand häufigste MRSA-Variante. Wenn in den weiteren Ausführungen von „MRSA" die Rede ist, bezieht sich das auf HA-MRSA, sofern nicht anders angegeben.

Die **Diagnose** von MRSA erfolgt mittels eines Abstriches des Mund-Rachen-Raumes und der Nasenvorhöfe mit einer nachfolgenden Kulturuntersuchung (➤ Kap. 3.2.3).

MRSA-Sanierung

In Hinblick auf eine mögliche Verbreitungsgefahr innerhalb der Gesundheitseinrichtung ist die Beseitigung von MRSA durch eine „**MRSA-Sanierung**" empfehlenswert, sofern die MRSA-positive Person hierfür geeignet ist und Erfolgsaussichten bestehen. Die Indikationsstellung, Auswahl der Mittel und Festlegung der Durchführungsmodalitäten obliegen dem behandelnden Arzt.

Ein typisches **Sanierungsschema** gestaltet sich über eine Durchführungsdauer von 5 Tagen wie folgt:

- 3 x tägl. antibiotische Behandlung der Nasenvorhöfe und antiseptische Behandlung des Mund-Rachen-Raumes
- 1 x tägl. antiseptische Behandlung der Haare und der Haut
- 1 x tägl. begleitende Maßnahmen, u. a. kompletter Wäschewechsel mit nachfolgender des-

infizierender Aufbereitung und Desinfektion der Klientenumgebung inkl. Sanitäranlagen
- Erfolgskontrollen (Kontrollabstriche) zur Sicherung des vorläufigen Erfolges frühestens nach 3 Tagen bis spätestens 1 Monat und zur Sicherung des langzeitigen Erfolges nach 3–6 Monaten sowie nach einem Jahr.

Der Erfolg einer Sanierungsbehandlung steht in Frage, wenn **sanierungshemmende Faktoren** vorliegen wie Devices (➤ Kap. 11.4), Dialysepflichtigkeit, laufende antibiotische Therapie, Haut- und Weichgewebeinfektion oder offene (sezernierende) Wunden.

TIPPS & LINKS

Nähere Hinweise zur Gestaltung und Durchführung einer MRSA-Sanierung enthält die Informationsschrift „MRSA-Sanierung im niedergelassenen Bereich" der MRSA-Netzwerke Niedersachsen. Sie kann kostenlos von der Website www.mrsa-netzwerke.niedersachsen.de heruntergeladen werden (unter <Dokumente/Stationäre Einrichtungen>).

12.6.2 MRGN

Das Kürzel MRGN ist eine Sammelbezeichnung für „Multiresistente gramnegative Stäbchenbakterien". Hierbei handelt es sich um gramnegative stäbchenförmige Bakterien wie E. Coli-, Klebsiella-, Proteus-, Serratia-, Enterobacter-, Citrobacter-, Pseudomonas- und Acinetobacter-Arten. Diese Bakterien gehören teilweise zur normalen Flora des menschlichen Darmes (somit ist jeder Mensch mit ihnen besiedelt), können aber auch der feuchten unbelebten Umgebung entstammen (sog. „Pfützenkeime").

Gramnegative Stäbchenbakterien (und somit auch MRGN) sind normalerweise nicht krankmachend und z. T. für unser Leben von essenzieller Bedeutung (z. B. als Verdauungsbakterien). Sie können dennoch als Erreger von Harnwegs-, Wund- und Atemweginfektionen in Erscheinung treten, meist indem sie an einen Ort gelangen, wo sie nicht hingehören (z. B. wenn sich Colibakterien statt im Darm in der Harnblase befinden). Somit ist es wie bei allen MRE auch bei MRGN wichtig zu unterscheiden, ob lediglich eine Kolonisation oder eine Infektionserkrankung vorliegt. Im letzteren Fall sind meist invasive medizinische Maßnahmen wie Katheterisierungen, Beatmungen oder Operationen ursächlich am Zustandekommen beteiligt.

Bei den meisten MRGN-assoziierten Kolonisationen oder Infektionen stammen die Infektionserreger aus der Flora der betroffenen Person und sind daher endogen bedingt (➤ Kap. 2.2.1). Die **Übertragung** exogener MRGN (➤ Kap. 2.2.2) erfolgt meist als Kontaktübertragung über die kontaminierten Hände des Personals, oft ausgehend vom Umgang mit Urin und Fäkalien. Ferner können auch Flächen aus der Umgebung der MRGN-positiven Person oder deren Atemtröpfchen Keimquellen darstellen.

Die **Diagnose** von MRGN-Keimen erfolgt mittels eines Abstrichs oder einer Urin- bzw. Stuhlprobe mit anschließender Kultur-Untersuchung und weiteren Verfahren (z. B. MALDI-TOF).

Im Gegensatz zu MRSA ist bei MRGN-Kolonisationen oder -Infektionen eine **Sanierungsbehandlung** nicht möglich.

MRGN-Differenzierung

Bei MRGN sind zur Bestimmung des Resistenzgrades weitere **Differenzierungen** zu treffen. Anders als bei MRSA wird die Frage der Multiresistenz nicht an einer einzelnen Substanz (Methicillin), sondern an 4 wichtigen Wirkstoffen festgemacht. Im Normalfall sollten die vier Wirksubstanzen Piperacillin, Cefotaxim, Ciprofloxacin und Carbapenem gegen gramnegative Stäbchenbakterien wirksam sein, wobei die Wirksamkeit von Carbapenem besonders wichtig ist. Eine teilweise oder fehlende Wirksamkeit führt zu folgender Einteilung:
- **2MRGN:** 2 der 4 Wirksubstanzen wirken nicht oder unzureichend
- **3MRGN:** 3 der 4 Wirksubstanzen wirken nicht oder unzureichend
- **4MRGN:** 4 Wirksubstanzen wirken nicht oder unzureichend.

Verständlicherweise stellen 2MRGN ein weit geringeres Problem als 4MRGN dar. Anders als bei MRSA gibt es kaum Angaben zum Vorkommen von MRGN innerhalb der Allgemeinbevölkerung. Es ist aber davon auszugehen, dass 3MRGN-Erreger in Gesundheitseinrichtungen sehr viel häufiger vertreten sind als MRSA. 4MRGN werden dagegen in nichtmedizinischen Einrichtungen relativ selten ermittelt.

MRGN-Besonderheiten

Die Multiresistenz bei MRGN wird z. T. durch Enzyme mit der Bezeichnung **ESBL** (Extended-Spectrum-Betalaktamasen) hervorgerufen. Wenn ein MRGN-Keim solche Substanzen bildet, spricht man auch von einem „ESBL-Bildner"; meist im Zusammenhang mit 2MRGN.

Einige MRGN sind in der Lage, ihre Resistenzeigenschaften an andere Bakterienarten weiterzugeben, wodurch diese auch multiresistent werden.

Unter den MRGN kommt den Bakterien „*Acinetobacter baumannii*" und „*Klebsiella pneumoniae*" eine besondere Bedeutung zu, da sie einerseits eine besonders hohe Tenazität vorweisen und andererseits oft eine 4MRGN-Multiresistenz aufweisen.

DEFINITION

Tenazität Anhaftvermögen in Verbindung mit Widerstandsfähigkeit gegen äußere Einflüsse bezeichnet. Bakterien mit einer hohen Tenazität sind in der Lage, sich gut in der unbelebten Umgebung zu behaupten und sich dort zu verbreiten.

MERKE

MRGN ist eine Sammelbezeichnung, die für viele unterschiedliche gramnegative Bakterien Anwendung finden kann. Auch hinsichtlich der Resistenz-Ausprägung gibt es Unterschiede, sodass man zwischen 2-, 3- und 4MRGN unterscheidet. Mit Ausnahme von „*Acinetobacter baumannii*" und „*Klebsiella pneumoniae*" sind 3MRGN in Pflegeeinrichtungen unproblematisch.

12.6.3 VRE

Zu einer natürlichen und gesunden Darmflora gehören u. a. die beiden grampositiven Bakterien *Enterococcus faecium* und *Enterococcus faecalis*. Wie andere Darmflora-Bestandteile auch können Enterokokken vor allem im Zusammenhang mit medizinischen Maßnahmen infektionserzeugend in Erscheinung treten. Wie bei den MRGN stehen bei der Übertragung von Enterokokken Handkontakte und Kontaminationen beim Umgang mit Fäkalien oder Urin im Vordergrund. Infektionsgefährdet sind insbesondere stark abwehrgeschwächte (immunsupprimierte) Personen in intensivmedizinischer Behandlung.

Bei *Enterococcus faecium* oder *Enterococcus faecalis* ist die Unwirksamkeit des Antibiotikums Vancomycin der Indikator dafür, dass eine Multiresistenz vorliegt. Wenn dies der Fall ist, spricht man von VRE (= Vancomycin-resistente Enterokokken). Wie bei den MRGN sind auch *E. faecium* und *E. faecalis* in der Lage, ihre Resistenzeigenschaften auf andere Bakterien zu übertragen.

12.6.4 Gefährdungsbeurteilung bei MRE

Gefährdung der Beschäftigten

Bei Beschäftigten mit Kontakt zu MRE-positiven Klienten besteht die Möglichkeit, dass sie bei einer lückenhaften Basishygiene ebenfalls MRE-positiv werden; dies umso mehr, als dass nur bei einem Teil der MRE-positiven Klienten bekannt ist, dass sie es sind.

Wenn sich ein Personalmitglied als MRE-positiv erweist, ist davon auszugehen, dass es sich um eine MRE-Kolonisation und nicht um eine Erkrankung handelt. Zur Frage der Arbeitsfähigkeit und des weiteren Vorgehens gibt es keine klaren Vorgaben. Die zu treffenden Maßnahmen sollten unter Einbezug des Betriebsarztes getroffen werden. Bei einer MRSA-Kolonisation ist eine Sanierung anzustreben.

I. d. R. können auch MRE-positive Beschäftigte pflegerisch tätig sein. Im Rahmen der Grundpflege genügt meist eine strikte Einhaltung der Basishygiene. Bei medizinischen bzw. behandlungspflegerischen Maßnahmen ist dagegen Schutzkleidung oder PSA notwendig (Schutzkittel, Schutzhandschuhe, ggf. Mund-Nasen-Schutz).

TIPPS UND LINKS

Auf der Website www.mre-netzwerke.niedersachsen.de (dort unter <MRE-Dokumente/stationäre Einrichtungen>) gibt es zu diesem Thema eine hilfreiche Stellungnahme des NLGA zur Verfahrensweise bei MRE-positiven Beschäftigten in außerklinischen Einrichtungen des Gesundheitswesens.

Gefährdung der Klienten

Eine MRE-bedingte Kolonisations- oder Infektionsgefährdung besteht für die Klienten in unterschiedlichem Maße und ist in Pflegeeinrichtungen im Wesentlichen abhängig

- von der Disposition der Klienten,
- von den in der Einrichtung stattfindenden Tätigkeiten,
- von den betreffenden MRE-Erregern.

HINWEIS

Die nachfolgenden Ausführungen zur Gefährdungsbeurteilung bei MRE beziehen sich auf Veröffentlichungen der MRE-Netzwerke Niedersachsen (www.mre-netzwerke.niedersachsen.de)

TIPPS & LINKS

Eine differenzierte Beurteilung der Basis- und der Interventionshygiene im Zusammenhang mit MRE ermöglicht das Konzept „MRE-BasisPlus", welches auf der Website www.mre-netzwerke.niedersachsen.de (dort unter <MRE-Dokumente/stationäre Einrichtungen>) kostenfrei angeboten wird.

MRE-relevante Dispositionen

In Bezug auf Infektionsgefahren durch MRE sind drei Gruppen disponierter Personen bedeutsam:

- **Personen mit nicht intakter Haut bzw. Schleimhaut**
  Die Barrierenfunktion der intakten Haut bzw. Schleimhaut ist ein besonders wichtiger Infektionsschutz. Wenn dieser durch Haut- bzw. Schleimhautdefekte (chronische Wunden, Neurodermitis, „blühende" Schuppenflechte etc.) entfällt, begünstigt dies die Entstehung von MRE-Kolonisationen bzw. von MRE-assoziierten Infektionskrankheiten.
- **Personen mit einem „Device"** (➤ Kap. 11.4)
  Devices wie Katheter, Drainagen, Trachealkanülen, PEG-Sonden etc. stellen eine (oft langzeitige) Verbindung vom Körperinnern zur Außenwelt dar. Je nach Art des Device entfällt auch hier die Barriere einer intakten Haut bzw. Schleimhaut (z. B. bei einem Venenzugang) oder werden wichtige Barrierefunktionen unterbunden (z. B. Unterbindung der natürlichen Harnausscheidung durch Harnkatheter). Devices ermöglichen nicht nur die Ansiedelung von MRE, sondern im besonderen Maße auch die Entstehung von MRE-assoziierten nosokomialen Infektionen.
- **Personen mit einer besonderen Immunschwäche**
  Eine mangelnde Leistungsfähigkeit des Immunsystems besteht z. B. bei Personen, die antibiotisch therapiert werden, Dialysepatienten sind, sich aufgrund einer Krebserkrankung einer Strahlen- oder Chemotherapie unterziehen müssen oder die mehrfach erkrankt sind (sog. „Multimorbidität"). Bei Sachlagen dieser Art besteht die Gefahr von Infektionen durch opportunistische Krankheitserreger (➤ Kap. 12.5.2). Auch die meisten MRE sind dieser Gruppe zuzurechnen.

HINWEIS

Wenn Unsicherheiten bzgl. der Disposition bestehen, sollte zur Abklärung der Sachlage eine ärztliche Beratung eingeholt werden. Sollten Beschäftigte von einer Immunschwäche betroffen sein, ist der Betriebsärztliche Dienst zu kontaktieren.

Tätigkeitsbezogene MRE-Risiken

- **Sozialkontakte**
  - Berufliche Tätigkeiten, die im Normalfall nicht mit Biostoff-Kontakten verbunden sind, wie Tätigkeiten im Rahmen der sozialen oder psychologischen Betreuung, des Unterrichtes oder des Service. Hinzu kommen Sozialkontakte der Klienten untereinander.
  - Eine Übertragung von MRE ist nicht anzunehmen, aber auch nicht auszuschließen.
- **Grundpflegerische Tätigkeiten**
  - Pflegerische Tätigkeiten im Rahmen der Kinder-, Kranken- oder Altenpflege wie Inkontinenzversorgung, Körperwaschung, Mundpflege etc.
  - Bei Lücken der Basishygiene (speziell hinsichtlich Händedesinfektion, Gebrauch von Schutzhandschuhen) ist bei diesen Tätigkeiten eine Übertragung von MRE wahrscheinlich.
- **Medizinisch-pflegerische Tätigkeiten** (Behandlungspflege)
  - Medizinisch-pflegerische Tätigkeiten im Rahmen der Behandlungspflege wie Legen und Versorgen von Harndrainagen, tracheales Absaugen, Verbandwechsel, Stomaversorgung etc.
  - Bei einer lückenhaften Basishygiene ist bei diesen Tätigkeiten eine Übertragung von MRE sehr wahrscheinlich.

MRE-Risikounterteilung

Bei den verschiedenen MRE-Erregern lassen sich bezogen auf zwei Gruppen unterscheiden:

- **„Gewöhnliche" MRE,** z. B. HA-MRSA, LA-MRSA, 2MRGN, 3MRGN (mit Einschränkungen) und VRE.
- **„Problematische MRE",** z. B.
  - CA-MRSA (➤ Kap. 12.5.1), weil CA-MRSA das Toxin PVL bildet, dadurch auch über die intakte Haut Abszesse erzeugen kann und die Gefahr eines Infektionsausbruchs besteht.
  - 4MRGN (➤ Kap. 12.5.2), weil es kaum noch Antibiotika-Wirkstoffe gibt, die im Infektionsfall einsetzbar wären.
  - Multiresistente Varianten (3MRGN oder 4MRGN) von *„Acinetobacter baumannii"* und *„Klebsiella pneumoniae"* (➤ Kap. 12.5.2), weil ihre ausgeprägte Tenazität die Ausbreitung dieser Keime begünstigt und zu Infektionsausbrüchen führen kann.

Ergebnisse der Gefährdungsbeurteilung

Die Ergebnisse der Gefährdungsbeurteilung führen bei MRE zu unterschiedlichen Risikobeurteilungen und Vorgehensweisen:

- **Keine** Gefährdungssituation
  - Bei gering disponierten Klienten, vorwiegend sozialen Tätigkeiten und „gewöhnlichen" MRE.
  - Diese Konstellation ist typisch z. B. für Einrichtungen der Tagespflege oder der Wiedereingliederungshilfe.
  - Es bleibt bei den Maßnahmen der Basishygiene.
- **Gegebene** Gefährdungssituation
  - Bei disponierten Klienten und/oder medizinisch-pflegerischen Tätigkeiten, aber „gewöhnlichen" MRE.
  - Diese Konstellation ist typisch z. B. für Pflegeeinrichtungen.
  - Die Basishygiene wird durch wenige Maßnahmen erweitert.
- **Besondere** Gefährdungssituation
  - Bei disponierten Klienten und/oder medizinisch-pflegerischen Tätigkeiten und „problematischen" MRE.
  - Bei einem Infektionsausbruch mit MRE.
  - Mit diesen Konstellationen muss vor allem in medizinischen Einrichtungen wie intensivmedizinischen Wohngemeinschaften oder Dialysezentren gerechnet werden.
  - Die Basishygiene wird durch erweiterte Maßnahmen ergänzt. Insbesondere muss entschieden werden, unter welchen Voraussetzungen eine Teilnahme am Gemeinschaftsleben möglich ist.

12.6.5 Interventionsmaßnahmen bei MRE

HINWEIS

Nachfolgend wird lediglich auf Maßnahmen im Rahmen einer gegebenen Gefährdungssituation eingegangen. Bei besonderen Gefährdungssituationen ist zur Festlegung von Interventionsmaßnahmen eine Kontaktaufnahme mit dem örtlichen Gesundheitsamt anzuraten.

MERKE

MRE-positive Personen in Pflegeeinrichtungen sind i. d. R. durch den MRE-Keim nicht erkrankt, sondern lediglich kolonisiert. Meist verbleibt die MRE-Kolonisation auf unbestimmte Zeit. Lediglich bei MRSA besteht eine Sanierungsmöglichkeit, die aber bei stark disponierten MRSA-positiven Personen selten erfolgreich ist. Daher sind bei den Interventionsmaßnahmen im Regelfall keine überbrückenden, sondern dauerhafte Maßnahmen zu treffen.

Meldepflichten (➤ Kap. 12.1.3)

- gemäß **§ 6 (3) IfSG** (zwei oder mehr nosokomiale Infektionen mit epidemischem Zusammenhang)

Hygieneorganisation

- Betreuung MRE-positiver Klienten nur durch eingewiesenes und aktuell informiertes Personal
- Nutzung von MRE-Überleitungsbögen (des MRE-Netzwerkes vor Ort) bei Transport oder Verlegung von MRE-positiven Klienten

Unterbringung MRE-positiver Klienten

- Grundsätzlich ist es vorteilhaft, MRE-positive Klienten dauerhaft in einem Einzelzimmer unterzubringen, ohne dass dieses Einzelzimmer als Isolierzimmer eingerichtet wird

- Eine Unterbringung in einem Doppelzimmer ist möglich, wenn weder der MRE-positive Klient noch der Mitklient offene Wunden, Devices oder eine schwere akute Atemwegsinfektion vorweist
- Eine uneingeschränkte Teilnahme am Gemeinschaftsleben (mit Ausnahme von Kochgruppen) muss auch für MRE-positive Klienten möglich sein. MRE-positive Klienten, aber auch Besucher müssen weder im Zimmer des Klienten, noch in der Gemeinschaft Schutzkleidung oder -ausrüstung tragen

Händehygiene

- Indikationen, Methode und Mittel gemäß Basishygiene

Schutzkleidung und Persönliche Schutzausrüstung (PSA)

- Gemäß Basishygiene bzw. Arbeits- und Betriebsanweisungen vor Ort, basierend auf einer Gefährdungsbeurteilung

Flächendesinfektion

- Indikationen, Methode und Mittel gemäß Basishygiene bzw. Reinigungs- und Desinfektionsplänen vor Ort
- Die tägliche Zimmerreinigung soll am Ende eines Durchganges durchgeführt werden, unterscheidet sich aber nicht von der in anderen Zimmern
- Schlussdesinfektion des betreffenden Zimmers

Aufbereitung

- Medizinprodukte und sonstige Gegenstände möglichst personengebunden verwenden, anderenfalls vor der Weiterverwendung desinfizieren (Mittel, Konzentrationen und Einwirkzeiten gemäß Basishygiene)
- Desinfizierende Aufbereitung der Flach- und Privatwäsche
- Geschirr und Besteck unter Vermeidung von Zwischenwegen der thermischen Aufbereitung im Geschirrspüler zuführen

Entsorgung

- Die Sortierung der Schmutzwäsche erfolgt als kontaminierte Wäsche nach Vorgaben der Wäscherei bzw. des hauseigenen Sortierplans
- Kontaminierte Abfälle = Abfallschlüssel AS 18 01 04 (➤ Kap. 10.1.2)
- Bei MRSA und problematischen MRE Schmutzwäsche und kontaminierte Abfälle im Zimmer des Klienten sammeln.

12.7 Ektoparasiten

DEFINITION

Parasiten Lebewesen, die ganz (obligate Parasiten) oder teilweise (fakultative Parasiten), ständig (stationäre Parasiten) oder zeitweise (temporäre Parasiten) auf Kosten einer anderen Spezies leben.
Ektoparasiten Parasiten, die auf der Oberfläche leben (z. B. auf der Kopfhaut befindliche Läuse).
Endoparasiten Parasiten, die im Körperinnern, d. h. in Körperhöhlen, Geweben oder im Blut leben (z. B. im Darm befindliche Bandwürmer).

HINWEIS

Die Übertragung von Endoparasiten wie Spul-, Maden- oder Bandwürmern erfolgt i. d. R. nicht von Mensch zu Mensch, sondern alimentär (über Nahrungsmittel) oder über Umgebungskontakte (z. B. in der Landwirtschaft). Endoparasiten sind daher kein Hygieneproblem in Pflegeeinrichtungen und werden daher in diesem Buch nicht weiter thematisiert.

Die wichtigsten Ektoparasiten in Deutschland sind:

- Läuse (➤ Kap. 12.7.1)
- Flöhe (➤ Kap. 12.7.2)
- Wanzen (➤ Kap. 12.7.3)
- Krätzmilben (➤ Kap. 12.7.4).

Den genannten Ektoparasiten ist gemein, dass sie in hiesigen Breitengraden i. d. R. keine Krankheitserreger wie Viren oder andere Mikroorganismen übertragen.

12.7.1 Läuse

Informationen zum Erreger

Läuse sind stationäre blutsaugende Ektoparasiten. Unterschieden werden drei **Läusearten:**

- Kopfläuse:
  Befallen die Kopfbehaarung, Größe ca. 0,8–3 mm. Sie sind mit Abstand am häufigsten vertreten.

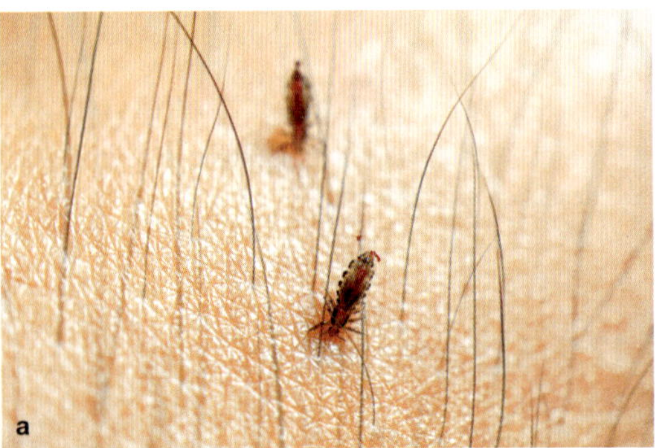
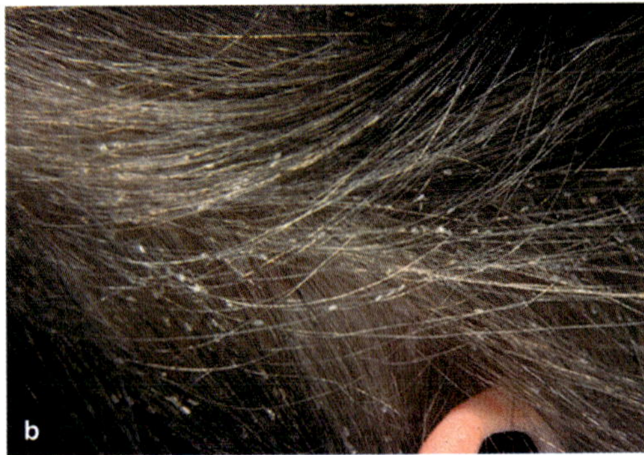

Abb. 12.3 Kopfläuse. a) Ausgewachsene Läuse [J812-042] b) Nissen [M123]

- Filzläuse:
  Befallen Körper- und Schambehaarung, Größe ca. 0,5–1,5 mm.
- Kleiderläuse:
  Befallen Körperhaare und Kleidung, Größe bis ca. 4 mm.

Die **Übertragung** erfolgt von Mensch zu Mensch meist direkt („Haar-zu-Haar-Kontakte") und u. U. auch indirekt über Kleidungsstücke, Bettwäsche etc.

Das vorrangige **Symptom** eines Läusebefalls ist ein starker Juckreiz; damit verbunden auch Schlafstörungen. Evtl. liegen auch Kratzspuren oder Entzündungen der Haut bzw. Kopfhaut vor. Eine Inkubationszeit im eigentlichen Sinn gibt es nicht. Bei genauem Hinschauen sind die Läuse, ihre Eier („Nissen") und Larven („Nymphen") (➤ Abb. 12.3) an den befallenen Körperstellen gut sichtbar.

Therapeutische Maßnahmen

Wenn ein Läusebefall ermittelt wurde, sollten möglichst unverzüglich die nachfolgenden Therapie-Maßnahmen eingeleitet werden:

- Bei Läusebefall kommen auf ärztliche Anordnung spezielle Läusemittel, sog. „Pedikulozide", zum Einsatz, die als Lösung, Spray oder Shampoo aufgetragen werden.
- Da von den verbleibenden und am Haar stark anhaftenden Nissen eine erneute Infektionsgefahr ausgehen kann, muss das Haar mit einem speziellen „Nissenkamm" nass ausgekämmt werden.
- Allgemein findet folgendes Behandlungsschema Anwendung (Beipackzettel beachten!):
  - Tag 1: Behandlung mit dem Pedikulozid, anschließend mit Nissenkamm nass auskämmen
  - Tag 5: Haar nass mit Nissenkamm auskämmen
  - Tag 8: Behandlung mit dem Pedikulozid
  - Tag 13: Kontrolluntersuchung durch nasses Auskämmen
  - Tag 17: Letzte Kontrolle durch nasses Auskämmen
- Bei starkem Parasitenbefall sollte die Erstversorgung vorzugsweise in einem Badezimmer stattfinden.

Interventionsmaßnahmen bei Läusen

Im Rahmen der Therapiemaßnahmen

- werden vom Personal Schutzhandschuhe und langärmlige Schutzkittel getragen;
- wird die Kleidung des betreffenden Klienten doppelt eingetütet, vor dem Transport dicht verschlossen und desinfizierend aufbereitet. Alternativ kann die Kleidung für die Dauer von mind. drei Tagen eingetütet belassen werden, sodass die Läuse in dieser Zeit absterben. Ebenso ist ein Abtöten lebender Läusestadien durch Einfrieren für mind. einen Tag möglich;
- sind Fußböden, Polstermöbel, Kissen etc. gründlich abzusaugen; Bürsten und Kämme sind zu reinigen.

Davon abgesehen sind bei Läusebefall keine über die **Basishygiene** hinausgehende Maßnahmen notwendig. Gemäß § 17 (5) IfSG können jedoch die Landesregierungen **Rechtsverordnungen** über die Feststellung und Bekämpfung von Gesundheitsschädlingen,

Krätzmilben und Kopfläusen erlassen. Ggf. sind also aktuelle Informationen einzuholen.

12.7.2 Flöhe

Informationen zum Erreger

Flöhe sind blutsaugende temporäre Ektoparasiten. Unterschieden werden der Menschenfloh, der Hunde- und Katzenfloh sowie weitere, in Deutschland unbedeutende Arten. I. d. R. handelt es sich bei einem Flohbefall um den Hunde- oder Katzenfloh. Sie sind ca. 2–3 mm groß und somit gut sichtbar.

Die Einschleppung und **Übertragung** von Flöhen erfolgt meist über Haustiere. Im Gegensatz zu Läusen leben und vermehren sich Flöhe auch in der Umgebung des Wirtes (Polster, Teppiche, Fußbodenritzen etc.) und suchen meist nur zum Blutsaugen den Wirt auf.

An **Symptomen** verursachen Flöhe juckende Quaddeln (meist in einer Reihe) mit einem roten Einstichpunkt in der Mitte.

Therapeutische Maßnahmen

Eine **Therapie** ist bei Flohbefall nicht notwendig; evtl. werden juckreizstillende Medikamente verschrieben.

Interventionsmaßnahmen bei Flöhen

- Die Infektionsquelle muss ausfindig gemacht werden.
- Befallene Tiere sollen möglichst unverzüglich tierärztlich behandelt werden.
- Ggf. mögliche Quellen wie Katzen- oder Hundekorb, Bettzeug, Teppiche etc. entweder gründlich absaugen oder entsorgen. Staubsaugerbeutel luftdicht in Plastiktüte einpacken und dann entsorgen.
- Bettzeug, Leibwäsche und sonstige Kleidung der betreffenden Person sollen unverzüglich gewechselt werden. Die benutzte Kleidung und Wäsche wird in Plastiktüten doppelt eingetütet, dicht verschlossen transportiert und möglichst thermisch desinfizierend aufbereitet. Alternativ kann die Kleidung für mind. einen Tag eingefroren werden.
- Wenn ein Flohbefall der Umgebung vorliegt, sollte ein Schädlingsbekämpfer hinzugezogen werden.

Davon abgesehen sind bei Flohbefall keine über die **Basishygiene** hinausgehende Maßnahmen notwendig.

12.7.3 Wanzen

Informationen zum Erreger

Wanzen sind blutsaugende, nachtaktive, temporäre 5–8 mm große Ektoparasiten, von denen nur die Bettwanze medizinisch bedeutsam ist.

Eine **Übertragung** im eigentlichen Sinn gibt es nicht. Bettwanzen halten sich – anders als Läuse oder Flöhe – tagsüber in der Umgebung des Wirtes auf (Ritzen, Fugen, Matratzen etc.) und befallen den Wirt nachts.

Als **Symptome** sind schmerzlose, aber stark juckende Quaddeln zu verzeichnen, die sich meist in einer Reihe befinden. Häufig liegt ein Massenbefall und ein unangenehmer Geruch vor.

Therapeutische Maßnahmen

Eine **Therapie** ist bei Wanzen-Befall nicht notwendig; evtl. werden juckreizstillende Medikamente verschrieben. Da Bettwanzen aber ein hartnäckiges umgebungsbezogenes Problem sind, ist die Hinzuziehung eines **Schädlingsbekämpfers** unabdingbar.

Interventionsmaßnahmen bei Wanzen

- Der betreffende Klient muss neu eingekleidet und vorerst aus seinem Zimmer ausquartiert werden.
- Alle im Zimmer verwendeten Kleidungsstücke, das Bettzeug und weitere Textilien sowie Gegenstände wie Taschen, Koffer etc. sollen vorerst im betreffenden Raum belassen werden. Die benutzte Kleidung und Wäsche wird in Plastiktüten doppelt eingetütet, dicht verschlossen transportiert und möglichst thermisch desinfizierend auf-

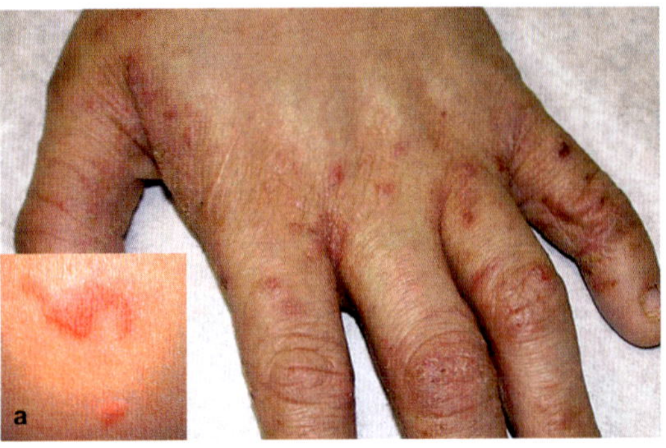

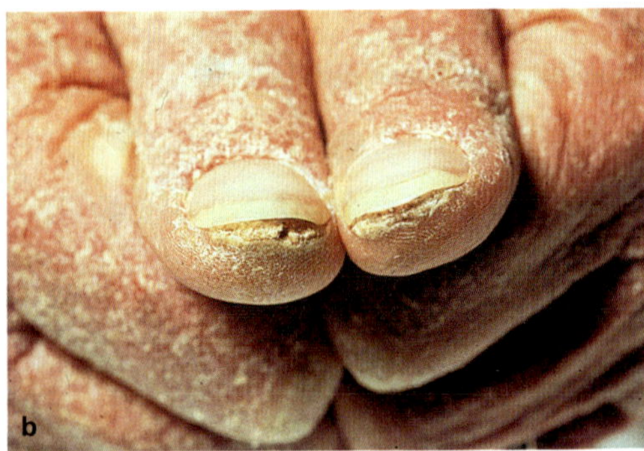

Abb. 12.4 Skabies. a) Gewöhnliche Skabies [E536, M123] b) Scabies crustosa [R240]

bereitet. Alternativ kann die Kleidung für mind. einen Tag eingefroren werden.
- Es folgt die Hinzuziehung eines Schädlingsbekämpfers und die Aufbereitung des Zimmers durch den Schädlingsbekämpfer.

Davon abgesehen sind bei Wanzenbefall keine über die **Basishygiene** hinausgehende Maßnahmen notwendig.

12.7.4 Krätzmilben

Informationen zum Erreger

Krätzmilben sind winzig kleine (0,3–0,5 mm) stationäre Ektoparasiten, deren Weibchen sich in die oberste Hautschicht hineinbohren können, um dort Eier abzulegen und Kot abzusondern. Der Kot und die Eier verursachen allergische Reaktionen, die zum Krankheitsbild „Krätze" (Skabies) führen.

Die **Übertragung** von Krätzmilben erfolgt von Mensch zu Mensch und meist durch Haut-zu-Haut-Kontakte; u. a. auch im Rahmen der Grundpflege. Eine Übertragung durch kontaminierte Kleidung, Polstermöbel etc. ist selten, aber nicht ausgeschlossen.

Durch die relativ lange **Inkubationszeit** von 2–6 Wochen kommt es relativ spät zu **Symptomen** wie
- starker Juckreiz (u. U. wenig ausgeprägt bei alten Menschen)
- Kratzspuren
- Hautveränderungen in Form von Papeln, Pusteln, blass sichtbaren Milbengängen, Kratzdefekten, Ausschlag meist an Hautfalten, Ellbogen, Achselhöhle, Brustwarzen, Anal- und Genitalregion, Händen und Füßen.

Eine **Ansteckungsfähigkeit** ist schon in den letzten Tagen der Inkubationszeit bis zur Durchführung der Behandlung gegeben. Es wird davon ausgegangen, dass 24 Stunden nach der Behandlung keine Ansteckungsgefahr mehr besteht. Ein Erkrankungsrisiko besteht sowohl für Klienten als auch für Beschäftigte. Bei Skabies besteht die besondere Gefahr eines **Infektionsausbruchs.**

Skabies tritt in verschiedenen **Varianten** auf. So gibt es neben der gewöhnlichen Skabies auch die „**Scabies crustosa**" (auch „*Scabies norvegica*" genannt) (➤ Abb. 12.4); bei welcher der Erkrankte mit einer ausgeprägten Schuppenbildung reagiert und sich die infektiösen Schuppen in der Umgebung verbreiten. *Scabies crustosa* ist somit weit ansteckender als eine gewöhnliche Skabies und mit der besonderen Gefahr eines Infektionsausbruchs verbunden.

Die **Diagnose** von Skabies erfolgt anhand der Symptome, mittels eines Klebebandtests, durch eine optische Untersuchung („Dermatoskopie") oder durch eine mikroskopische Untersuchung von Hautgeschabsel. Da Skabies-Symptome ausgesprochen vieldeutig sein können, sind Fehldiagnosen häufig.

Therapeutische Maßnahmen

Die **Therapie** kann durch lokal oder oral anzuwendende Medikamente erfolgen. Über die anzuwendenden Mittel, deren Handhabung und die weitere Behandlung entscheiden die behandelnden Ärzte. Sollten mehrere Personen betroffen sein, ist eine koordinierte, zeitgleiche Behandlung von großer Wichtigkeit.

MERKE

Das Auftreten von Skabies birgt das besondere Risiko eines sich sehr langsam entwickelnden, aber dafür nachhaltigen Infektionsausbruchs. Die Erkrankung ist schwer zu diagnostizieren und verlangt eine möglichst zeitgleiche Behandlung aller erkrankten und krankheitsverdächtigen Personen.

Interventionsmaßnahmen bei Krätzmilben

Meldepflichten (➤ Kap. 12.1.3)

- gemäß **§ 36 (3a) IfSG,** wenn eine in der Einrichtung tätige oder untergebrachte Person an Skabies (Krätze) erkrankt ist oder erkrankt sein könnte

Hygieneorganisation:

- Schnellstmögliche Diagnose und Therapie anstreben, die bei mehreren Erkrankten möglichst zeitgleich erfolgen soll
- Bei Ausbrüchen Impulsschulung und Aufklärung der Klienten
- Bei Ausbrüchen Interventionsteam bilden und Entscheidungen im Team fällen
- Bei *Scabies crustosa* und/oder Ausbrüchen Kontaktpersonen ermitteln

Unterbringung infizierter Personen:

- Bei gewöhnlicher Skabies im Einzelfall keine Isolierung; Teilnahme am Gemeinschaftsleben, sofern enge Hautkontakte vermieden werden können
- Bei Infektionsausbruch in Abstimmung mit dem Gesundheitsamt: räumliche Isolierung der Erkrankten und zeitweilige Sperrung der betroffenen Wohnbereiche für Neuaufnahmen und Besuch. U. U. zeitweilige Schließung der betroffenen Einrichtung
- Bei *Scabies crustosa* auch im Einzelfall räumliche Isolierung und Ausschluss vom Gemeinschaftsleben in Abstimmung mit dem Gesundheitsamt
- Bei Infektionsausbruch oder *Scabies crustosa* Anzahl der Kontaktpersonen möglichst geringhalten. Personen, die in Bereichen mit erkrankten Personen arbeiten, sollen nicht in anderen Bereichen der Einrichtung tätig sein

Händehygiene

- Indikationen, Methode und Mittel gemäß Basishygiene

Schutzkleidung und Persönlicher Schutzausrüstung (PSA)

- Schutzkittel und Schutzhandschuhe bei Kontakten mit Erkrankten. Vor allem Haut-zu-Haut-Kontakte mit nackten Händen und Unterarmen müssen vermieden werden
- Im Isolierungsfall: Vor Verlassen des Isolierzimmers Entsorgung der getragenen Schutzkleidung und PSA

Flächendesinfektion

- Indikationen, Methode und Mittel gemäß Basishygiene

Aufbereitung

- Medizinprodukte und sonstige Gegenstände möglichst personengebunden verwenden, anderenfalls vor der Weiterverwendung desinfizieren (normaler Wirkungsbereich)
- Kleider, Bettwäsche, Handtücher und weitere Gegenstände mit längerem Körperkontakt bei mindestens 50 °C für wenigstens 10 Minuten waschen. Alternative: kontaminierte Gegenstände und Textilien in Plastiksäcke einpacken und für 72 Stunden bei mindestens 21 °C lagern
- Nach Behandlung Wechsel der Leibwäsche, Kleidung und Bettwäsche
- Polstermöbel, Sofakissen oder textile Fußbodenbeläge absaugen; Filter und Beutel direkt danach entsorgen
- Geschirr und Besteck können wie gewohnt aufbereitet werden

Entsorgung

- Die Sortierung der Schmutzwäsche erfolgt als infektiöse Wäsche nach Vorgaben der Wäscherei bzw. des hauseigenen Sortierplans
- Kontaminierte Abfälle = Abfallschlüssel AS 18 01 04 (➤ Kap. 10.1.2)
- Bei Isolierung: Schmutzwäsche und kontaminierte Abfälle im Isolierzimmer sammeln.

TIPPS & LINKS

Auf der Website www.pflegehygiene.nlga.niedersachsen.de (dort <Hygiene in Alten- und Pflegeheimen/Informationsschriften>) kann die Informationsschrift „Scabies in Alten- und Pflegeeinrichtungen: Fragen – Antworten - Arbeitshilfen " kostenfrei heruntergeladen werden.

KAPITEL

13 Ergänzende Themen

Abschließend ist über einige Sonderthemen zu berichten, die in Pflegeeinrichtungen relevant sein können. So widmet sich ➤ Kap. 13.1 dem Thema „Impfungen für Klienten". In ➤ Kap. 13.2 wird zur Haltung von Haustieren in Pflegeeinrichtungen Stellung genommen und das ➤ Kap. 13.3 erläutert den hygienisch korrekten Umgang mit Verstorbenen.

13.1 Impfungen für Klienten

Lang- und kurzzeitige Aufenthalte in Pflegeeinrichtungen sind für die Klienten mit einer gewissen Infektionsgefahr verbunden, die sich nicht nur aus den durchzuführenden medizinisch-pflegerischen Maßnahmen ergibt, sondern auch aus dem Kontakt mit anderen Klienten.

Bei einer Aufnahme in eine stationäre Pflegeeinrichtung ist es daher sinnvoll, wenn ärztlicherseits der Impfschutz (➤ Kap. 2.2.3) des betreffenden Klienten hinterfragt und ggf. ergänzt wird. Sinnvoll ist ein entsprechender Impfschutz gemäß den aktuell geltenden Empfehlungen der Ständigen Impfkommission am Robert-Koch-Institut (STIKO). Während eines langzeitigen Aufenthaltes ist vor allem an entsprechende Auffrischimpfungen zu denken.

HINWEIS

Die nachfolgenden Ausführungen beziehen sich auf Angaben aus dem Jahr 2021. Aufgrund der dynamischen Entwicklung sind Änderungen fortlaufend zu erwarten. Es ist anzuraten, sich bei den genannten Informationsquellen nach dem aktuellen Stand zu erkundigen.
Die Reihenfolge ist alphabetisch.

TIPPS & LINKS

Beim Thema Impfungen ist die STIKO in Deutschland die erste Adresse. Auf der Website www.rki.de (dort <Infektionsschutz/Impfen>) bekommen Sie Informationen aus erster Hand und gelangen von dort aus auch zur STIKO. Eine zusammenfassende Übersicht der aktuell geltenden Impfempfehlungen enthält der jährlich aktualisierte Impfkalender, der kostenfrei auf der genannten Website als Download zur Verfügung steht.

COVID-19

COVID-19 ist eine systemische Erkrankung, die vorwiegend durch Tröpfchen und Aerosole, die beim Sprechen, Husten, Niesen, Singen etc. ausgestoßen werden, übertragen wird und vor allem bei betagten Personen zu schweren, lebensbedrohlichen Verläufen führen kann. Sie wird durch das SARS-CoV-2 Virus ausgelöst und hat beginnend im Jahr 2020 zu einer Pandemie geführt, der sehr viele Menschen zum Opfer gefallen sind.

Seit Ende 2020 sind mehrere aktive Impfstoffe verfügbar, die nach unterschiedlichen Schemata verimpft werden. Ob und unter welchen Regeln Auffrischimpfungen notwendig sind, ist vom jeweiligen Impfstoff und von den aktuellen Entwicklungen abhängig.

Diphtherie

Diphtherie ist eine schwere, durch bakterielle Gifte (Diphterie-Toxin) verursachte Infektionserkrankung, die mit lokalen und allgemeinen (systemischen) Auswirkungen einhergeht. Lokal ist die Schleimhaut der Mandeln, des Rachens, der Nase und der Augenbindehaut entzündlich verändert. Systemisch können das Herz, die Leber sowie die Nieren und Nebennieren geschädigt sein.

Zum Schutz gegen Diphtherie gibt es eine aktive Impfung, die alle 10 Jahre aufgefrischt werden soll. Es besteht die Möglichkeit, einen Kombinationsimpfstoff (Tetanus- und Diphtherie) zu verwenden.

FSME

FSME steht für „Frühsommer-Meningoenzephalitis", eine durch Zecken übertragene, virusbedingte Hirnhaut- und Gehirnentzündung, die vor allem bei alten Menschen zu schweren Verläufen führen kann.

Eine FSME-Impfung ist sinnvoll, wenn ein Aufenthalt im Freien in Risikogebieten stattfindet. Die zeitlichen Abstände der Auffrischimpfungen sind je nach Impfstoff und Alter unterschiedlich (meist alle 3 Jahre).

Herpes Zoster

Bei Herpes Zoster (Gürtelrose) handelt es sich um einen äußerst schmerzhaften, mit einer Nervenentzündung einhergehenden Hautausschlag, der durch reaktivierte Windpocken-Viren (Varicella-Zoster-Viren) verursacht wird. Herpes Zoster betrifft vorwiegend alte Menschen, die Jahrzehnte zuvor an Varizellen (Windpocken) erkrankt waren. Es handelt sich dabei um die endogene Reaktivierung einer früheren Infektion.

Allen Personen über 60 Jahren und Personen über 50 Jahren mit bestimmten Vorschädigungen wird eine aktive Impfung zur Verhinderung von Herpes Zoster empfohlen.

Influenza (Grippe)

Influenza (➤ Kap. 12.4.1) ist eine virale, systemische Infektionskrankheit, die durch Atemtröpfchen und durch Kontakte übertragen wird. Influenzaviren teilen sich in verschiedene Subtypen auf und verändern sich fortlaufend. Daher sind auch die Auswirkungen schwer kalkulierbar. Im ungünstigsten Fall drohen schwere Atemwegsinfektionen, ggf. verbunden mit nachfolgenden Komplikationen, die vor allem für alte Menschen lebensbedrohlich sein können.

Jährlich wird ermittelt, bei welchen Virenstämmen eine epidemische Weiterverbreitung einkalkuliert werden muss und ein entsprechender aktiver Impfstoff produziert. Die Impfung wird meist im Herbst angeboten, bietet aber nur einen saisonalen Schutz und sollte daher jedes Jahr wiederholt werden (➤ Abb. 13.1). Sie bietet keinen Schutz gegen bakterielle grippale Infekte.

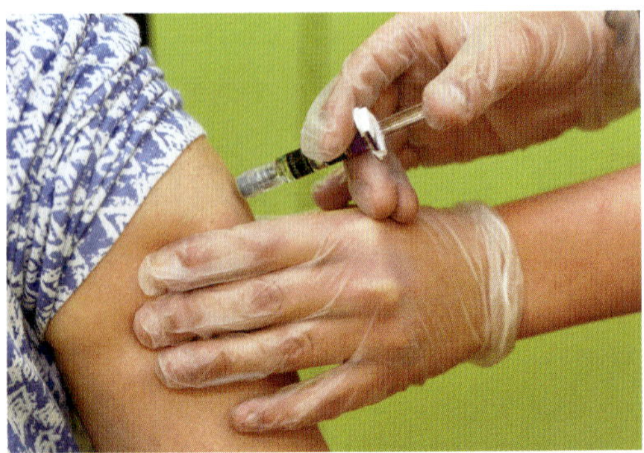

Abb. 13.1 Die Grippeschutzimpfung wird gerade älteren Menschen wegen ihres schwächeren Immunsystems empfohlen. [K157]

Pertussis (Keuchhusten)

Pertussis ist eine bakterielle Erkrankung, die durch Atemtröpfchen und Kontakte leicht übertragbar ist und einen wochenlangen, sehr quälenden Husten (sog. „Keuchhusten") auslöst. Bei alten Menschen kann Pertussis zu einer Lungenentzündung führen.

Empfohlen wird eine einmalige Auffrischungsimpfung, die in Kombination mit der Diphterie- und der Tetanus-Impfung erfolgen kann.

Pneumokokken-Krankheiten

Pneumokokken sind grampositive Bakterien, die durch Atemtröpfchen und Kontakte übertragbar sind und u. a. Hirnhaut- oder Lungenentzündungen verursachen können. Gefährdet sind vor allem alte Menschen.

Die STIKO empfiehlt eine Pneumokokken-Schutzimpfung für alle Menschen ab 60 Jahren. Wiederholungsimpfungen sind vom impfenden Arzt individuell festzulegen.

Tetanus (Wundstarrkrampf)

Tetanus ist eine lebensbedrohliche Infektionskrankheit, die durch im Erdreich lebende, sehr umgebungsresistente, giftabsondernde Bakterien im Zusammenhang mit Verletzungen übertragen wird. Insofern ist bei jeder Verletzung der Schutz gegen Tetanus abzuklären.

Im Verletzungsfall werden bei nicht ausreichendem Impfschutz eine aktive und eine passive Impfung gegeben. Wenn keine Verletzung vorliegt, aber ein Schutz aufgebaut werden soll, wird eine Grundimmunisierung durchgeführt. Auffrischungsimpfungen sind ca. alle 10 Jahre notwendig.

13.2 Tiere in Pflegeeinrichtungen

Formen der Tierhaltung

Tierhaltung kann in Pflegeeinrichtungen auf unterschiedliche Weise erfolgen:

- Haustiere von Klienten werden in die Pflegeeinrichtung mitgenommen und dort vom jeweiligen Klienten betreut und versorgt. Hierbei kann es sich um speziell ausgebildete Tiere (z. B. Blindenhund) handeln.
- Haustiere des Personals werden in die Pflegeeinrichtung mitgenommen und dort in der Dienstzeit vom jeweiligen Personalmitglied betreut und versorgt.
- Tiere werden von der Pflegeeinrichtung angeschafft und dort vom Personal bzw. den Eigentümern der Einrichtung betreut und versorgt. Hierbei kann es sich um speziell ausgebildete Tiere (z. B. Therapiehund) handeln.
- Tiere kommen in die Pflegeeinrichtung nur „zu Besuch", d. h. indem normale Besucher ein Tier mitbringen oder indem ein Besuchsdienst mit einem speziell ausgebildeten Tier in die Einrichtung kommt.

Nutzen und Gefährdungen durch Tiere

Tierhaltung ist in Pflegeeinrichtungen als ein Bestandteil der **Gesundheitsförderung** zu sehen, da sie sich fördernd auf soziale Kontakte und die Mobilität der Klienten auswirkt und auch zur Lebensfreude beiträgt (➤ Abb. 13.2). Ausgebildete Tiere können darüber hinaus entscheidend zur Erlangung von Teilhabe beitragen (z. B. Blindenhund) oder von therapeutischem Nutzen sein (z. B. für die Arbeit mit demenzerkrankten Personen).

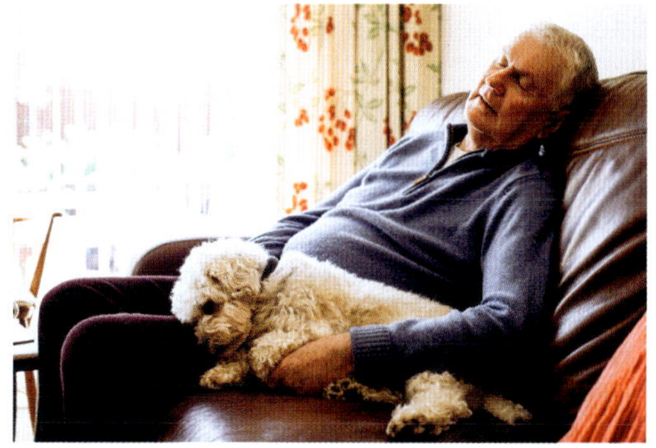

Abb. 13.2 Haustiere können die Lebensqualität in Pflegeeinrichtungen erheblich verbessern, jedoch sind entsprechende Hygieneregeln zu beachten. [J787-127]

Tiere können aber auch zu **Gesundheitsgefahren** führen:

- Infektionsgefahr, z. B. durch Übertragung von Toxoplasmoserregern, Endo- oder Ektoparasiten (z. B. Flöhe, ➤ Kap. 12.7.2) oder MRE (➤ Kap. 12.6)
- Allergiegefahr, z. B. durch Katzen- oder Hundehaare
- Unfallgefahren, z. B. durch ungestümes Verhalten des Tieres
- Auslösen von Ängsten und Stress bei Menschen mit entsprechenden Phobien.

Hinzu kommen mögliche **Belästigungen,** durch Erzeugung von Unruhe, unangenehme Gerüche oder Lärm.

Dennoch ist eine Tierhaltung in Pflegeeinrichtungen zu befürworten und ist selbstverständlich erlaubt. Es sind jedoch haftungsrechtliche Fragen abzuklären. Eine Bezugnahme auf die Frage der Tierhaltung im Heimvertrag ist daher empfehlenswert.

TIPPS & LINKS

Auf der Website des Landesamtes für Gesundheit und Soziales (LAGUS) Mecklenburg Vorpommern kann die kurzgefasste Informationsschrift „Hygienische Anforderungen bei der Tierhaltung und ‚tiergestützten Therapie' in Gesundheitseinrichtungen" heruntergeladen werden: https://www.lagus.mv-regierung.de/Gesundheit/Krankenhaushygiene_Allgemeine_Hygiene/ (dort <Informationsmaterial und Formulare/Krankenhaushygiene/Tiergestützte Therapie>)

Bedingungen für die Tierhaltung

Aufgrund der beschriebenen Gefahren und Belästigungen gibt es klare Voraussetzungen für eine Tierhaltung in Pflegeeinrichtungen:

- Für in der Einrichtung gehaltene Tiere muss eine **artgerechte Haltung,** Pflege, ausreichende Bewegung bzw. Auslauf, ein zugewiesener Schlaf- und Fressplatz sowie eine geregelte Fütterung gewährleistet sein.
- Ebenso ist die regelmäßige **Säuberung** von Käfigen, Katzentoiletten usw. zu sichern.
- Bei Tieren von Klienten muss im Vorfeld geklärt sein, wie zu verfahren ist, wenn der betreffende Klient das Tier zeitweilig oder dauerhaft nicht mehr **versorgen** kann.
- Im Vorfeld soll das Tier von einem **Tierarzt** untersucht und adäquat geimpft worden sein. Von der Ständigen Impfkommission Veterinärmedizin (STIKO Vet) am Friedrich-Loeffler-Institut (FLI) werden bestimmte Impfungen empfohlen:
  - Für den Hund:
    z. B. gegen Hundestaupe, Parvovirose, Leptospirose und ggf. gegen Hepatitis und Tollwut;
  - Für Katzen:
    gegen Panleukopenie („Katzenseuche"), die Erreger des sogenannten „Katzenschnupfens" und ggf. gegen Tollwut.

  Nachfolgend soll mindestens einmal jährlich eine tierärztliche Untersuchung und im Zuge dessen eine Wurmkur und eine Ektoparasitenkontrolle stattfinden. Ebenso soll die tierärztliche Versorgung im Erkrankungsfall gesichert sein.
- Probleme ergeben sich, wenn **Mitklienten** allergisch sind und/oder sich von dem Tier bedroht fühlen. Grundsätzlich ist daher zu fordern, dass die Tiere sauber, gepflegt, gutmütig und gut erzogen sein sollen; darüber hinaus sind individuelle Lösungen zu treffen.
- Klienten und Angehörige sollten ggf. im Rahmen des **Aufnahmegespräches** auf mögliche Gefahren bei den betreffenden Tieren hingewiesen werden.
- Generell unerwünscht und daher zu meiden sind
  - Küssen oder Schnäbeln,
  - direkter Kontakt mit Exkrementen bzw. Staub oder Gegenständen, die mit Exkrementen kontaminiert sind,
  - Mitnahme von Tieren ins Bett,
  - Aufenthalt von Tieren in Funktionsräumen bzw. Wohnbereichsküchen und anderen Orten der Lebensmittelzubereitung und -austeilung.
- Das **Personal** soll nach jedem Kontakt mit Tieren, nach Reinigen von Käfigen, Fressnäpfen etc. eine Händedesinfektion durchführen.
- Bei **ungeklärten fieberhaften Erkrankungen** müssen vor allem bei Tierhaltern und Mitklienten durch Tiere übertragbare Erkrankungen (Zoonosen) in die Diagnostik einbezogen werden.

MERKE

Meistens sind Tiere in Gemeinschaftseinrichtungen ein Gewinn für die Klienten, sofern seitens des Halters Bedingungen bzgl. geregelter Zuständigkeit, artgerechte Haltung, tierärztliche Betreuung und vertragliche Regelung erfüllt werden.

13.3 Umgang mit Verstorbenen

Von Verstorbenen geht grundsätzlich keine andere Infektionsgefahr aus als vom lebenden Klienten. Wenn eine besondere Vorgehensweise mit Verstorbenen gepflegt wird, erfolgt dies eher aus ethischen Gründen.

Leichenaufbewahrungsräume

Leichenaufbewahrungsräume sollen folgender Ausstattung und Beschaffenheit entsprechen:

- Der Raum soll von außen nicht einsehbar sein und abseits vom Durchgangsverkehr liegen. Die Wegeführung für Bestattungsinstitute soll eindeutig vorgegeben sein.
- Die Lüftung kann über eine raumlufttechnische Anlage erfolgen, über welche auch gekühlt werden kann. Alternativ kann auch über das Fenster gelüftet werden, wobei es jedoch mit einem Fliegengitter ausgestattet sein sollte.
- Fußböden, Wandflächen und Einrichtungen sollen baulich intakt und desinfizierbar sein. Bodenabläufe müssen einen Geruchsabschluss haben.
- Der Raum muss über einen vollständig ausgestatteten Handwaschplatz verfügen (➤ Kap. 8.1.2). Es müssen Abwurfmöglichkeiten für Wäsche und Schutzkleidung sowie für Abfälle nach AS 18 01 04 vorhanden sein. Ferner sollte ein angemessener

Vorrat für Schutzkittel, flüssigkeitsdichte Schürzen und Schutzhandschuhe eingerichtet werden.
- Der Leichenaufbewahrungsraum und seine Einrichtung muss in das Schädlingsmonitoring (➤ Kap. 4.2) integriert und in den Reinigungs- und Desinfektionsplan einbezogen werden.

Hygieneregeln im Umgang mit Verstorbenen

Aufgrund der hygienischen Anforderungen in Pflegeeinrichtungen müssen folgende Regelungen in Pflegeeinrichtungen berücksichtigt werden:
- Bei einem Sterbefall soll die Abholung durch das **Bestattungsunternehmen** möglichst rasch erfolgen. Eine über Stunden hinausgehende Zwischenlagerung Verstorbener darf nur in dafür vorgesehenen Räumen stattfinden (siehe oben).
- Das **Waschen und Einkleiden Verstorbener** erfolgt im Prinzip analog zur unter ➤ Kap. 11.2 beschriebenen Körperwaschung. Die Durchführung erfolgt mit flüssigkeitsdichter Schürze und Schutzhandschuhen. Wie bei der Körperwaschung auch, wird am Ende eine hygienische Händedesinfektion durchgeführt.
- Die bei der Waschung und Einkleidung anfallenden **Abfälle und die Schmutzwäsche** werden wie gewohnt entsorgt (➤ Kap. 10.2). Auch die den Angehörigen mitgegebenen Kleidungsstücke des Verstorbenen müssen im Normalfall nicht gesondert behandelt werden.
- Wenn es sich bei dem Verstorbenen um einen mit ansteckungsfähigen Erregern **infizierten oder kolonisierten** Menschen handelt, sind beim Umgang mit dem Verstorbenen Schutzkittel, Schutzhandschuhe und ggf. ein Mund-Nasen-Schutz bzw. eine FFP2-Maske zu tragen. Das Bestattungsunternehmen muss im Vorfeld über die Infektiosität informiert werden. Das Zimmer des betreffenden Klienten, die betreffenden Einrichtungsgegenstände inkl. Sanitärbereich sowie die Transportbahre müssen ggf. wischdesinfizierend in der Art einer Schlussdesinfektion aufbereitet werden.

Quellenverzeichnis

Abfallbeauftragtenverordnung (AbfBeauftrV) vom 2. Dezember 2016 (BGBl. I S. 2789), die durch Artikel 2 Absatz 1 des Gesetzes vom 5. Juli 2017 (BGBl. I S. 2234) geändert worden ist. Aus: https://www.gesetze-im-internet.de/abfbeauftrv_2017/ (letzter Zugriff: 01.06.2022).

Abfallverzeichnis-Verordnung (AVV) vom 10. Dezember 2001 (BGBl. I S. 3379), die zuletzt durch Artikel 1 der Verordnung vom 30. Juni 2020 (BGBl. I S. 1533) geändert worden ist. Aus: https://www.gesetze-im-internet.de/avv/ (letzter Zugriff: 01.06.2022).

Apothekengesetz (ApoG) in der Fassung der Bekanntmachung vom 15. Oktober 1980 (BGBl. I S. 1993), das zuletzt durch Artikel 8 des Gesetzes vom 10. August 2021 (BGBl. I S. 3436) geändert worden ist. Aus: https://www.gesetze-im-internet.de/apog/ (letzter Zugriff: 01.06.2022).

Arbeitsmedizinische Vorsorgeverordnung (ArbMedVV): Verordnung zur arbeitsmedizinischen Vorsorge vom 18. Dezember 2008 (BGBl. I S. 2768), die zuletzt durch Artikel 1 der Verordnung vom 12. Juli 2019 (BGBl. I S. 1082) geändert worden ist. Aus: https://www.gesetze-im-internet.de/arbmedvv/ (letzter Zugriff: 01.06.2022).

Arbeitsschutzgesetz (ArbSchG) vom 7. August 1996 (BGBl. I S. 1246), das zuletzt durch Artikel 1 des Gesetzes vom 22. Dezember 2020 (BGBl. I S. 3334) geändert worden ist. Aus: https://www.gesetze-im-internet.de/arbschg/ (letzter Zugriff: 01.06.2022).

Arbeitssicherheitsgesetz (ASiG): Gesetz über Betriebsärzte, Sicherheitsingenieure und andere Fachkräfte für Arbeitssicherheit vom 12. Dezember 1973 (BGBl. I S. 1885), das zuletzt durch Artikel 3 Absatz 5 des Gesetzes vom 20. April 2013 (BGBl. I S. 868) geändert worden ist. Aus: https://www.gesetze-im-internet.de/asig/ (letzter Zugriff: 01.06.2022).

Beck E. G., Schmidt P. (Hrsg.): Hygiene in Krankenhaus und Praxis. Heidelberg: Springer, 1986. S. 2.

Bergen P.: Basiswissen Krankenhaushygiene – Hygienegrundlagen für Gesundheitsberufe. Hannover: Kunz, 2014.

Berufsgenossenschaft für Gesundheitsdienst und Wohlfahrtspflege (BGW): Abfallentsorgung – Informationen zur sicheren Entsorgung von Abfällen im Gesundheitsdienst – BGW 09-19-000/EP-AE. Stand 2019. Aus: https://www.bgw-online.de/bgw-online-de/service/medien-arbeitshilfen/medien-center/abfallentsorgung-informationen-zur-sicheren-entsorgung-von-18264 (letzter Zugriff: 01.06.2022).

Berufsgenossenschaft für Gesundheitsdienst und Wohlfahrtspflege (BGW): Stich- oder Schnittverletzungen – Leitfaden zum Vorgehen bei potenziell infektiösen Verletzungen oder Kontaminationen, BGW 09-20-002. Stand 2021. Aus: https://www.bgw-online.de/bgw-online-de/service/medien-arbeitshilfen/medien-center/nadelstichverletzungen-leitfaden-zum-vorgehen-bei-potenziell-18154 (letzter Zugriff: 01.06.2022).

Biostoffverordnung vom 15. Juli 2013 (BGBl. I S. 2514), die zuletzt durch Artikel 1 der Verordnung vom 21. Juli 2021 (BGBl. I S. 3115) geändert worden ist. Aus: https://www.gesetze-im-internet.de/biostoffv_2013/ (letzter Zugriff: 01.06.2022).

Bundesverband Medizintechnologie (BVMed): Empfehlung für die Versorgung von tracheotomierten Patienten. Stand 2019. Aus: https://www.bvmed.de/de/bvmed/publikationen/broschueren-hilfsmittel/empfehlung-tracheotomieversorgung-2017 (letzter Zugriff: 01.06.2022).

Deutsche Gesellschaft für Ernährungsmedizin (DGEM): S3-Leitlinie: Künstliche Ernährung im ambulanten Bereich. Stand 2013. Aus: https://www.dgem.de/leitlinien (letzter Zugriff: 01.06.2022).

Deutsche Gesellschaft für Krankenhaushygiene (DGKH): Leitlinie: Hygienebeauftragte(r) in Pflegeeinrichtungen und anderen betreuten und gemeinschaftlichen Wohnformen – Anforderungen und Aufgaben. Stand 2012. Aus: https://www.krankenhaushygiene.de/informationen/fachinformationen/leitlinien/5 (letzter Zugriff: 01.06.2022).

Deutsche Gesellschaft für Nephrologie (DfN): Leitlinie zu Hygiene und Infektionsprävention 2019 als Ergänzung zum Dialysestandard. Stand 2020. Aus: https://www.dgfn.eu/dialyse-standard.html (letzter Zugriff: 01.06.20221).

Deutscher Caritasverband, Diakonie Deutschland (Hrsg.): Wenn in sozialen Einrichtungen gekocht wird. Leitlinie für eine gute Lebensmittelhygienepraxis in sozialen Einrichtungen erstellt und anerkannt gemäß Artikel 8 der Verordnung (EG) Nr. 852/2004. Freiburg im Breisgau: Lambertus, 2009.

Deutscher Caritasverband, Diakonie Deutschland (Hrsg.): Wäschepflege in sozialen Einrichtungen: Leitlinie für das Wäschemanagement. Freiburg im Breisgau: Lambertus, 2013.

DGUV-Information 212-017: Auswahl, Bereitstellung und Benutzung von beruflichen Hautmitteln. Stand 2019. Aus: https://publikationen.dguv.de/regelwerk/dguv-informationen/853/auswahl-bereitstellung-und-benutzung-von-beruflichen-hautmitteln (letzter Zugriff: 01.06.2022).

DGUV Information 214-021: Biologische Arbeitsstoffe beim Umgang mit Verstorbenen. Stand 2009. Aus: https://publikationen.dguv.de/regelwerk/dguv-informationen/116/biologische-arbeitsstoffe-beim-umgang-mit-verstorbenen (letzter Zugriff: 01.06.2022).

DGUV Regel 100-500: Betreiben von Arbeitsmitteln. Aus: https://publikationen.dguv.de/regelwerk/dguv-

regeln/997/betreiben-von-arbeitsmitteln-nur-online (letzter Zugriff: 01.06.2022).
DGUV-Regel 110-003: Branche Küchenbetriebe. Stand: 2019. Aus: https://publikationen.dguv.de/regelwerk/dguv-regeln/1338/branche-kuechenbetriebe (letzter Zugriff: 01.06.2022).
DGUV-Vorschrift 1 – Grundsätze der Prävention. Stand 2013. Aus: https://publikationen.dguv.de/regelwerk/dguv-vorschriften/2909/dguv-vorschrift-1?c=13 (letzter Zugriff: 01.06.2022).
DGUV-Vorschrift 2 – Betriebsärzte und Fachkräfte für Arbeitssicherheit. Stand 2021. Aus: https://publikationen.dguv.de/regelwerk/dguv-vorschriften/1195/betriebsaerzte-und-fachkraefte-fuer-arbeitssicherheit?c=13 (letzter Zugriff: 01.06.2022).
DIN EN ISO 8402:1995-08 (zurückgezogene Norm): Qualitätsmanagement – Begriffe. Berlin: Beuth, 1995.
DIN EN ISO 9000:2015-11: Qualitätsmanagement. Systeme – Grundlagen und Begriffe. Berlin: Beuth, 2015.
EU-Kommission: Bekanntmachung der EU-Kommission zur Umsetzung von Managementsystemen für Lebensmittelsicherheit unter Berücksichtigung von PRPs und auf die HACCP-Grundsätze gestützten Verfahren einschließlich Vereinfachung und Flexibilisierung bei der Umsetzung in bestimmten Lebensmittelunternehmen. Stand 2016. Aus: https://eur-lex.europa.eu/legal-content/DE/TXT/HTML/?uri=CELEX:52016XC0730(01)&from=NL (letzter Zugriff: 01.06.2022).
Exner M., Kistemann Th., et al.: Zukünftige Präventions- und Kontrollstrategien in der Krankenhaushygiene. Zur Arbeit der Krankenhaushygiene-Kommission am Robert Koch-Institut. Bundesgesundheitsblatt – Gesundheitsforsch – Gesundheitsschutz: Springer, 1999. S. 790. Aus: https://edoc.rki.de/handle/176904/1701 (letzter Zugriff: 01.06.2022).
Gewerbeabfallverordnung (GewAbfV) vom 18. April 2017 (BGBl. I S. 896), die zuletzt durch Artikel 4 der Verordnung vom 9. Juli 2021 (BGBl. I S. 2598) geändert worden ist. Aus: https://www.gesetze-im-internet.de/gewabfv_2017/ (letzter Zugriff: 01.06.2022).
Hamdorf J., Keweloh H. et al.: Mikroorganismen in Lebensmitteln. Theorie und Praxis der Lebensmittelhygiene. 5. Edition. Haan-Gruiten: Pfanneberg, 2014.
Heimmindestbauverordnung in der Fassung der Bekanntmachung vom 3. Mai 1983 (BGBl. I S. 550), die durch Artikel 5 der Verordnung vom 25. November 2003 (BGBl. I S. 2346) geändert worden ist. Aus: http://www.gesetze-im-internet.de/heimmindbauv/ (letzter Zugriff: 01.06.2022).
Hof H., Dörries R. et al.: Medizinische Mikrobiologie. 5. Auflage. Stuttgart: Thieme, 2014.
Infektionsschutzgesetz vom 20. Juli 2000 (BGBl. I S. 1045), das zuletzt durch Artikel 6 des Gesetzes vom 27. Juli 2021 (BGBl. I S. 3274) geändert worden ist. Aus: http://www.gesetze-im-internet.de/ifsg/ (letzter Zugriff: 01.06.2022).
Just M., Kluge F.: Infektionskrankheiten. Essay. Aus: https://www.spektrum.de/lexikon/biologie/infektionskrankheiten/34016 (letzter Zugriff: 01.06.2022).
Kommission für Krankenhaushygiene und Infektionsprävention (KRINKO): Ausbruchsmanagement und strukturiertes Vorgehen bei gehäuftem Auftreten nosokomialer Infektionen. Stand 2002. Aus: https://www.rki.de/DE/Content/Infekt/Krankenhaushygiene/Kommission/Downloads/Ausbr_Rili.pdf?__blob=publicationFile (letzter Zugriff: 01.06.2022).
Kommission für Krankenhaushygiene und Infektionsprävention (KRINKO): Reinigung und Desinfektion von Flächen. Stand 2004. Aus: https://www.rki.de/DE/Content/Infekt/Krankenhaushygiene/Kommission/Downloads/Flaeche_Rili.pdf?__blob=publicationFile (letzter Zugriff: 01.06.2022).
Kommission für Krankenhaushygiene und Infektionsprävention (KRINKO): Infektionsprävention in Heimen. Stand 2005. Aus: https://www.rki.de/DE/Content/Infekt/Krankenhaushygiene/Kommission/Tabelle_Heime.html;jsessionid=B79CD908B850828044CA3C04A95AC15C.internet071 (letzter Zugriff: 01.06.2022).
Kommission für Krankenhaushygiene und Infektionsprävention (KRINKO): Die Kategorien in der Richtlinie für Krankenhaushygiene und Infektionsprävention – Aktualisierung der Definitionen. Stand 2010. Aus: https://www.rki.de/DE/Content/Infekt/Krankenhaushygiene/Kommission/Downloads/Kategor_Rili.html (letzter Zugriff: 01.06.2022).
Kommission für Krankenhaushygiene und Infektionsprävention (KRINKO) und Bundesinstitut für Arzneimittel und Medizinprodukte (BfArM): Anforderungen an die Hygiene bei der Aufbereitung von Medizinprodukten. Stand 2012. Aus: https://www.rki.de/DE/Content/Infekt/Krankenhaushygiene/Kommission/Tabelle_Medpro.html;jsessionid=66FBB59C57667162AB5E8FAA9D1862C2.internet062 (letzter Zugriff: 01.06.2022).
Kommission für Krankenhaushygiene und Infektionsprävention (KRINKO): Hygienemaßnahmen bei Infektion oder Besiedlung mit multiresistenten gramnegativen Stäbchen. Stand 2012. Aus: https://www.rki.de/DE/Content/Infekt/Krankenhaushygiene/Kommission/Tabelle_MRGN.html;jsessionid=B79CD908B850828044CA3C04A95AC15C.internet071 (letzter Zugriff: 01.06.2022).
Kommission für Krankenhaushygiene und Infektionsprävention (KRINKO): Prävention und Kontrolle von MRSA. Stand 2014. Aus: https://www.rki.de/DE/Content/Infekt/Krankenhaushygiene/Kommission/Tabelle_MRSA.html;jsessionid=B79CD908B850828044CA3C04A95AC15C.internet071 (letzter Zugriff: 01.06.2022).
Kommission für Krankenhaushygiene und Infektionsprävention (KRINKO): Infektionsprävention bei übertragbaren Krankheiten. Stand 2015. Aus: https://www.rki.de/DE/Content/Infekt/Krankenhaushygiene/

Kommission/Tabelle_Infpraev_Pflege.html;jsessionid=B79CD908B850828044CA3C04A95AC15C.internet071 (letzter Zugriff: 01.06.2022).

Kommission für Krankenhaushygiene und Infektionsprävention (KRINKO): Prävention und Kontrolle Katheter-assoziierte Harnwegsinfektionen. Stand 2015. Aus: https://www.rki.de/DE/Content/Infekt/Krankenhaushygiene/Kommission/Tabelle_Harnwegskatheter_Rili.html;jsessionid=-B79CD908B850828044CA3C04A95AC15C.internet071 (letzter Zugriff: 01.06.2022).

Kommission für Krankenhaushygiene und Infektionsprävention (KRINKO): Händehygiene in Einrichtungen des Gesundheitswesens. Stand 2016. Aus: https://www.rki.de/DE/Content/Infekt/Krankenhaushygiene/Kommission/Tabelle_Haendehyg_Rili.html;jsessionid=B79CD908B850828044CA3C04A95AC15C.internet071 (letzter Zugriff: 01.06.2022).

Kommission für Krankenhaushygiene und Infektionsprävention (KRINKO): Prävention von Infektionen, die von Gefäßkathetern ausgehen. Stand 2017. Aus: https://www.rki.de/DE/Content/Infekt/Krankenhaushygiene/Kommission/Tabelle_Gefaesskath_Rili.html;jsessionid=-B79CD908B850828044CA3C04A95AC15C.internet071 (letzter Zugriff: 01.06.2022).

Kommission für Krankenhaushygiene und Infektionsprävention (KRINKO): Hygienemaßnahmen zur Prävention der Infektion durch Enterokokken mit speziellen. Antibiotikaresistenzen. Stand 2018. Aus: https://www.rki.de/DE/Content/Infekt/Krankenhaushygiene/Kommission/Tabelle_VRE.html;jsessionid=B79CD908B850828044CA3C04A95AC15C.internet071 (letzter Zugriff: 01.06.2022).

Kommission für Krankenhaushygiene und Infektionsprävention (KRINKO): Hygienemaßnahmen bei Clostridioides difficile-Infektion (CDI). Stand 2019. Aus: https://www.rki.de/DE/Content/Infekt/Krankenhaushygiene/Kommission/Tabelle_CDI.html;jsessionid=B79CD908B850828044CA3C04A95AC15C.internet071 (letzter Zugriff: 01.06.2022).

Kommission für Krankenhaushygiene und Infektionsprävention (KRINKO): Anforderungen der Hygiene an abwasserführende Systeme in medizinischen Einrichtungen. Stand 2020. Aus: https://www.rki.de/DE/Content/Infekt/Krankenhaushygiene/Kommission/Tabelle_Abwasser.html;jsessionid=-B79CD908B850828044CA3C04A95AC15C.internet071 (letzter Zugriff: 01.06.2022).

Kommission für Krankenhaushygiene und Infektionsprävention (KRINKO): Anforderungen an die Infektionsprävention bei der medizinischen Versorgung von immunsupprimierten Patienten. Stand 2021. Aus: https://www.rki.de/DE/Content/Infekt/Krankenhaushygiene/Kommission/Downloads/Infektionspraevention_immunsupprimierte_Patienten.pdf?__blob=-publicationFile (letzter Zugriff: 01.06.2022).

Kramer A, Assadian O (Hrsg.): Wallhäußers Praxis der Sterilisation, Desinfektion, Antiseptik und Konservierung. Stuttgart New York: Thieme, 2008.

Kreislaufwirtschaftsgesetz (KrWG) vom 24. Februar 2012 (BGBl. I S. 212), das zuletzt durch Artikel 15 des Gesetzes vom 27. Juli 2021 (BGBl. I S. 3146) geändert worden ist. Aus: https://www.gesetze-im-internet.de/krwg/ (letzter Zugriff: 01.06.2022).

LAGA Mitteilung M 18: Mitteilung der Bund/Länder-Arbeitsgemeinschaft Abfall (LAGA): Mitteilung 18, Vollzugshilfe zur Entsorgung von Abfällen aus Einrichtungen des Gesundheitsdienstes (LAGA-M 18). Stand 2021. Aus: https://www.laga-online.de/Publikationen-50-Mitteilungen.html (letzter Zugriff: 01.06.2022).

Landesamt für Gesundheit und Soziales Mecklenburg-Vorpommern (LAGuS): Hygienische Anforderungen bei Tierbesuchen und tiergestützter Therapie in Gesundheitseinrichtungen von M-V. Stand 2017. Aus: https://www.lagus.mv-regierung.de/Gesundheit/Krankenhaushygiene_Allgemeine_Hygiene/Informationsmaterial-und-Formulare/ (letzter Zugriff: 01.06.2022).

Lebensmittel-, Bedarfsgegenstände- und Futtermittelgesetzbuch (Kurztitel: Lebensmittel- und Futtermittelgesetzbuch, LFGB) in der Fassung der Bekanntmachung vom 3. Juni 2013 (BGBl. I S. 1426), das zuletzt durch Artikel 13 des Gesetzes vom 10. August 2021 (BGBl. I S. 3436) geändert worden ist. Aus: https://www.gesetze-im-internet.de/lfgb/ (letzter Zugriff: 01.06.2022).

Lebensmittelhygiene-Verordnung (LMHV) in der Fassung der Bekanntmachung vom 21. Juni 2016 (BGBl. I S. 1469), die durch Artikel 2 der Verordnung vom 3. Januar 2018 (BGBl. I S. 99) geändert worden ist. Aus: https://www.gesetze-im-internet.de/lmhv_2007/ (letzter Zugriff: 01.06.2022).

Medizinprodukte-Anwendermelde- und Informationsverordnung (MPAMIV) vom 21. April 2021 (BGBl. I S. 833), die durch Artikel 2 der Verordnung vom 21. April 2021 (BGBl. I S. 833) geändert worden ist. Aus: http://www.gesetze-im-internet.de/mpamiv/ (letzter Zugriff: 01.06.2022).

Medizinprodukte-Betreiberverordnung (MPBetreibV) in der Fassung der Bekanntmachung vom 21. August 2002 (BGBl. I S. 3396), die zuletzt durch Artikel 7 der Verordnung vom 21. April 2021 (BGBl. I S. 833) geändert worden ist. Aus: https://www.gesetze-im-internet.de/mpbetreibv/ (letzter Zugriff: 01.06.2022).

Medizinprodukterecht-Durchführungsgesetz (MPDG) vom 28. April 2020 (BGBl. I S. 960), das zuletzt durch Artikel 2 des Gesetzes vom 12. Mai 2021 (BGBl. I S. 1087) geändert worden ist. Aus: http://www.gesetze-im-internet.de/mpdg/ (letzter Zugriff: 01.06.2022).

Mielke M., Nassauer A.: Herleitung von risikominimierenden, hier infektionspräventiven Maßnahmen in der Praxis – Bedeutung der Standardhygiene und ggf. ergänzender Maßnahmen zum Schutz von Patienten und Personal vor nosokomialen Infektionen. RKI,

2009. Aus: https://www.rki.de/DE/Content/Infekt/Krankenhaushygiene/Erreger_ausgewaehlt/Einleit_pdf.html (letzter Zugriff: 01.06.2022).

MRE-Netzwerke Niedersachsen: MRGN in Alten- und Pflegeeinrichtungen. Stand 2017. Aus: https://www.mre-netzwerke.niedersachsen.de/download/81320/MRGN_in_Alten-_und_Pflegeeinrichtungen_Stand_02_2017_.pdf (letzter Zugriff: 01.06.2022).

MRE-Netzwerke Niedersachsen: MRSA: Empfehlungen für Alten- und Pflegeeinrichtungen. Stand 2017. Aus: https://www.mre-netzwerke.niedersachsen.de/download/13188/MRSA_Empfehlungen_fuer_Alten-_und_Pflegeeinrichtungen_03_2017_.pdf (letzter Zugriff: 01.06.2022).

Niedersächsisches Landesgesundheitsamt (NLGA): Norovirus-Infektionen in Alten- und Pflegeeinrichtungen. Stand 2012. Aus: https://www.nlga.niedersachsen.de/hyg-alten-pflegeheime/informationsschriften-202065.html (letzter Zugriff: 01.06.2022).

Niedersächsisches Landesgesundheitsamt (NLGA): Fragen und Antworten zur Händehygiene in Pflegeeinrichtungen. Stand 2022. Aus: https://www.nlga.niedersachsen.de/hyg-alten-pflegeheime/informationsschriften-202065.html (letzter Zugriff: 01.06.2022).

Niedersächsisches Landesgesundheitsamt (NLGA): Scabies in Alten- und Pflegeeinrichtungen: Fragen – Antworten – Arbeitshilfen. Stand 2017. Aus: https://www.nlga.niedersachsen.de/hyg-alten-pflegeheime/informationsschriften-202065.html (letzter Zugriff: 01.06.2022).

Niedersächsisches Landesgesundheitsamt (NLGA): Clostridioides difficile in Alten- und Pflegeeinrichtungen. Stand 2020. Aus: https://www.nlga.niedersachsen.de/hyg-alten-pflegeheime/informationsschriften-202065.html (letzter Zugriff: 01.06.2022).

Niedersächsisches Landesgesundheitsamt (NLGA): Überprüfung der Desinfektionsleistung hygienerelevanter Geräte in Alten- und Pflegeeinrichtungen. Stand 2021. Aus: https://www.nlga.niedersachsen.de/hyg-alten-pflegeheime/informationsschriften-202065.html (letzter Zugriff: 01.06.2022).

Produkthaftungsgesetz vom 15. Dezember 1989 (BGBl. I S. 2198), das zuletzt durch Artikel 5 des Gesetzes vom 17. Juli 2017 (BGBl. I S. 2421) geändert worden ist. Aus: https://www.gesetze-im-internet.de/prodhaftg/ (letzter Zugriff: 01.06.2022).

Robert Koch-Institut (Hrsg.): Epidemiologisches Bulletin 20/2016 – Zu spezifischen Fragen bezüglich Rekonstitution, Zubereitung und Applikation von Arzneimitteln und Infusionslösungen sowie zur Hautantiseptik. Aus: https://www.rki.de/DE/Content/Infekt/EpidBull/Archiv/2016/Ausgaben/20_16.pdf?__blob=publicationFile (letzter Zugriff: 01.06.2022).

Robert-Koch-Institut: Epidemiologischer Steckbrief zu SARS-CoV-2 und COVID-19. Stand 14.07.2021. Aus: https://www.rki.de/DE/Content/InfAZ/N/Neuartiges_Coronavirus/Steckbrief.html;jsessionid=6A391A90DF99091E35C91B51ACDDD4AF.internet121?nn=2386228 (letzter Zugriff: 01.06.2022).

Robert Koch-Institut (Hrsg.): Richtlinie für Krankenhaushygiene und Infektionsprävention – Alte Anlagen der Richtlinie für Krankenhaushygiene und Infektionsprävention. Stand 1997. Aus: https://www.rki.de/DE/Content/Infekt/Krankenhaushygiene/Kommission/Downloads/Erlaeut_Rili.pdf?__blob=publicationFile (letzter Zugriff: 01.06.2022).

Robert Koch-Institut (Hrsg.): RKI-Fachwörterbuch Infektionsschutz und Infektionsepidemiologie. Berlin: 2015. Aus: https://www.rki.de/DE/Content/Service/Publikationen/Fachwoerterbuch_Infektionsschutz.pdf?__blob=publicationFile (letzter Zugriff: 01.06.2022).

Robert Koch-Institut (Hrsg.): RKI-Ratgeber Hepatitis B und D. Stand 2016. Aus: https://www.rki.de/DE/Content/Infekt/EpidBull/Merkblaetter/Ratgeber_HepatitisB.html;jsessionid=63BA13B1167F08183369422D790A74F8.internet121 (letzter Zugriff: 01.06.2022).

Robert Koch-Institut (Hrsg.): RKI-Ratgeber Hepatitis C. Stand 2018. Aus: https://www.rki.de/DE/Content/Infekt/EpidBull/Merkblaetter/Ratgeber_HepatitisC.html;jsessionid=63BA13B1167F08183369422D790A74F8.internet121 (letzter Zugriff: 01.06.2022).

Robert Koch-Institut (Hrsg.): RKI-Ratgeber HIV-Infektion/Aids. Stand 2018. Aus: https://www.rki.de/DE/Content/Infekt/EpidBull/Merkblaetter/Ratgeber_HIV_AIDS.html;jsessionid=63BA13B1167F08183369422D790A74F8.internet121 (letzter Zugriff: 01.06.2022).

Robert Koch-Institut (Hrsg.): RKI-Ratgeber Influenza (Teil 1): Erkrankungen durch saisonale Influenzaviren. Stand 2018. Aus: https://www.rki.de/DE/Content/Infekt/EpidBull/Merkblaetter/Ratgeber_Influenza_saisonal.html;jsessionid=63BA13B1167F08183369422D790A74F8.internet121 (letzter Zugriff: 01.06.2022).

Robert Koch-Institut (Hrsg.): RKI-Ratgeber Kopflausbefall. Stand 2008. Aus: https://www.rki.de/DE/Content/Infekt/EpidBull/Merkblaetter/Ratgeber_Kopflausbefall.html;jsessionid=63BA13B1167F08183369422D790A74F8.internet121 (letzter Zugriff: 01.06.2022).

Robert Koch-Institut (Hrsg.): RKI-Ratgeber Norovirus-Gastroenteritis. Stand 2008. Aus: https://www.rki.de/DE/Content/Infekt/EpidBull/Merkblaetter/Ratgeber_Noroviren.html;jsessionid=63BA13B1167F08183369422D790A74F8.internet121 (letzter Zugriff: 01.06.2022).

Robert Koch-Institut (Hrsg.): RKI-Ratgeber Skabies (Krätze). Stand 2016. Aus: https://www.rki.de/DE/Content/Infekt/EpidBull/Merkblaetter/Ratgeber_Skabies.html;jsessionid=63BA13B1167F08183369422D790A74F8.internet121 (letzter Zugriff: 01.06.2022).

Robert Koch-Institut (Hrsg.): Staphylokokken-Erkrankungen insbesondere Infektionen durch MRSA. Stand 2016. Aus: https://www.rki.de/DE/Content/Infekt/EpidBull/Merkblaetter/Ratgeber_Staphylokokken_

MRSA.html;jsessionid=63BA13B1167F08183369422D790A74F8.internet121 (letzter Zugriff: 01.06.2022).

Ruscher C., Schaumann R.et al.: Herausforderungen durch Infektionen und mehrfach-resistente Bakterien bei alten Menschen in Heimen. Bundesgesundheitsbl.: Springer, 2012. Aus: https://www.rki.de/DE/Content/Infekt/Krankenhaushygiene/Pflege/Downloads/MRSA_Heime.pdf?__blob=publicationFile (letzter Zugriff: 01.06.2022).

Ruscher C., Kraus-Haas M. et al.: Healthcare-associated infections and antimicrobial use in long term care facilities (HALT-2) – Deutsche Ergebnisse der zweiten europäischen Prävalenzerhebung. Bundesgesundheitsbl. Gesundheitsforsch. Gesundheitsschutz, 2015. Aus: https://www.rki.de/DE/Content/Infekt/Krankenhaushygiene/Pflege/Downloads/Ruscher_2015_Halt2.pdf?__blob=publicationFile (letzter Zugriff: 01.06.2022).

Sozialgesetzbuch XI: Das Elfte Buch Sozialgesetzbuch – Soziale Pflegeversicherung – (Artikel 1 des Gesetzes vom 26. Mai 1994, BGBl. I S. 1014, 1015), das zuletzt durch Artikel 2a des Gesetzes vom 11. Juli 2021 (BGBl. I S. 2754) geändert worden ist. Aus: https://www.gesetze-im-internet.de/sgb_11/ (letzter Zugriff: 01.06.2022).

Ständige Impfkommission (STIKO): Empfehlungen der Ständigen Impfkommission (STIKO), Impfkalender. Aus: https://www.rki.de/DE/Content/Kommissionen/STIKO/Empfehlungen/Impfempfehlungen_node.html;jsessionid=676D8BE18325B2A34702523B44277D1F.internet062 (letzter Zugriff: 01.06.2022).

Ständige Impfkommission Veterinärmedizin (STIKO Vet) am Friedrich-Loeffler-Institut (FLI): Leitlinie zur Impfung von Kleintieren. Stand: 2021. Aus: https://m.tieraerzteverband.de/bpt/berufspolitik/Impfkommission/stiko-vet_empfehlungen-mitteilungen.php?redirectResize=1 (letzter Zugriff: 01.06.2022).

TRBA 200 Anforderungen an die Fachkunde nach Biostoffverordnung. Technische Regel für Biologische Arbeitsstoffe. Ausgabe. Juni 2014, GMBl. 2014 Nr. 30 vom 30. Juni 2014, S. 803. Aus: https://www.baua.de/DE/Angebote/Rechtstexte-und-Technische-Regeln/Regelwerk/TRBA/TRBA-200.html (letzter Zugriff: 01.06.2022).

TRBA 250 Biologische Arbeitsstoffe im Gesundheitswesen und in der Wohlfahrtspflege. Technische Regel für Biologische Arbeitsstoffe. Ausgabe: März 2014, GMBl. 2014 Nr. 10/11 vom 27. März 2014, S. 206, 1. Änderung: GMBl. Nr. 25 vom 22.05.2014, S. 535, 2. Änderung: GMBl. Nr. 29 vom 21.07.2015, S. 577, 3. Änderung: GMBl. Nr. 42 vom, 17.10.2016, S. 838, 4. Änderung: GMBl. Nr. 15 vom 2.5.2018, S. 259 Aus: https://www.baua.de/DE/Angebote/Rechtstexte-und-Technische-Regeln/Regelwerk/TRBA/TRBA-250.html (letzter Zugriff: 01.06.2022).

TRBA 255 Arbeitsschutz beim Auftreten von nicht impfpräventablen respiratorischen Viren mit pandemischem Potenzial im Gesundheitsdienst. Technische Regel für Biologische Arbeitsstoffe. Ausgabe: Februar 2021, GMBl 2021 Nr. 5 vom 5. Februar 2021, S. 86, 1. Änderung GMBl Nr. 41/2021 vom 13. Juli 2021, S. 900. Aus: https://www.baua.de/DE/Angebote/Rechtstexte-und-Technische-Regeln/Regelwerk/TRBA/TRBA-255.html (letzter Zugriff: 01.06.2022).

Trinkwasserverordnung (TrinkwV) in der Fassung der Bekanntmachung vom 10. März 2016 (BGBl. I S. 459), die zuletzt durch Artikel 99 der Verordnung vom 19. Juni 2020 (BGBl. I S. 1328) geändert worden ist. Aus: https://www.gesetze-im-internet.de/trinkwv_2001/ (letzter Zugriff: 01.06.2022).

Van Lessen M.: Die Verantwortungsbereiche im Rahmen der Delegation. Stand 2019. Aus: https://www.rechtsdepesche.de/die-verantwortungsbereiche-im-rahmen-der-delegation/ (letzter Zugriff: 01.06.2022).

Verordnung (EG) Nr. 178/2002 des Europäischen Parlaments und des Rates vom 28. Januar 2002 zur Festlegung der allgemeinen Grundsätze und Anforderungen des Lebensmittelrechts, zur Errichtung der Europäischen Behörde für Lebensmittelsicherheit und zur Festlegung von Verfahren zur Lebensmittelsicherheit. Aus: https://eur-lex.europa.eu/legal-content/DE/ALL/?uri=celex%3A32002R0178 (letzter Zugriff: 01.06.2022).

Verordnung (EG) Nr. 852/2004 des europäischen Parlaments und Rates vom 29. April 2004 über Lebensmittelhygiene. Aus: https://eur-lex.europa.eu/legal-content/DE/LSU/?uri=CELEX:32004R0852 (letzter Zugriff: 01.06.2022).

Verordnung (EU) 2017/745 des Europäischen Parlaments und des Rates vom 5. April 2017 über Medizinprodukte. Aus: https://eur-lex.europa.eu/legal-content/DE/TXT/?uri=CELEX%3A32017R0745 (letzter Zugriff: 01.06.2022).

Wikipedia - die freie Enzyklopädie: Betacoronavirus. Aus: https://de.wikipedia.org/wiki/Betacoronavirus (letzter Zugriff: 01.06.2022).

Wikipedia - die freie Enzyklopädie: Coronaviridae. Aus: https://de.wikipedia.org/wiki/Coronaviridae (letzter Zugriff: 01.06.2022).

Wischnewski N, Mielke M, Wendt C: Healthcare-associated infections in long-term care facilities (HALT) – Ergebnisse aus Deutschland im Rahmen einer europäischen Prävalenzstudie. Bundesgesundheitsbl. Gesundheitsforsch. Gesundheitsschutz, 2011. S. 1147–1152. Aus: https://www.rki.de/SharedDocs/Publikationen/DE/2011/W/Wischnewski_N.html (letzter Zugriff: 01.06.2022).

Register

Maßnahmenplanung, Dokumentation und Begutachtung – planen Sie perfekt!

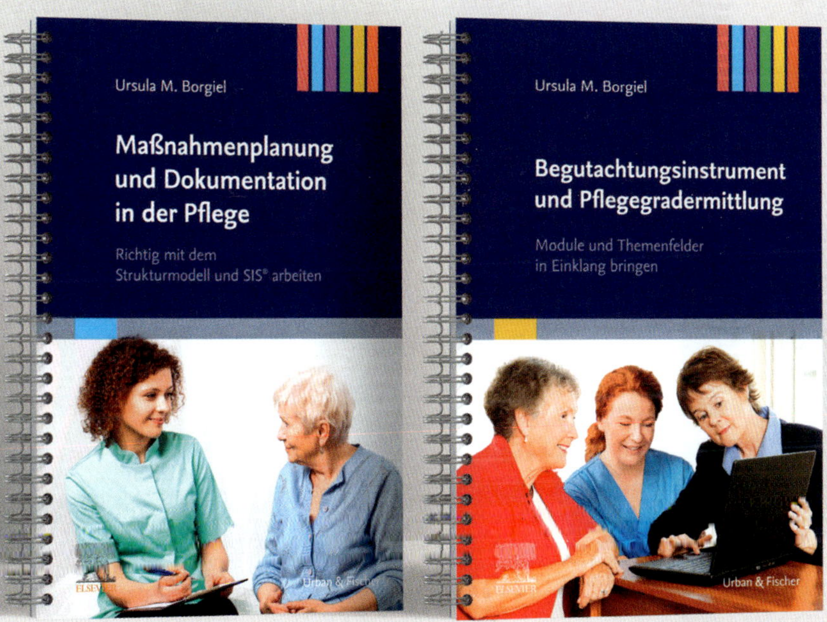

Melden Sie sich für unseren Newsletter an unter www.elsevier.de/newsletter

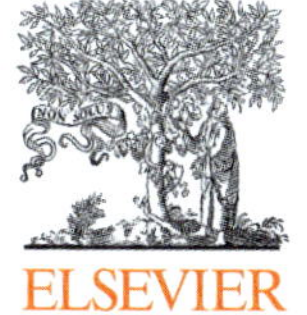

Diese und viele weitere Titel sowie die aktuellen Preise finden Sie in Ihrer Buchhandlung vor Ort und unter **shop.elsevier.de**